新文京開發出版股份有限公司

NEW
WCDP

新世紀・新視野・新文京 — 精選教科書・考試用書・專業參考書

New Wun Ching Developmental Publishing Co., Ltd.

New Age · New Choice · The Best Selected Educational Publications — NEW WCDP

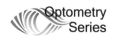

2025

全方位驗光人員應考祕笈

眼球解剖生理學及眼睛疾病

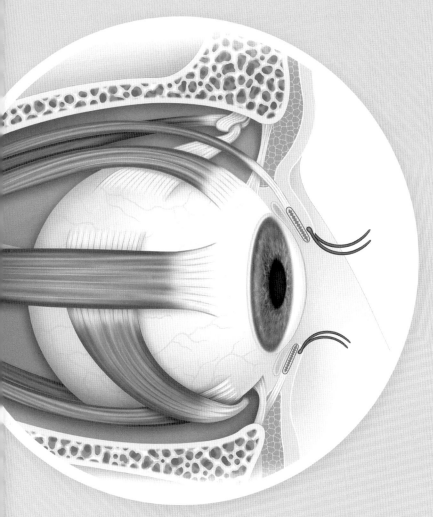

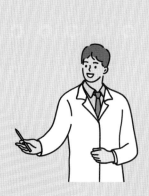

蘇俊峰・編著

EXAMINATION REVIEW FOR
OCULAR ANATOMY PHYSIOLOGY
AND OPHTHALMIC DISEASES

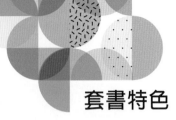

套書特色

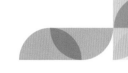 Book of Features

　　為提供視光相關科系學生能輕鬆應考驗光人員考試，我們誠摯邀請教學與實務經驗豐富的視光名師精心彙整常考重點與重要概念，精心編寫出這套《全方位驗光人員應考祕笈》，務求提供最詳實完整的資訊，讓應試考生在短時間內掌握考試重點！

　　套書特色包括：

1. **收錄歷屆考題：**包含驗光人員（含驗光生及驗光師）特種考試及高普考試題，以供應考複習所需。

2. **完整的學習架構，**包括：重點彙整及題庫練習，清楚呈現各章重點所在。

3. 內文編排上，以**列點式**呈現，簡單精闢，輔以圖表說明。

4. 各章精彙**歷屆考題**，並由**專家闡析**正確答案及相關概念，使學生能融會貫通，觀隅反三。

5. 「☆」符號代表**歷屆考題出題比例**，數目越多代表出題比例越高，最多 5 顆，以供讀者備考參酌。

新文京編輯部 謹識

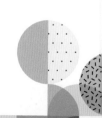

序

 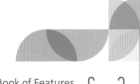

　　眼睛的解剖生理學是視光學的根基，而眼睛的疾病學更是視光學的重要基石。所謂「工欲善其事，必先利其器」，本書針對驗光師國家考試之考試大綱編寫，內容難易適中，句句重點精華。每段章節之後附上模擬試題，以供讀者複習及自我測驗，並於試題後逐題分析整理，幫助理解記憶，特別適合醫學、視光等相關科系學生自我充實，以及醫療、眼鏡業界從業人員研讀與應考之用。相信熟讀本書必能幫助讀者達到事半功倍之效。

　　為因應驗光師生證照考試題目之日新月異，本書盡力作最大幅度整理及修正，衷心期盼莘莘學子能因本書順利通過國家考試取得證照。

台南大學眼科　院長

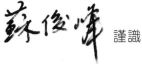 謹識

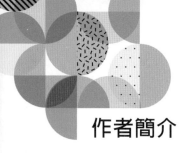

作者簡介

蘇俊峰

學歷　高雄醫學大學　醫學系畢業
　　　國立雲林科技大學　光電博士
經歷　台大醫院　眼科醫師
　　　台南　大學眼科院長
　　　中華民國　眼科專科醫師
　　　教育部　部定教師

目 錄

Contents

Chapter 11 隱形眼鏡常見併發症及造成低視力之 ☆☆☆
常見疾病

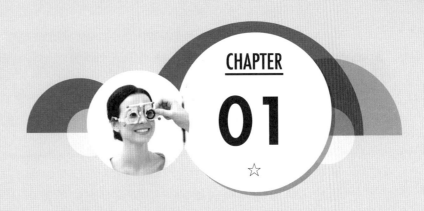

CHAPTER

01

☆

眼系統的整體結構與胚胎發育

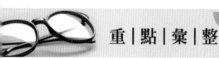重｜點｜彙｜整

1-1 眼睛的整體結構

1. 眼球和照相機兩者在基本的結構、功能及成像原理上頗為相似（圖 1-1）。

   (1) 鞏膜(sclera)相當於照相機的外殼。

   (2) 脈絡膜(choroid)位於鞏膜與視網膜之間且富於血管與色素，血管負責營養供給，色素則能吸收離散光線與減少光線的反射。

   (3) **角膜(cornea)**如同相機的鏡頭，**瞳孔(pupil)**如同相機的光圈，**虹膜(iris)**如同光圈的葉片，**水晶體(lens)**具調焦功能如同自動變焦鏡頭。

   (4) **視網膜(retina)**在眼球最內層，具有接受光線刺激並將之轉換成電性神經衝動的生理功能，**就如同相機的底片。**

   (5) 眼的神經系統經由視路(visual pathway)連結到大腦，眼睛是大腦往前延伸的一部分。

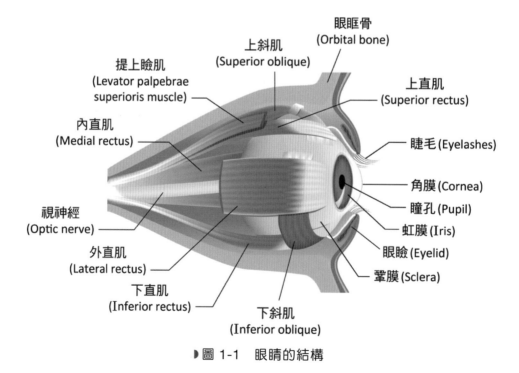

▶圖 1-1 眼睛的結構

2. 眼睛的組織結構如下：

眼睛 ─┬─ 眼附屬器官 ─┬─ 眼瞼、結膜、淚器
      │   └─ 眼外肌、眼眶
      ├─ 眼球 ─┬─ 眼球壁
      │   └─ 眼球內容物
      └─ 視路 ─┬─ 視神經、視交叉、視束
               └─ 外側膝狀體、視放射、視中樞

1-2 眼睛的胚胎發育

一、三層基本胚芽層胚盤

1. 人體的發育是從母體卵子受精後開始，大約在第 7 天細胞分化形成上下兩層細胞，下方的一層稱為內胚層，隨後形成一封閉的卵黃囊；上方的一層稱為外胚層，增殖分化形成的囊腔稱為羊膜腔。隨後在內、外胚層之間形成一新的中胚層，從而形成了三層基本胚芽層胚盤：外胚層(ectoderm)、中胚層(mesoderm)和內胚層(endoderm)。

2. 人類神經系統胚胎發育主要來源組織（圖 1-2）：

   (1) 神經管(neural tube)：分化為中樞神經（腦、脊髓）。神經管的神經上皮(neuroectoderm)先分化出神經母細胞(neuroblasts)，接著分化出膠質母細胞(glioblasts)，最後分化出室管膜細胞(ependymal cells)。

   (2) 神經脊(neural crest)：在形成神經管過程中，神經溝(neural groove)外緣形成神經脊細胞(neural crest cells)，神經脊細胞脫離神經管，移出進入中胚層內轉形為中胚層間葉組織，形成大部分周邊神經、自律神經，構成腦神經、脊神經、自主神經節，並分化出神經以外的組織，例如：視神經的硬膜(dura)、軟硬骨、牙齒、腺體。

3. 眼睛大部分組織細胞都由外胚層發育而來，隨著發育分化的複雜，外胚層再細分成：表面外胚層、神經脊和神經外胚層三個部分（表 1-1）。

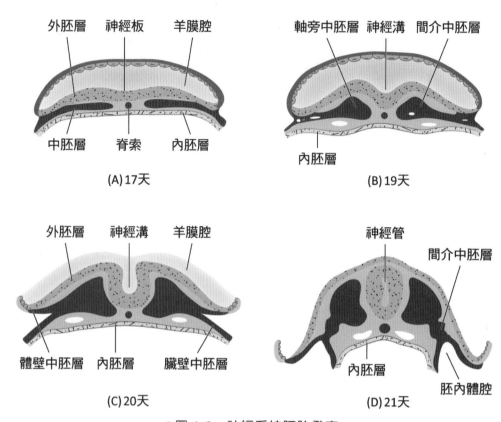

▶圖 1-2　神經系統胚胎發育

▶表 1-1　三層基本胚芽層

胚芽層	發育構造
外胚層	1. 表面外胚層：**水晶體**、**角膜上皮細胞**、淚腺、眼瞼上皮層、**結膜上皮層**、各種附屬腺體的上皮細胞 2. 神經脊：藉由胚芽結締組織的**間葉細胞**，提供眼睛纖維和結締組織成長所需要的元素及構造，**懸韌帶**、角膜內皮細胞、小樑網、**角膜**、**鞏膜和虹膜的基質**、**睫狀肌**、脈絡膜、**玻璃體**及視神經膜、鞏膜的纖維母細胞 3. 神經外胚層：視網膜色素上皮細胞、**視神經細胞**、軸突及軸突間的神經膠質細胞(glial cells)、**視神經纖維的成長**、虹膜擴張肌及括約肌、睫狀體上皮的色素及非色素層
中胚層	**主要負責眼外肌發育**、眼睛血管內皮細胞。視神經中的**視網膜中心動脈**與視網膜中心靜脈，是在視莖(optic stalk)聚合時所包入，屬於中胚層
內胚層	無參與眼球成長

二、視神經的發育

視神經和視網膜的發育順序：囊胚→外胚層憩室(ectodermal diverticulum)→胚板→神經板→視溝→視泡→視杯→神經或脈絡膜裂→視神經管(optic canal)。

1. **神經板**：眼睛在懷孕第二週起靠著中央神經系統的分化開始成長，胚胎第18~19 天，位於中線兩側的外胚層增厚，形成神經板。神經板的左、右側緣隆起形成神經皺襞，其中央凹陷形成神經溝，之後神經溝逐漸開始閉合形成了神經管，至 27 天左右完全閉合。神經管是中樞神經系統的起源，分化為腦和脊髓。

2. **視溝**：大約在胚胎形成第 22~25 天，眼睛開始發育。胚胎第 3 週，神經管頭端未閉合前，其兩側出現弧形凹痕稱為視溝，進一步發育形成視窩。

3. **視泡**(optic vesicles)：胚胎第 4 週，神經管前端閉合成前腦時，**間腦(diencephalon)兩側向外部像發芽一般膨出形成左右對稱的囊泡，稱為眼胞或視泡**。眼胞腔與腦室相通，眼胞近腦端變細稱為視莖或視柄(optic stalk)，即視神經原基，由此發育成視神經。這些眼睛的原胚隨著胚胎發育漸漸由兩側往胎兒臉部中間移動，在 13 週之後到達臉的中央位置。

4. **視杯**(optic cup)：眼胞遠端也進一步突出膨大而貼近表面外胚層，眼胞遠端中間向內凹陷，形成雙層細胞的杯狀結構，稱為視杯。視杯外層主要發育成視網膜最外層的色素上皮細胞；內層則與神經發育有關，逐漸形成視網膜九層結構的感覺視網膜層。同時該處表面外胚層在眼胞或稱視泡的誘導下增厚，形成水晶體板(lens placode)。隨後水晶體板向視杯內陷入，形成水晶體凹(lens pit)並且逐漸加深，之後漸與表面外胚層脫離而形成水晶體泡(lens vesicle)。

5. **神經或脈絡膜裂**(optic or choroidal fissure)：眼胞逐漸凹陷包圍水晶體的上方和兩側，在視杯和視莖下方內陷形成一條縱溝，稱為脈絡膜裂或胚胎裂(embryonic fissure)。

   (1) 玻璃狀體血管(hyaloid vessels)：由圍繞視杯的中胚層發出，經脈絡膜裂進入視杯內形成玻璃體動、靜脈，為脈絡膜裂內所含的間充質及玻璃體發育提供營養，另有分枝營養視網膜。

(2) 胚胎第 5~6 週時，脈絡膜裂開始閉合，由中部向前後延伸：隨著裂口的閉合，動脈被保留在視神經柄內並成為視網膜中央動脈，周圍神經嵴細胞和中胚層凝結形成視神經鞘和軟腦膜血管。神經節細胞沿外胚層的內層向視柄發育生長，外層則形成篩板。星形膠質細胞在神經束周圍產生隔膜，這些細胞後來產生寡突膠質細胞(oligodendrocyte)，使視網膜神經節細胞篩板後的**軸突**形成髓鞘。

(3) 胚胎第 7 週時，脈絡膜裂除視莖下面部分外其餘完全閉合。

(4) **玻璃體管**(Cloquet's canal)：玻璃體動、靜脈穿經玻璃體的一段退化，並遺留的殘跡，為玻璃狀體動脈(hyaloid artery)消失後的管狀空間，自水晶體後方連結至視神經，其連結視神經處稱之為**馬特吉亞尼區**(area of Martegiani)，後段則分化為中心視網膜動脈和靜脈。

6. **胚眼**：眼睛各部分結構是由視杯、視莖、水晶體胞及它們周圍的細胞間質分化發育形成，其形成的過程非常精細而複雜。圍繞視杯和水晶體胞的中胚層形成脈絡膜和鞏膜的起源。因此，當脈絡膜裂閉合完成時，已發育為具有眼的各組織雛形，即形成胚眼。

三、眼球各部分結構的胚胎發育

（一）眼球壁

1. **角膜**(cornea)：大約 33 天左右開始發育。胎兒的角膜因為高度水合作用的關係是半透明的，直到組織成熟水的含量降低才會變得清澈透明。

   (1) 出生時角膜上皮細胞只有 4 層，出生後 4~5 個月增至 5~6 層。角膜的基質和**內皮細胞**都是由神經脊細胞演化移入而來。

   (2) 角膜五層細胞的發育順序是：①先由上皮細胞(epithelium cells)開始，②接著形成內皮層(endothelium layer)，③之後在這兩層細胞之間長成基質層(stroma)，④**第 3 個月左右形成德斯密氏膜**(Descemet's membrane)，⑤**最後才形成鮑曼氏膜**(Bowman's membrane)。

2. **鞏膜**(sclera)：在第 7 週左右從間葉邊緣開始發育，**間葉細胞緻密化形成鞏膜並包覆視神經，更連結至大腦的硬腦膜**。

3. **葡萄膜**(uvea)：包括虹膜、睫狀體和脈絡膜(choroid)。

   (1) **虹膜**：起始於視杯邊緣的神經上皮細胞，移入角膜與水晶體之間，**瞳孔括約肌**(sphincter pupillae)的發育早於**瞳孔擴張肌**(dilator pupillae)，兩者均發育自前虹膜色素上皮細胞(anterior iris pigment epithelial cells)。

   (2) **睫狀肌**：睫狀上皮同樣來自視杯的向前延伸，但只有外層變成色素層，睫狀肌及血管則分化自間葉。胚胎第 3 個月開始形成脈絡膜大血管層，中型及大型靜脈管發育完成後導入渦靜脈(vortex vein)而出眼球。

   (3) **脈絡膜**：脈絡膜上板層(suprachoroid lamina)最後才發育完成。

4. **視網膜**(retina)：視網膜在胚胎時期較早發育，由視杯內、外兩層共同分化而成。**視杯外層分化為色素上皮層，內層則增厚並高度分化，形成視網膜神經上皮層**。視網膜的發育一開始是從視杯中心向周邊擴展，在第 7~8 週左右形成由一種暫時性纖維層隔開的內、外兩層神經母細胞層(neuroblastic layer)。

   (1) **內神經母細胞層**：逐漸發育出視網膜的神經節細胞層、內網狀層、**無軸突細胞**(amacrine cells)、雙極細胞層及穆勒細胞(Müller cells)。

   (2) **外神經母細胞層**：發育出感光細胞層、外網狀層及水平細胞(horizontal cells)。

（二）眼內容物

1. **水晶體**(lens)：水晶體的出現最早可以在第 27 天被檢測出來，與角膜相同來源於表面外胚層(surface ectoderm)，在第 33 天左右從視杯內凹分離出來形成晶體囊泡(lens vesicle)。視杯表面剩餘的細胞形成角膜上皮，侵入角膜的神經嵴細胞形成角膜基質和內皮，以及其他眼前節結構。

   (1) **晶體囊泡**(lens vesicle)：是位於視杯內的單層結構，由圍繞一個大管腔的立方體細胞所組成。前部細胞終生保持立方形和單層，但其餘的部分被拉長、增生並充滿視泡。這些細胞最終形成胚胎核的初級晶狀體纖維，剩餘的外層細胞形成基底膜，稱為水晶體囊。

   (2) **玻璃體血管系統**(hyaloid vessel system)：在胚胎期**晶體囊泡的發育營養來源**，主要為經脈絡膜裂進入視杯內玻璃體動脈的血管分枝網絡所構成的玻璃體血管系統供應，稱為血管囊膜(tunica vasculosa lentis)或玻璃狀體血管(hyaloid vessels)，玻璃狀體血管之後會形成中心視網膜動靜脈。玻璃體

血管系統由中胚層的細胞發育而來，若胚胎發育過程中發生異常則會導致各種情況，例如若無法消退時，從常規裂隙燈檢查中看到的瞳孔膜，到形成殘遺增殖性原發性玻璃體症(persistent hyperplastic primary vitreous)的畸形；也常造成患側眼的眼球體積較小，且可能伴隨與晶狀體混濁和異常發育有關的先天性白內障。

2. **玻璃體**(vitreous)：發育分為初級、次級和三級三個階段。

(1) 初級玻璃體(primary vitreous)：胚胎第 3~6 週，是由間葉細胞、眼杯邊緣衍生的纖維母細胞、少部分的胚胎晶狀體和眼泡的內層所共同組成的玻璃體微纖維(fibrils)。正常狀況下，初級玻璃體與玻璃體血管大約在胚胎形成第四週時開始消失。初級玻璃體的殘餘物包括玻璃體管(Cloquet's canal)及其前部延伸部分，即玻璃體囊韌帶（也稱為 Weiger 韌帶）。

(2) 次級玻璃體(secondary vitreous)：大約胚胎第 5~12 週開始發育，隨著初級玻璃體開始退化，透明細胞形成次級玻璃體，最終（第 6 個月）包裹退化的初級玻璃體。玻璃樣血管逐漸萎縮退化，並且開始有原始玻璃體細胞(primitive hyalocyte)。

(3) 三級玻璃體：胚胎 4~6 個月之間，由次級玻璃體的膠原纖維濃縮並延伸至水晶體赤道部構成三級玻璃體，即水晶體懸韌帶。

（三）視神經系統

胚胎第 6 週時，視網膜的視神經纖維逐漸從脈絡膜裂進入視莖，由其腹面進入腦部。

（四）血管系統

眼部血管系統是由中胚層發育而來的，在胚胎早期第 3 週血管即開始出現。眼部血管系統主要來自眼動脈，逐漸發育為眼內和眼外的兩個系統。視網膜血管發展始於妊娠期(gestation age)第 4 個月，大約在第 8 個月後到達視網膜最鼻側，第 9 個月後或出生後一個月內到達視網膜最顳側。

四、眼附屬器官的發育

1. **眼眶**：胚胎第 4 週時眼眶由圍繞視杯周圍**中胚層組織發育而成**。

2. **眼瞼和結膜**：眼瞼除了皮膚表皮和瞼結膜是分化自表皮外胚層外，其餘內部組織均源自中胚層。眼瞼在第 2 個月開始的時候就可檢測出來。胚胎 3 個月時，上下眼瞼的邊緣相向生長導致互相黏連融合，直到**第 5 個月開始逐漸分開，至第 7 個月時才完全分開**。在眼瞼融合期間逐漸發育出結膜、瞼板、眼輪匝肌、毛囊、皮脂腺和睫毛等。

3. **淚器**：所有組織均由體表外胚層發育而來。淚腺在第 6 週和第 7 週之間開始發育，但**淚液的產生要直到出生後 20 天或更長的時間才開始，因此新生兒哭的時候不會伴隨著流淚**。胚胎第 7 個月時，上下淚點開通，第 8 個月時鼻淚管下口開放，至出生前淚管完全通暢。

4. **眼外肌**：源於中胚層。胚胎第 3 週，眼胞周圍的中胚層組織緻密成圓錐形為原始眼外肌。第 5 週時，可以分辨出 4 條直肌和 2 條斜肌，到第 6 週時各眼外肌完全分開。第 10 週以後上瞼提肌從上直肌分化出來，所以上瞼提肌和上直肌可能同時發育異常。

▶表 1-2　眼球各部分發育階段

階　段	發育狀況
4 週	眼泡的凹陷，水晶體開始形成，初步的玻璃體出現
5 週	眼窩的形成，網膜層開始分化，水晶體泡的分離獨立
6 週	眼杯裂的閉鎖，眼杯緣的輪狀血管形成
7 週	鞏膜、角膜、外眼肌的分化
8 週	眼莖內腔的閉塞
10 週	視索完成，網膜及睫狀體、虹膜發育
12 週	黃斑部出現，玻璃體動脈萎縮開始，瞳孔括約肌形成，第三期玻璃體出現
4 個月	睫狀肌開始形成，懸韌帶開始形成，許萊姆氏管形成，玻璃體完整形成
5 個月	瞳孔膜消失，鮑曼氏膜消失，角膜神經末梢出現，黃斑部開始分化，虹膜括約肌形成，眼瞼開始分開
6 個月	虹膜擴張肌形成，視網膜層發育完成，房水開始形成
7 個月	眼瞼完全分開，睫毛出現
8 個月	玻璃體動脈退化，瞳孔膜萎縮，視網膜各層基本形成

1-3 出生後眼睛之發育

眼睛之發育較全身其他組織更早完成，在出生後眼球成長非常快速，幾年之後緩慢下來，到青春期時又再一次快速成長。

1. **眼球軸長**：一般新生兒出生時的眼球前後徑約為 17~18 mm，**約為成人正視眼眼軸 24 mm 的 75%**，故多為遠視眼。

2. **角膜的發育**：嬰兒角膜較成人來得平，直徑在出生時為 8~9 mm，**2~3 歲時即可達到與成人差不多大小**，約 10~11 mm。瞳孔較小，不能完全散大；前房淺，隅角窄小；睫狀體平坦部較短。

3. **水晶體的發育**：在出生時較成人略圓，呈球形且彈性較佳，約可提供眼球 +15D 的屈光度，屈光物質的屈光力較強，因此調節力比成年人強許多。此時因眼球前後徑短所造成的遠視剛好被嬰兒近似球形的水晶體修正彌補，而隨著成長眼軸逐漸拉長，水晶體也變得較扁平，眼軸和水晶體兩者所造成的屈光不正剛好又被彼此修正。

4. **視網膜的發育**：其發育過程是由視網膜周圍區域開始發育，再往內發育出黃斑部及中央小凹。中央窩在嬰兒剛出生時，仍存有神經節細胞(ganglion cells)，**在發育過程中會伴隨神經節細胞減少而感光細胞的內、外節開始變長**。黃斑部在出生時發育仍不夠完全，要到 6 個月大時才完成，而**視力更遲至大約 5 歲左右才會達 1.0**。

5. **視神經的發育**：在 6 歲以後幾乎就百分之百完成，**大腦視覺區則大約在 6~10 歲間發育完成**。若視覺發展過程中大腦未受到適當的刺激，造成視力進展受阻撓便可能出現弱視的現象，故 **2~6 歲間一般為弱視預防治療的黃金時期**。

6. **立體感的發育**：大約在 3~5 個月大即開始發育，可以由視覺誘發電位或是行為研究偵測到。到了 **2~4 歲時小孩的立體敏銳度已可發育至成人程度**，若錯過這段發育期可能終生都無法獲得精密的立體感視覺。學齡前的立體感檢查可以篩檢出斜視或是弱視的小朋友，但即使沒有立體感的單眼視病人仍可以光影、物體大小等線索在日常生活中判斷距離及深度。

7. **鼻淚管的發育**：一般在懷孕第 8 個月至出生這一段時期，即能發育完全成為一個開通的管道，但少數要等到出生後滿 1 年左右才開通；而睫狀體要等到 7 歲左右才有完整的形態。

8. **眼球運動的發育**：最初常是不協調且可能存在短暫的偏離，一般要等到**出生 2 個月後才會追視人或手勢**、3 個月大會追視移動的筆、4 個月會看自己的手。直到 3 歲時視運動反射逐漸發展，8 歲時視運動反射才能發育完全。

1-4 眼發育異常與先天性畸形

1. 眼睛發育過程中，若視泡沒發育會導致無眼畸形(anophthalmos)；若視泡無法內陷會造成視杯兩層未能貼附，甚至停滯在視泡階段，眼胞腔中因充滿液體而呈大小不一的囊狀稱為先天性囊樣眼睛(congenital cystic eye)；若**視裂**(optic fissure)**閉合不全會造成**包括虹膜、視網膜及脈絡膜等多項**眼組織裂開缺損(coloboma)的疾病**。

2. 先天性無眼球或小眼球：由於視杯沒有發生，或雖然發生但未能繼續發育所導致，常伴有嚴重的腦部異常。

3. **先天性白內障**：指水晶體的發育異常，有內源性、外源性兩種。內源性為先天遺傳性染色體基因的異常；外源性為母體或胎兒的全身性病變，尤其是可以穿過胎盤微細血管的濾過性病毒對水晶體的發育造成損害，例如**妊娠期受到德國麻疹病毒的感染**。

4. 瞳孔膜殘留：因為瞳孔膜在發育過程中未能完全退化消失，部分殘留至出生後所導致，可呈現細絲狀或膜狀物遮蓋在水晶體前面。輕度殘留通常不影響視力和瞳孔活動，如影響視力可採用手術或雷射治療。

5. **先天性虹膜缺損(aniridia)**：屬於**體染色體顯性遺傳性**，為神經外胚層不正常發育的結果，可能與染色體 11p13 的 PAX6 基因變異有關。多為雙眼發病，常合併眼球震顫、脈絡膜缺損、青光眼、白內障、水晶體半脫位及視神經發育不全等異常。以隅角鏡檢查，部分病人仍可見發育不全的虹膜組織。

6. 發育性青光眼：眼球前房隅角組織發育異常所引起，發病率約為萬分之一。

7. 先天性瞼裂狹窄症候群：是一種體染色體顯性遺傳病，又稱先天性小瞼裂。表現為上瞼下垂、逆向內眥贅皮、內眥距離過遠、下瞼外翻、瞼裂窄小，鼻梁低平、上眶緣發育不良等。

8. 先天性色覺異常(congenital color blindness)：屬於性染色體隱性遺傳異常。

歷屆試題

( ) 1. 有關視網膜色素上皮(retinal pigment epithelium)和視網膜神經感覺層 (neurosensory retina)之胚胎發育來源的敘述，下列何者正確？(A)視網膜色素上皮來自神經外胚層(neural ectoderm)；視網膜神經感覺層來自體表外胚層(surface ectoderm) (B)兩者皆來自於神經外胚層 (C)兩者皆來自於體表外胚層 (D)視網膜色素上皮來自體表外胚層；視網膜神經感覺層來自神經外胚層 （107 專高）

( ) 2. 胚胎發育時，水晶體受下列何者誘導而開始發育？(A)水晶體核 (B)視泡 (C)視溝 (D)角膜 （107 特生）

( ) 3. 視網膜神經節細胞(retinal ganglion cell)發育自胚胎的哪一層？(A)內胚層 (endoderm) (B)中胚層(mesoderm) (C)體表外胚層(surface ectoderm) (D)神經外胚層(neural ectoderm) （107 特生）

( ) 4. 有關中央視網膜發育之敘述，下列何者正確？(1)黃斑部與中央小凹同時發育 (2)中央視網膜發育由中央小凹開始發育，再往外發育為黃斑部區域 (3)中央小凹發育過程該區域伴隨視網膜神經節細胞減少 (4)視網膜感光細胞之內節與外節於中央小凹發育過程開始變長。 (A)(1)(4) (B)(2)(3) (C)(1)(2) (D)(3)(4) （107 專高）

( ) 5. 下列哪些細胞是由內神經母細胞層(inner neuroblastic layer)分化而來？(1)視網膜感光細胞 (2)視網膜水平細胞(horizontal cells) (3)視網膜無軸突細胞 (amacrine cells) (4)視網膜神經節細胞(ganglion cells)。(A)(1)(4) (B)(2)(3) (C)(1)(2) (D)(3)(4) （107 專高）

( ) 6. 眼外肌發育自胚胎的哪層？(A)內胚層(endoderm) (B)中胚層(mesoderm) (C)體表外胚層(surface ectoderm) (D)神經外胚層(neural ectoderm)（107 特師）

( ) 7. 下列哪些是由體表外胚層發育而來？(1)結膜上皮細胞 (2)水晶體纖維 (3)角膜內皮細胞 (4)鞏膜。(A)(1)(2) (B)(3)(4) (C)(1)(3) (D)(2)(4) （107 特師）

( ) 8. 有關於角膜的胚胎發育下列何者錯誤？(A)角膜的表皮細胞，是由表皮外胚層發育而來 (B)角膜的基質，是由神經脊細胞演化成間質細胞移入而來 (C)角膜的內皮細胞，是由內胚層移入而來 (D)先形成德士密氏膜(Descemet's membrane)，才形成鮑曼氏膜(Bowman's membrane) （108 特師）

( ) 9. 有關眼部胚胎發育，下列何者錯誤？(A)胚胎發育時，前腦(forebrain)向兩側突起，形成視囊(optic vesicles)，中間凹陷形成視杯(optic cup)，之後形成內層及外層 (B)外層主要發育成視網膜色素上皮細胞；內層則與神經發育有關，發展成視網膜中的神經細胞層 (C)外胚層形成水晶體，中胚層形成部分角膜及其他眼球周遭肌肉組織 (D)視神經製造髓鞘的神經膠細胞為許旺氏細胞 (Schwann cell) （108 特師）

( ) 10. 一般正常新生兒眼軸長約是成人正視眼(emmetropic eye)眼軸長的多少百分比？(A) 100% (B) 75% (C) 50% (D) 25% **（108 特師）**

( ) 11. 有關兒童視力發育的敘述，下列何者正確？(A)大部分剛出生的嬰兒為正視眼(emmetropia)，只是視覺功能尚未成熟，因此視力不佳 (B)兒童因未發育完整，調節力(accommodation)比成年人弱 (C) 2 歲至 6 歲間一般為弱視預防治療的黃金時期 (D)兒童弱視篩檢的標準為裸視小於 1.0 **（108 特師）**

( ) 12. 下列何種先天性眼睛發育疾病常見的原因是妊娠期受到德國麻疹病毒影響而造成？(A)先天性色覺異常(congenital color blindness) (B)先天性眼瞼下垂(congenital ptosis of the eyelid) (C)先天性白內障(congenital cataracts) (D)先天性無虹膜(congenital aniridia) **（108 特生）**

( ) 13. 下列有關眼瞼發育的敘述，何者錯誤？(A)胎兒在第 3 個月大時，上下眼瞼是保持融合的狀態 (B)直到大約 7 個月時眼瞼開始分開，其分離在出生之前才全部完成 (C)睫毛從表面外胚層發育而來，首先出現在上眼瞼 (D)眼輪匝肌(orbicularis oculi muscle)由第七對腦神經支配 **（108 特生）**

( ) 14. 下列哪些是由間葉細胞發育而來？(1)結膜上皮細胞 (2)水晶體纖維 (3)懸韌帶 (4)睫狀體平滑肌 (5)角膜輪部細胞 (6)玻璃體細胞(hyalocyte)。(A)(1)(2)(5) (B)(2)(3)(5) (C)(3)(4)(6) (D)(4)(5)(6) **（108 專高）**

( ) 15. 新生兒出生後第 1 年眼球發育快速，有關出生後眼球發育的敘述，下列何者錯誤？(A)角膜的弧度由陡漸漸變平，K 值（屈光度）漸漸變小 (B)角膜直徑若大於 12 mm，要懷疑有先天性青光眼的可能 (C)正常新生兒多為遠視 (D)通常 1 周歲的時候才會有追視現象，6 個月大時有眼震或是斜視都算是正常範圍內的表現 **（108 專高）**

( ) 16. 有關立體感的敘述，下列何者錯誤？(A)立體感大約在 3~5 個月大即開始發育，可以由視覺誘發電位(VEP)或是行為研究(behavior methods)偵測到 (B)到了 5~6 歲，小孩的立體敏銳度(disparity sensitivity)已發育至成人程度 (C)學齡前的立體感檢查可以篩檢出斜視或是弱視的小朋友 (D)單眼的病人可以光影、物體大小等線索在日常生活中判斷距離及深度 **（108 專高）**

( ) 17. 下列有關眼球胚胎發育的順序，何者正確？(1)外胚層憩室(ectodermal diverticulum) (2)神經或脈絡膜裂縫(optic or choroidal fissure) (3)視杯(optic cup) (4)視泡囊(optic vesicle) (5)視神經管(optic canal)。(A)(1)(2)(3)(4)(5) (B)(1)(3)(4)(2)(5) (C)(1)(4)(2)(3)(5) (D)(1)(4)(3)(2)(5) **（108 專普）**

（　）18. 有關無虹膜症(aniridia)的敘述，下列何者錯誤？(A)無虹膜症通常是雙眼都有影響　(B)可能與 PAX6 基因變異有關　(C)約有 2/3 的病人是以體染色體隱性遺傳　(D)以隅角鏡檢查，部分病人仍可見發育不全的虹膜組織　（108 專高）

（　）19. 下列何者為胚胎形成時角膜基質層之發育來源？(A)體表外胚層　(B)神經外胚層　(C)內胚層　(D)間葉層之神經脊細胞　（109 特生一）

（　）20. 下列何者不是由神經外胚層發育而來？(A)視網膜　(B)脈絡膜　(C)視神經纖維　(D)虹膜的平滑肌　（109 特生一）

（　）21. 以相機比喻眼球結構，下列哪一項類比是正確？(A)眼角膜－鏡頭　(B)水晶體－光圈　(C)鞏膜－底片　(D)視網膜－鏡頭　（109 特生一）

（　）22. 有關虹膜的發育，何者錯誤？(A)起始於視杯邊緣的神經上皮細胞移入角膜與水晶體之間　(B)瞳孔擴張肌(dilator pupillae)的發育早於瞳孔括約肌(sphincter pupillae)　(C)瞳孔括約肌發育自前虹膜色素上皮細胞(anterior iris pigment epithelial cells)　(D)瞳孔擴張肌發育自前虹膜色素上皮細胞　（109 特師一）

（　）23. 有關視神經與視神經盤部位的發育，下列何者錯誤？(A)視神經中包含的神經軸突，是由視網膜的神經節細胞延伸而來，屬於神經外胚層　(B)視神經中的視網膜中心動脈與視網膜中心靜脈，是在視莖(optic stalk)聚合時所包入，屬於中胚層　(C)視神經中在神經軸突間的神經膠質細胞(glial cells)，是在視莖聚合時所包入，來自神經脊細胞　(D)視神經的硬膜(dura)包覆於外，是由聚合的間質細胞所形成，來自神經脊細胞或中胚層　（109 特師一）

（　）24. 因視溝(optic fissure)融合不完全造成的組織缺損(coloboma)，不包含下列何種組織？(A)角膜　(B)虹膜　(C)脈絡膜　(D)視網膜　（109 特師一）

（　）25. 正常人腦視覺區約是在幾歲間發育完成？(A) 0~3 歲　(B) 3~6 歲　(C) 6~10 歲　(D) 10~15 歲　（109 特師一）

（　）26. 有關脈絡膜的的胚胎發育順序，何者發展最遲？(A)脈絡膜大血管層(Haller's layer)　(B)脈絡膜微血管層(choriocapillaris)　(C)脈絡膜中血管層(Sattler's layer)　(D)脈絡膜上板層(suprachoroid lamina)　（109 特師一）

（　）27. 中心視力的發育約在幾歲時完成？(A) 0~2 歲　(B) 3~5 歲　(C) 8~10 歲　(D) 11~13 歲　（109 專普）

（　）28. 下列有關眼球之胚胎發育，何者錯誤？(A)眼外肌來自中胚層(mesoderm)　(B)結膜上皮來自表面外胚層(surface ectoderm)　(C)眼瞼上皮來自於中胚層　(D)角膜的內皮被認為起源於神經嵴(neural crest)　（109 專普）

（　）29. 有關眼球的胚胎發育過程，何者錯誤？(A)大約在胚胎形成第 22~25 天，眼睛開始發育　(B)大約在胚胎形成第六週的末期，脈絡裂或是眼裂(choroidal or optic fissure)開始關閉，關閉不完全會造成缺陷瘤(coloboma)，缺陷主要在眼球下部的構造缺損　(C)眼外肌也是源自於外胚層的神經脊(neural crest)　(D)視網膜的中央窩在嬰兒剛出生時仍存有神經節細胞(ganglion cells)　（109 專高）

(　) 30. 下列何組織的胚胎來源不包含神經嵴細胞？(A)角膜　(B)鞏膜　(C)虹膜　(D)視網膜　（109 專高）

(　) 31. 殘遺增殖性原發性玻璃體症(persistent hyperplastic primary vitreous)是胚胎發育過程中眼球內的玻璃體和玻璃體血管(hyaloid vessel system)發育的異常。有關此疾病，何者錯誤？(A)患側眼眼球體積通常比較大　(B)正常狀況下，初級玻璃體(primary vitreous)與玻璃體血管大約在胚胎形成第四週時開始消失　(C)可能伴隨有白內障　(D)第二玻璃體(secondary vitreous)大約在胚胎發育第 5~12 週開始發育，並且開始有原始玻璃體細胞(primitive hyalocyte)　（109 專高）

(　) 32. 有關水晶體發育過程，其先後順序，下列何者正確？(1)水晶體凹(lens pit) (2)水晶體板(lens placode) (3)水晶體泡(lens vesicle)。(A)(2)(1)(3)　(B)(3)(2)(1)　(C)(1)(2)(3)　(D)(3)(1)(2)　（109 特生二）

(　) 33. 下列何者不是由表面外胚層發育而來？(A)鞏膜　(B)角膜上皮　(C)水晶體　(D)結膜上皮　（109 特生二）

(　) 34. 視泡囊(optic vesicle)結構從早期胚胎神經管的何處發展出來？(A)端腦(telencephalon)　(B)間腦(diencephalon)　(C)中腦(midbrain)　(D)後腦(metencephalon)　（109 專普）

(　) 35. 有關視網膜血管發展之敘述，下列何者錯誤？(A)視網膜血管發展大約在妊娠期(gestation age)第八個月後到達視網膜最鼻側　(B)視網膜血管胚胎來源為內胚層(endoderm)　(C)視網膜血管發展始於妊娠期第四個月　(D)在妊娠期第九個月後或出生後一個月內視網膜血管發展到達視網膜最顳側　（109 特師二）

(　) 36. 有關玻璃體導管(Cloquet's canal)之敘述，下列何者錯誤？(A)為胚胎發育時，次級玻璃體(secondary vitreous)退化後的遺跡　(B)自水晶體後方連結至視神經　(C)為玻璃體動脈(hyaloid artery)消失後的管狀空間　(D)連結視神經處為 area of Martegiani　（110 專高）

(　) 37. 下列何者發育自胚胎的中胚層？(A)結膜　(B)角膜表皮細胞　(C)視網膜中心動脈　(D)視網膜色素細胞　（110 專高）

(　) 38. 有關眼球的胚胎發育，下列敘述何者正確？(A)水晶體於晶體囊泡(lens vesicle)形成，由玻璃狀體動脈(hyaloid artery)供給養分　(B)玻璃狀體血管(hyaloid vessels)主要位於眼球的水晶體，而非玻璃體　(C)玻璃狀體血管之後會形成視網膜動脈，而非靜脈　(D)淚腺與結膜囊(conjunctival sac)的胚胎來源不同　（110 專普）

（　）39. 下列有關出生後之眼球發育，何者錯誤？(A)在生命的最初幾年，眼球的大小迅速增加，之後增長速度放緩，但在青春期時再次增加　(B)水晶體在出生後迅速生長，並且在整個生命過程中不斷地生長　(C)眼睛的運動最初是不協調的，且可能存在短暫的偏離，這種情況到了第 4 個月應穩定下來　(D)淚腺在出生之後就有作用，新生兒哭的時候會伴隨著眼淚　**（110 專普）**

（　）40. 有關視神經的胚胎發育，下列何者錯誤？(A)主要於視柄(optic stalk)發育成視神經　(B)視神經的軸突(axon)主要在視柄的外側(outer layer)發育　(C)包括寡突膠質細胞(oligodendrocyte)的神經膠質細胞主要在視柄的內側(inner layer)發育　(D)視神經髓鞘(sheath)主要由間質細胞(mesenchyme)所發育　**（111 專普）**

（　）41. 下列何者為視網膜在胚胎發育過程之正確順序？(1)視杯(optic cup) (2)視溝(optic sulcus) (3)視泡(opticvesicle)。(A)(1)(2)(3)　(B)(2)(3)(1)　(C)(1)(3)(2)　(D)(3)(2)(1)　**（111 專普）**

（　）42. 在胚胎成長時期，視網膜色素上皮細胞(retinal pigment epithelium)是來自下列何種胚胎組織？(A)視網膜盤(retinal disk)　(B)表面外胚層(surface ectoderm)　(C)視杯外層(outer layer of optic cup)　(D)神經脊的間質(neural crest-derived mesenchyme)　**（111 專高）**

（　）43. 嬰兒出生後，角膜的發育大約在幾歲達到成人的大小？(A) 1 歲前　(B) 2 至 3 歲　(C) 4 至 5 歲　(D) 6 至 7 歲　**（111 專高）**

（　）44. 水晶體約可提供眼球正 15 屈光度(diopter)，一個先天性白內障的小朋友，在摘除水晶體後，若沒有裝人工水晶體，屈光狀態會變成 A。隨著年齡漸長眼球前後徑增長，度數會逐漸 B。A，B 應各自為何？(A)高度近視，減少　(B)高度遠視，減少　(C)高度遠視，增加　(D)高度近視，增加　**（112 專普）**

（　）45. 造成兒童弱視的病理原因主要為哪種組織發育不良？(A)視覺皮質層(visual cortex)　(B)視網膜神經節細胞(retinal ganglion cells)　(C)視網膜神經纖維層(nerve fiber layer)　(D)外側膝狀體(lateral geniculate body)　**（112 專高）**

（　）46. 下列何者不含有神經脊細胞分化來的組織？(A)小樑網(trabecular meshwork)　(B)角膜內皮(corneal endothelium)　(C)睫狀體上皮(ciliary epithelium)　(D)虹膜基質(iris stroma)　**（112 專高）**

（　）47. 水晶體是發育自胚胎的哪一層？(A)內胚層(endoderm)　(B)中胚層(mesoderm)　(C)表面外胚層(surface ectoderm)　(D)神經外胚層(neural ectoderm)　**（112 專高）**

（　）48. 虹膜缺損（aniridia）的合併可能表現不含哪一項？(A)脈絡膜缺損(choroidal coloboma)　(B)白內障　(C)虹膜炎　(D)水晶體半脫位(subluxation)　**（113 專高）**

（　）49. 下列何者眼內組織起源自胚胎發育時的第三級玻璃體(tertiary vitreous)？(A)晶體懸韌帶(zonular fibers)　(B)水晶體囊袋(lens capsule)　(C)視網膜神經節細胞(retinal ganglion cells)　(D)玻璃體動脈(hyaloid artery)　　　　（113 專高）

（　）50. 關於胚胎發育來源的組合，下列何者錯誤？(A)水晶體：表皮外胚層　(B)視網膜色素上皮：神經外胚層　(C)結膜上皮：表皮外胚層　(D)眼外肌：神經外胚層　　　　　（113 專高）

（　）51. 下列先天異常何者不屬於遺傳性眼睛疾病？(A)嬰兒鼻淚管阻塞　(B)先天無虹膜症(Aniridia)　(C)先天性青光眼　(D)色素性視網膜病變(retinitis pigmentosa)　　　　（113 專普）

解答及解析

1. B　視網膜色素上皮和視網膜神經感覺層都來自於神經外胚層。

2. B　胚胎發育時水晶體受視泡的誘導而開始發育，最早可以在第 27 天出現被檢測出來，在第 33 天左右從視杯分離出來成為單一的實體。

3. D　視網膜各層結構大多發育自神經外胚層。

4. D　黃斑部由視網膜周圍區域開始發育，再往內發育出黃斑部及中央小凹。中央小凹區域在發育過程會伴隨視網膜神經節細胞減少及感光細胞的內、外節開始變長。

5. D　視網膜在第 7~8 週左右形成由一種暫時性纖維層隔開的內、外兩層神經母細胞層。內神經母細胞層逐漸發育出視網膜的神經節細胞層、內網狀層、無軸突細胞及雙極細胞層，外神經母細胞層則發育出感光細胞層、外網狀層及水平細胞。

6. B　眼外肌及眼眶、眼睛血管的內皮細胞都是由中胚層發育。

7. A　由表面外胚層發育者，包括水晶體、角膜上皮細胞、淚腺、眼瞼上皮層、結膜上皮層、各種附屬腺體的上皮細胞。

8. C　角膜的基質和內皮細胞都是由神經脊細胞演化成間質細胞移入而來。角膜五層細胞的發育順序是：上皮細胞開始，接著形成內皮層，之後在這兩層細胞之間長成基質層，第三個月左右形成德斯密氏膜，最後才形成鮑曼氏膜。

9. D　視神經製造髓鞘的神經膠細胞為寡樹突膠質細胞(oligodendrocytes)。

10. B　一般正常新生兒出生時的眼球前後徑約為 17~18 mm，約佔成人正視眼眼軸 24 mm 的 75%，故多為遠視眼。

11. C　人類視神經的發育在 6 歲以後幾乎就百分之百完成，若視覺發展過程中大腦未受到適當的刺激，造成視力進展受阻撓便可能出現弱視的現象，故 2~6 歲間一般為弱視預防治療的黃金時期，兒童弱視篩檢的標準為裸視小於 0.8。視力

的發育在嬰兒時期大約只能達到 20/200~20/400、1~3 歲發育較快可達 20/30、3~5 逐漸達到 20/20 的正常視力。

12. C 先天性白內障指水晶體的發育異常，有內源性、外源性兩種。內源性為先天遺傳性染色體基因的異常；外源性為母體或胎兒的全身性病變，尤其是可以穿過胎盤微細血管的濾過性病毒對水晶體的發育造成損害，例如妊娠期受到德國麻疹病毒的感染。

13. B 胚胎 3 個月時，上下眼瞼的邊緣相向生長，導致互相粘連融合，直到第 5 個月開始逐漸分開，至第 7 個月時才完全分開。

14. C 神經脊藉由胚芽結締組織的間葉細胞，提供眼睛纖維和結締組織成長所需的元素及構造，如懸韌帶、小樑網、角鞏及虹膜基質、睫狀體平滑肌及玻璃體細胞等。

15. D 眼球運動方面一般要等到出生 2 個月後才會追視人或手勢、3 個月大會追視移動的筆、4 個月會看自己的手。直到 3 歲時視運動反射逐漸發展，8 歲時視運動反射才能發育完全。

16. B 到了 2~4 歲時，小孩的立體敏銳度已可發育至成人程度，若錯過這段發育期可能終生都無法獲得精密的立體感視覺。

17. D 胚胎發育過程中的主要階段：囊胚→外胚層憩室→胚板→神經板→視溝→視泡囊→視杯→神經或脈絡膜裂縫→視神經管。

18. C 先天性無虹膜症屬於體染色體顯性遺傳性異常，可能與 PAX6 基因變異有關，多為雙眼發病。以隅角鏡檢查，部分病人仍可見發育不全的虹膜組織。

19. D 眼睛大部分組織細胞都由外胚層發育而來，隨著發育分化的複雜，外胚層再細分成：表面外胚層、神經脊和神經外胚層三個部分。神經脊：藉由胚芽結締組織的間葉細胞，提供眼睛纖維和結締組織成長所需要的元素及構造，如懸韌帶、小樑網、角鞏及虹膜的基質、睫狀體平滑肌及玻璃體細胞等。

20. B 神經外胚層對於視網膜色素上皮細胞、視神經纖維的成長及虹膜肌肉有密切相關。脈絡膜是由間葉層之神經脊細胞發育而來。

21. A 鞏膜相當於照相機的外殼，角如同相機的鏡頭，瞳孔如同相機的光圈，虹膜如同光圈的葉片，水晶體具調焦功能如同自動變焦鏡頭。視網膜在眼球最內層，具有接受光線刺激並將之轉換成電性神經衝動的生理功能，就如同相機的底片。

22. B 葡萄膜包括虹膜、睫狀體和脈絡膜。虹膜始於視杯邊緣神經上皮細胞，移入角膜與水晶體之間，瞳孔括約肌的發育早於瞳孔擴張肌，兩者均發育自前虹膜色素上皮細胞。睫狀上皮同樣來自視杯的向前延伸，但只有外層變成色素層，睫狀肌及血管則分化自間葉。胚胎第 3 個月開始形成脈絡膜大血管層，中型及大型靜脈管發育完成後導入渦靜脈而出眼球。

23. C 神經外胚層對於視網膜色素上皮細胞、視神經細胞、軸突及軸突間的神經膠質細胞、視神經纖維的成長及虹膜肌肉有密切相關。

24. A 視裂閉合不全會造成包括虹膜、視網膜及脈絡膜等多項眼組織裂開缺損的疾病。

25. C 人類視神經的發育在 6 歲以後幾乎就百分之百完成，大腦視覺區則大約在 6~10 歲間發育完成。

26. D 胚胎第 3 個月開始形成脈絡膜大血管層，中型及大型靜脈管發育完成後導入渦靜脈(vortex vein)而出眼球。脈絡膜上板層最後才發育完成。

27. B 黃斑部在出生時發育仍不夠完全，要到 6 個月大時才完成，而視力更遲，至大約 5 歲左右才會達 1.0。

28. C 眼瞼上皮來自於表面外胚層。

29. C 眼外肌源於中胚層。

30. D 視網膜源於神經外胚層。

31. A 殘遺增殖性原發性玻璃體症患側眼的眼球體積，通常比較小且可能伴隨白內障。

32. A 視杯該處表面外胚層在眼胞或稱視泡的誘導下增厚，形成水晶體板，隨後水晶體板向視杯內陷入，形成水晶體凹並且逐漸加深，之後漸與表面外胚層脫離而形成水晶體泡。

33. A 鞏膜在第 7 週左右由來自神經嵴的間葉邊緣開始發育，間葉細胞緻密化形成鞏膜並包覆視神經，更連結至大腦的硬腦膜。

34. B 胚胎第 4 週，神經管前端閉合成前腦時，間腦兩側向外部膨出形成左右對稱的囊泡，稱為眼胞或視泡囊。

35. B 眼部血管系統由中胚層發育而來的，在胚胎早期第 3 週血管即開始出現。眼部血管系統主要來自眼動脈，逐漸發育為眼內和眼外的兩個系統。視網膜血管發展始於妊娠期第 4 個月，大約在第 5 個月後到達視網膜最鼻側，第 9 個月後或出生後 1 個月內到達視網膜最顳側。

36. A 胚胎第 7 週時，脈絡膜裂除視莖下面部分外其餘完全閉合。玻璃體動、靜脈穿經玻璃體的一段退化，並遺留一殘跡稱為玻璃體管，為玻璃體動脈消失後的管狀空間，自水晶體後方連結至視神經，連結視神經處稱為馬特吉亞尼區(area of Martegiani)。

37. C 視神經中的視網膜中心動脈與靜脈，是在視莖聚合時所包入，屬於中胚層。

38. A 水晶體的出現最早可以在第 27 天被檢測出來，在第 33 天左右從視杯內凹分離出來形成晶體囊泡。在胚胎期晶體囊泡的發育營養來源，主要為經脈絡膜裂進入視杯內玻璃體動脈的血管分枝網絡所構成的玻璃體血管系統供應，稱為血管囊膜或玻璃狀體血管，玻璃狀體血管之後會形成中心視網膜動靜脈。水晶體、角膜上皮細胞、淚腺、眼瞼表皮、結膜和各種附屬腺體上皮細胞的來源都是表面外胚層。

39. D 淚腺在第 6 週和第 7 週之間開始發育，但淚液的產生要直到出生後 20 天或更長的時間才開始，因此，新生兒哭得時候不會伴隨著流淚。

40. B 神經節細胞沿外胚層的內層向視柄發育生長，外層則形成篩板。星形膠質細胞在神經束周圍產生隔膜，這些細胞後來產生寡突膠質細胞(oligodendrocyte)，使視網膜神經節細胞篩板後的軸突形成髓鞘。

41. B 視神經和視網膜的發育順序：囊胚→外胚層憩室(ectodermal diverticulum)→胚板→神經板→視溝→視泡→視杯→神經或脈絡膜裂→視神經管(optic canal)。

42. C 視杯外層主要發育成視網膜最外層的色素上皮細胞；內層則與神經發育有關，逐漸形成視網膜九層結構的感覺視網膜層。

43. B 嬰兒角膜較成人來得平，直徑在出生時為 8~9 mm，2~3 歲時即可達到與成人差不多大小，約 10~11 mm。

44. B 一般正常新生兒出生時的眼球前後徑約為 17~18 mm，故多為遠視眼。水晶體在出生時較成人略圓呈球形且彈性較佳，約可提供眼球正 15 屆光度，屈光物質的屈光力強，因此調節力比成年人強許多。此時因眼球前後徑短所造成的遠視剛好被嬰兒近似球形的水晶體修正彌補，隨著成長眼軸逐漸拉長水晶體也逐漸變得較扁平，眼軸和水晶體兩者所造成的屈光不正剛好又彼此修正。

45. A 人類視神經的發育在 6 歲以後幾乎就百分之百完成，大腦視覺區則大約在 6~10 歲間發育完成。若視覺發展過程中大腦未受到適當的刺激，造成視力進展受阻撓便可能出現弱視的現象。

46. C 神經脊是藉由胚芽結締組織的間葉細胞，提供眼睛纖維和結締組織成長所需要的元素及構造，如懸韌帶、小樑網、角膜鞏膜及虹膜的基質、睫狀體平滑肌、脈絡膜及玻璃體細胞(hyalocyte)等。睫狀體上皮的色素及非色素層主要來自神經外胚層。

47. C 發育自表面外胚層的眼睛組織：水晶體、角膜上皮細胞、淚腺、眼瞼上皮層、結膜上皮層、各種附屬腺體的上皮細胞。

48. C 先天性虹膜缺損(aniridia)常合併眼球震顫、脈絡膜缺損(choroidal coloboma)、青光眼、白內障、水晶體半脫位(subluxation)及視神經發育不全等異常。

49. A 胚胎 4~6 個月之間，由次級玻璃體的膠原纖維濃縮並延伸至水晶體赤道部構成三級玻璃體，即水晶體懸韌帶。

50. D 中胚層主要是負責眼外肌的發育，此外還與血管的內皮細胞發育有關。

51. A 嬰兒鼻淚管一般在懷孕第 8 個月至出生這一段時期即能發育完全成為一個開通的管道，但少數要等到出生後滿 1 年左右才開通。

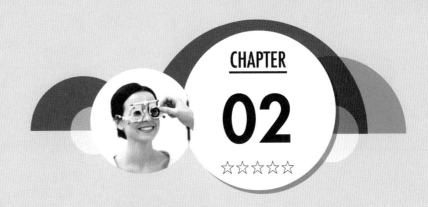

CHAPTER

02

☆☆☆☆☆

眼球壁

重｜點｜彙｜整

2-1　概　論

1. 人類眼球重約 7.0 g，容積約 6.5 c.c.，比重為 1.077，位於眼眶內部前方，四周受眼眶的骨頭保護，形狀近似球形（圖 2-1）。

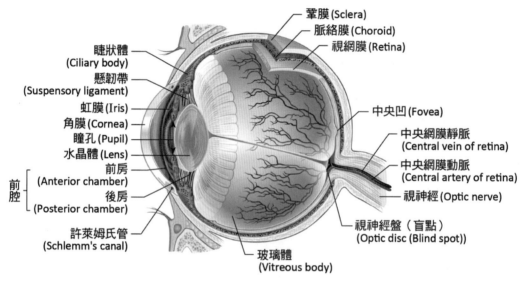

睫狀體 (Ciliary body)
懸韌帶 (Suspensory ligament)
虹膜 (Iris)
角膜 (Cornea)
瞳孔 (Pupil)
水晶體 (Lens)
前房 (Anterior chamber)
後房 (Posterior chamber)
前腔
許萊姆氏管 (Schlemm's canal)

鞏膜 (Sclera)
脈絡膜 (Choroid)
視網膜 (Retina)
中央凹 (Fovea)
中央網膜靜脈 (Central vein of retina)
中央網膜動脈 (Central artery of retina)
視神經 (Optic nerve)
視神經盤（盲點）(Optic disc (Blind spot))
玻璃體 (Vitreous body)

▶圖 2-1　眼球壁構造

2. 眼球前後徑平均值出生時約 17~18 mm，3 歲時達 23 mm，成年時約為 24 mm，垂直徑 23 mm，水平徑約 23.5 mm。臨床上有時將眼球分為眼前段(anterior segment of eye)和眼後段，其中含水晶體平面以前為眼前段，其後為眼後段。

3. 眼球的組織結構：分為眼球壁和眼球內容物兩大部分。
   (1) 眼球壁：由緻密的網狀結締纖維組織構成，具有維持眼球外形和保護眼球內容物的作用，眼球壁分為三層，外層為纖維層，中層為血管層，內層為網膜層。
   (2) 眼球內容物：均為透明物質，包括房水(aqueous humor)、水晶體(lens)和玻璃體(vitreous)。

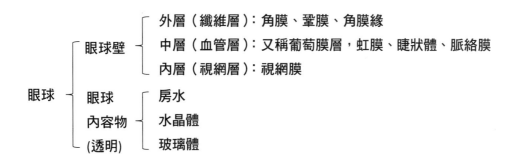

4. 評估眼球的檢查方法：

(1) 超音波：超音波檢查分成 A-Scan 和 B-Scan 兩種：

a. A-Scan 為單線性超音波，通常被用來測量眼軸的長度。

b. B-Scan 則是扇形的二維影像，通常被用來檢查眼球內部組織。

(2) 電腦斷層攝影(CT)和核磁共振(MRI)：若搭配注射螢光顯影劑，則稱為電腦斷層掃描血管造影 (CT angiography) 或核磁共振血管造影 (MRI angiography)，可用來針對腦部及眼窩部病變如動脈瘤、靜脈竇(cavernous sinus)腫瘤、視交叉(optic chiasm)發炎和腦下垂體腫瘤(pituitary tumors)之類的檢查，用以增進顯像能力。

(3) X-射線。

5. 視網膜檢查：

(1) 視網膜螢光血管攝影(retinal fluorescein angiography, FAG)。

(2) **光學同調斷層掃描**(optic coherence tomography, OCT)：是近三十年來發展出的檢查利器，不具輻射線，屬於非接觸式、非侵入性的眼科影像診斷技術，解像力極佳，可達 5~7 微米，可詳細檢測出視網膜的每層精細結構，尤其對視網膜黃斑部及視神經盤等部位，能提供精密詳細的資料，可用於追蹤糖尿病黃斑部水腫的治療效果，及**環乳突視網膜神經纖維層**(peripapillary retinal nerve fiber layer, RNFL)、**視神經頭**(optic nerve head, ONH)、**視網膜神經節細胞的組合分析**(ganglion cell complex analysis)，幫助眼科臨床診斷及病情追蹤。

(3) 循血綠眼底血管攝影(indocyanin green angiography, ICG)：針對視網膜和脈絡膜的檢查。

2-2 纖維層

纖維層由前 1/6 的角膜和後 5/6 的鞏膜構成，二者相連處為角鞏膜緣。

一、角膜(Cornea)

（一）解剖構造

1. 角膜無色透明，位於眼球前部，**是眼睛最強的屈光體**（表 2-1）。**光線進入眼球須經過角膜前後表面、房水、水晶體前後表面、玻璃體等的折射，最後在視網膜才能成像。**角膜從正面看呈橢圓形，從**側面看呈扁長形**，略向前凸呈非球面結構，其**平均 Q 值為-0.26**。非球面參數 Q 值是描述角膜非球面性的重要參數，球面體的 Q 值為 0，若由中央向周邊逐漸變平的橢圓弧度 Q 值為負，而逐漸變陡的 Q 值為正。

▶ 表 2-1　角膜屈光度

角　膜	曲率半徑	屈光度	說　明
前表面	7.8 mm	＋48 D	眼球組織中影響屈光度最大的界面
後表面	6.8 mm	－ 5.8 D	－
總屈光度	－	40~48 D	幾乎占整個眼睛平均 58~60 D 屈光度數的 70%（約 2/3）左右

2. **角膜厚度中央部分最薄**，平均厚約 540±40 (500~580) μm，**屈度較陡；周邊部較厚**，約比中央多出 11~19%，屈度較平，略向前凸呈非球面結構。橫徑約 11.5~12.5 mm，垂直徑約 10.5~11.5 mm。表面積為 1.1 cm^2，約占眼球全部表面積的 7%。

3. 角膜的神經支配主要來自第五對腦神經，即三叉神經的眼分支，經鼻睫神經的長睫狀神經(long ciliary nerves)纖維延伸出來達到角膜，穿透靠近角膜緣周圍的角膜深處基質，並向前延伸形成上皮下神經叢。其神經末梢於**鮑曼氏膜**下的基質淺層神經叢，發出上下垂直小支，向下可達接近德斯密氏膜附近，向上穿過鮑曼氏膜，在**上皮層基底細胞**附近失去許旺鞘膜，形成無髓鞘神經末梢進入上皮層，並分成細纖維，而廣泛分布於角膜上皮細胞之間，使角膜成為人體內最敏感的組織之一。

4. 角膜有人體內最高密度的神經末梢，感覺敏感度是結膜的 100 倍。這些神經末端提供角膜非常靈敏的溫度、疼痛和壓力三種感覺，痛觸覺在角膜中央最為敏感，並受年紀、疾病、眼內壓和藥物等影響。侵犯眼睛的帶狀疱疹病毒，主要就是沿著此三叉神經的分枝而侵入感染。

5. 角膜是由水、蛋白質、糖胺聚醣、無機鹽類等組成，蛋白質主要為膠原蛋白，占角膜乾燥時重量的 3/4。角膜膠原纖維主要下列三種纖維組成，其代謝異常將導致角膜水腫。膠原纖維間隙的糖胺聚醣具有保持角膜水合狀態及黏合的功能。

   (1) **第 I 型膠原纖維：占主要部分。**
   (2) 第 V 型膠原纖維：直徑可以調節，對保持角膜透明性具有重要作用。
   (3) 第 VI 型膠原纖維：為非纖維狀膠原，可調節細胞基質間的相互作用。

6. 角膜本身透明無血管，其**營養供應主要源自淚液、眼內房水和角鞏膜緣血管網**。能量物質主要是葡萄糖，大部分透過內皮細胞從房水中獲取，另約 10% 由淚膜和角膜緣血管供給。角膜上皮所需的氧，主要透過淚膜直接從空氣中溶解獲取，閉瞼時則由角膜緣血管網、結膜微血管和眼房水供應，較深層的基質和內皮細胞則都來自眼房水。

7. 角膜代謝緩慢，其透明性的維持依賴於正常的生化代謝，一旦發生病變，則病程較長修復也慢，修復過程需糖胺聚醣參與。糖胺聚醣(glycosaminoglycan, GAG)舊稱為黏多醣(mucopolysaccharide)，是蛋白聚醣大分子中聚醣部分的總稱，有促進創傷癒合的作用。糖胺聚醣可分為硫酸軟骨素(chondroitin sulfate GAG)、硫酸皮膚素(dermatan sulfate GAG)、硫酸角質素(keratan sulfate GAG)、透明質酸或稱玻尿酸(hyaluronic acid)、肝素(heparin)及硫酸乙醯肝素(heparan sulfate GAG)等類別。其中硫酸角質素在角膜中的含量最高，為角膜中主要成分之一，其蛋白質成分較高，有建構以及維持角質基質的作用，並使角膜具有透光性。

（二）組織學分層

組織學上，**角膜由外向內再細分為五層**（圖 2-2）。

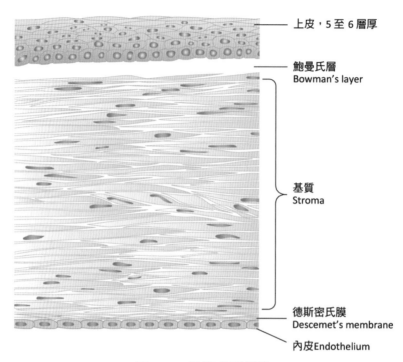

上皮，5 至 6 層厚

鮑曼氏層
Bowman's layer

基質
Stroma

德斯密氏膜
Descemet's membrane

內皮Endothelium

▶圖 2-2　角膜分層構造

1. **上皮層**(epithelium layer)：

(1) 角膜上皮層組織是球結膜的延續，厚約 55 μm，越往邊緣厚度越厚。中心部位由 5~6 層無角化細胞組成，經由持續週期性表層脫落和置換來維持其完整性，易與其內面的鮑曼氏膜分離。**角膜幹細胞位於角鞏膜緣**(limbus)，幹細胞的缺陷可能會導致慢性上皮缺損及結膜化。

(2) 上皮層最內側為單層的基底膜(epithelial basement membrane)，厚約 0.5~1.0 μm，是上皮細胞的再生中心，呈柱狀緊鄰鮑曼氏膜，會隨著角膜老化逐漸增厚。稍外側是 2~3 層的翼狀細胞，具有橫向延伸和下凹表面，以容納基底細胞的頂點。細胞邊界因相鄰細胞及眾多胞橋小體(desmosome)、半胞橋小體(hemidesmosome)彼此互相交叉而產生突起折疊，此現象有助於細胞間黏附力的增強。

(3) 基底細胞和鄰近的基底細胞，及其上層的翼狀細胞，以胞橋小體或細胞間接合體(intercellular junction)相附著；胞橋小體可調控細胞間的黏附力。**半胞橋小體主要參與基底細胞與角膜基質的附著**，這種細胞間的連接，使角膜上皮層與基質層能緊密地結合在一起，並可容許營養物質滲透穿過。

(4) 最外側是 2~3 層的表皮鱗狀細胞。角膜上皮細胞為厭水性，**表面的微絨毛和微皺襞**，是淚膜的黏附表面，可阻止微生物、異物和化學物質侵入；加上細胞間緊密連接，可防止淚液中的水分和親水性物質進入角膜基質。

(5) **上皮細胞再生能力非常強**，一般在 24~48 小時內就可再生，且修復後一般**不留瘢痕**。大氣中的氧能直接溶解入淚膜到達上皮，使角膜獲得充足氧氣供應。

2. **鮑曼氏膜**(Bowman's membrane)：又稱為前基底膜或前彈力層，厚約 8~14 μm，是一層主要由第 I、III、V 型**膠原纖維所組成**的無細胞成分均質透明膜。主要功能是維持上皮結構，像屏障一般抵擋微生物侵入，損傷後無再生能力，而由瘢痕代替。

3. **固有層**：又稱基質層(stroma)或間質層，厚約 500 μm，是角膜最堅實的一層，約占角膜厚度 90%，由大約 200~250 層排列規則的膠原纖維束薄板嵌入蛋白聚醣所組成，折光性一致故完全透明。角膜間質層會隨著角膜的老化而逐漸變硬，其中所含的角質細胞(corneal keratocyte)也會逐漸減少。此層細胞需要氧氣來維持相對脫水狀態和相對恆定的厚度，缺氧將導致無氧代謝，產生乳酸，水分滯留，造成水腫而降低透明度。細胞間有黏蛋白和醣蛋白，損傷後不能再生，而由瘢痕代替。

4. **德斯密氏膜**(Descemet's membrane)：又稱後基底膜或後彈力層，成年人厚約 10~12 μm，會隨年紀增加而逐漸增厚。由細緻的膠原纖維所組成，其中第 VIII 型膠原蛋白占得最多，富於彈性且抵抗力較強，為較堅韌的均質透明膜，對細胞和血管形成屏障。具有角膜內皮基底層的作用，損傷後由內皮細胞分泌修復。

5. **內皮層**(endothelium layer)：

(1) 厚約 5 μm，為**一層六角形或多角形扁平細胞構成**，具有眼房水屏障功能，**細胞質中可見大量的粒線體**，其細胞與細胞間的緊密連結(tight junction)，以及細胞內的**鈉／鉀幫浦**進行主動運輸，將角膜基質層過多的水分，如水唧筒之作用般主動泵出，維持角膜相對脫水狀態以**保持角膜清澈**，故內皮細胞功能是角膜維持透明度(transparency)的前提。

(2) 內皮層細胞允許營養物質從前房擴散到角膜，並透過主動轉運的方式，將水分從角膜基質中泵到前房。**內皮細胞損傷後不能再生**，細胞凋謝後多出的空隙，由鄰近存活的細胞移動變形和膨大擴張來填補代償。

(3) 隨著年齡的增加，細胞數量會每年逐漸減少約 0.6%，年輕成人內皮細胞密度約為 3,000 個／mm^2，到老年時大約僅剩 2,000 個／mm^2。當內皮細胞**密度減少到約 500 個／mm^{2}時，就可能產生角膜水腫**。

（三）細胞結構的發育順序

角膜開始是由原本一層基本的薄膜，被一、二層上皮細胞(epithelium cells)所覆蓋，接著在內側面形成內皮層(endothelium layer)，之後在這兩層細胞之間，由源於神經脊的細胞長成基質層(stroma)，第三個月左右形成德斯密氏膜，最後才形成鮑曼氏膜。

（四）角膜的應用解剖

1. 角膜的屈光力約為 43.0 D，占眼球屈光系統總屈光力的 70%左右，故屈光雷射手術改變些微厚度，即可達到矯正屈光不正的效果。角膜中央最薄處厚度約為 0.50~0.55 mm，在接受手術時，一般規定至少要保留原有厚度一半以上的安全厚度。

2. **曾接受過近視雷射手術者，因角膜表面曲率及屈光度已改變，之後要接受白內障手術時，植入的人工水晶體須同時校正原來所改變的曲率及屈光度。**

3. 角膜中央部基本呈圓球形，是角膜的光學區，周邊部變越來越平坦呈非球面，其中鼻側、上方較顳側、下方變化更快，在驗配隱形眼鏡時，應注意這些形態學特徵。

4. 目前角膜移植技術已發展至可依角膜情況進行移植全層或半層角膜，**甚至只移植角膜內皮細胞層。**

（五）角膜的應用生理

1. 自我保護作用：紫外線由於波長較短穿透力較差，故角膜組織雖然透明但卻能隔絕大部分紫外線，避免其進入眼球。角膜上皮層三叉神經末梢非常豐富，感覺十分敏銳，具有良好的自我保護功能。

2. 營養代謝：葡萄糖是生物體內基本的能量來源，葡萄糖的有氧分解是呼吸作用的典型。細胞內完成生命活動所需的能量，皆來自呼吸作用。細胞呼吸是細胞把有機物氧化分解並轉化成能量的化學過程，是一種酶促氧化反應，也稱釋放作用。呼吸作用的目的，是透過釋放食物之能量，以製造細胞內最主要的直接能量供應者「腺嘌呤核苷三磷酸」，或稱「三磷酸腺苷(ATP)」。

3. 有氧氣參與時的呼吸作用，稱為有氧呼吸；沒氧氣參與的反應，則稱無氧呼吸。有氧代謝能量轉換效率大約比無氧代謝（每莫耳葡萄糖大約生成 2 莫耳 ATP）的效率要高 19 倍。角膜糖代謝的主要形式包括有氧代謝、無氧糖酵解和磷酸戊糖途徑。

4. 氧氣供應：在標準大氣壓下，海平面的氧分壓(PO$_2$)約為 156 mmHg 左右。睜開眼時，角膜上皮的氧氣供應主要來自空氣中的氧直接溶解到淚膜中，部分來自於輪部血液循環(limbal blood circulation)，再傳送到角膜基質，小部分亦可由眼房水供應，然後到角膜基質。閉眼時，來自空氣的氧氣供應中斷，此時氧分壓大約只有 55 mmHg，僅能從瞼結膜血管、房水、角鞏膜緣血管獲取氧。正常人不戴隱形眼鏡閉眼 8 小時後，角膜會因稍微缺氧而水腫大約 3.5%，此少量水腫在睜眼後一般會很快消退。長期缺氧的狀況下，角膜內皮細胞數量會逐漸減少，細胞間可見到形態不規則且大小不一的黑孔、空泡。

二、鞏膜(Sclera)

1. 鞏膜是眼睛白色的部分，占眼球表面纖維層的後 5/6，其質地堅韌具有良好彈性，是由發源於硬腦膜的緻密膠原纖維，依隨意的網狀排列所組成，主要由膠原蛋白(collagen)和較少量的彈力蛋白(elastin)纖維緻密交織構成堅韌而具彈性的眼球外膜，可以維持眼球正常外形，提供眼球內容物堅硬的保護。

2. 鞏膜和角膜雖為連續的組織，皆由緻密的膠原纖維所組成，但鞏膜的膠原纖維的直徑大小和形狀變化很大，各不相同且其末端逐漸變細，不像角膜是穩定的連續纖維；又因角膜組織中無血管且膠原纖維走向與角膜表面平行呈格子狀規則排列，而鞏膜則呈網狀交織的不規則結構；再加上角膜是脫水性，而鞏膜則是富含水合蛋白多醣(hydrated proteoglycans)的化合物，故鞏膜不像角膜一般清澈透明，屬於不透明的組織，以確保不讓視野以外的光線進入眼球造成視覺干擾。

3. **鞏膜分布由前方角鞏膜緣或稱輪部起，至後端連接一個由膠原蛋白纖維緊密交織**，構成像濾網狀充滿孔洞結構的篩板(lamina cribrosa)，此為**視神經節細胞(ganglion cells)的軸突通過離開眼球的地方**。鞏膜的厚度各處不同，赤道處厚 0.4~0.5 mm，眼外直肌肌腱插入表淺鞏膜膠原蛋白中，止點插入前厚約 0.6 mm，止點後附著之處最薄只有 0.3 mm；**視神經周圍最厚達 1.0 mm。新生兒因尚未發育完全鞏膜較成年人薄**，常半透出下面的脈絡膜顏色，特別稱之為「藍色鞏膜」，若成年人仍有藍色鞏膜則是成骨不全症(osteogenesis imperfect)的典型表現。

4. 鞏膜的前方外側覆蓋著結膜組織，內側鄰脈絡膜血管層，組織學上鞏膜再細分為三層：上鞏膜(episclera)、基質層(stroma)及黑褐層(lamina fusca)。上鞏膜是鞏膜的最外層，含有許多血管構成的表層上鞏膜血管叢(superficial episcleral plexus)可供給鞏膜營養，若血管充血發炎稱為上鞏膜炎，一般與自體免疫疾病有關。**鞏膜基質主要由第 I 型膠原纖維組成**，其方向、間隔和直徑各不相同，導致鞏膜與角膜相比呈現不透明。

5. 上鞏膜連接包覆每一條眼外肌的眼球肌膜，此兩者的作用如同關節的滑液膜一般，可使眼球轉動更平滑。鞏膜內面之褐色素層，稱為黑褐層(lamina fusca)，為上脈絡膜空間之外層。

6. 鞏膜有三個血管層：最表淺的結膜血管、表層血管叢和深部血管叢。鞏膜的結膜血管層其動脈是曲折的而靜脈是直的；表層血管叢在上鞏膜炎(episcleritis)的時候會有明顯的充血現象，可使用 10%去氧腎上腺素(phenylephrine)使其血管收縮；深部血管叢在鞏膜炎(scleritis)的時候會明顯充血，它的特徵是會使鞏膜呈現紫色色調(purplish hue)。

三、角膜緣(Limbus)

1. **角膜緣又稱角鞏膜緣**，是從透明的角膜到不透明的鞏膜之間灰白色的移行區，也是結膜與角膜之連接處，寬約 1.0~2.0 mm，是臨床上許多內眼手術切口的標誌部位，**組織學上是角膜表皮細胞的幹細胞所在之處**。

2. 角膜鮑曼氏膜的止端是球結膜的附著緣；德式密斯膜的止端是小樑網組織的前附著緣。

2-3 血管層

血管層又稱葡萄膜(uvea)或色素層，富含色素和血管。由前向後可分為虹膜、睫狀體和脈絡膜三部分。(記憶口訣：虹姐賣葡萄)

一、虹膜(Iris)

虹膜為一圓盤狀色素薄膜，中心的圓孔稱為瞳孔(pupil)，虹膜基質內色素的遮光功能，確保可見光只能從瞳孔進入眼內，其上皮細胞色素含量決定了虹膜的顏色，藍色虹膜色素較少。

1. **瞳孔的調節**：瞳孔正常為雙側等大，直徑約 2~4 mm 的圓形，虹膜的主要功能是藉著它的肌肉，隨著光線強弱來調節瞳孔的直徑，避免過多光線進入眼睛（圖 2-3）。

   (1) 虹膜藉著它的肌肉來調節瞳孔的大小尺寸，瞳孔越小，視物的景深越增加，但當小於 2 mm 時，繞射現象反而會干擾視線降低視力的品質；瞳孔愈大，視物的景象越明亮，但若直徑超過 6 mm 時，球面像差(spherical aberration)較易顯現也會降低視力的品質。

   (2) 瞳孔縮小後不僅可減少屈光系統的球面像差與色像差，使視網膜成像能更清晰，而且通過瞳孔中心而進入眼睛的光線，刺激視網膜錐狀細胞的數目遠超過光線斜向照射的錐狀細胞，因此有較好的視覺表現。

   (3) 弱光下瞳孔變大，強光下瞳孔縮小的反射稱為瞳孔對光反射。當視近物時，反射性地引起雙側瞳孔縮小、調節作用增加及雙眼內聚，稱為瞳孔調節反射或瞳孔近反射。

   (4) 互感性對光反射：光照一眼時，正常人雙眼瞳孔會同時縮小。該反射的中樞在中腦，臨床上常作為判斷麻醉深度和病情危急的指標。

   (5) **虹膜括約肌**又稱為環狀肌，具有縮小瞳孔的作用，由第三對動眼神經的副交感神經核之神經纖維支配，若使用擬副交感神經製劑藥物，例如毛果芸香鹼(pilocarpine)會產生縮瞳的現象；**放射肌**又稱為擴大肌，具有放大瞳孔的作用，由上頸部交感神經節的交感神經節後纖維支配，若使用

擬交感神經製劑，例如托吡卡胺(tropicamide)、古柯鹼(cocaine)，或是副交感神經抑制藥物，例如阿托品(atropine)則會產生散瞳的現象。

2. 虹膜色素：虹膜基質所含色素量不同，因而呈現不同顏色，色素少表現為青綠色、色素多則表現為棕黑色。

3. **虹膜血管：組織內血管十分豐富**，呈放射狀或同心圓分布。

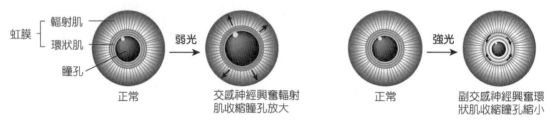

▶圖 2-3　瞳孔的調節作用

二、睫狀體(Ciliary Body)

睫狀體位於虹膜和脈絡膜之間，含有色素和豐富的血管網，能提供眼球前節(anterior segment)的血液循環。

1. 睫狀體**前 1/3 較肥厚，稱皺褶部**(pars plicata)，寬約 2mm，內有睫狀肌(ciliary muscle)及 70~80 個縱行放射狀皺褶稱睫狀突。睫狀突是位於虹膜之後的微小指狀突起，連接在懸韌帶和睫狀肌間，其上皮細胞**是眼房水產生之處**。

2. 眼內液體：例如眼房水和玻璃體等能和血液區隔的主要因素，是靠著睫狀體上皮細胞和視網膜血管內皮細胞之間緊密連結所形成的屏障(barrier)，這些屏障的名稱，依所在位置命名，例如「血液－眼房水屏障(blood-aqueous barrier)」或「血液－視網膜屏障(blood-retina barrier)」。

3. 睫狀體**後 2/3 較薄而平坦稱平坦部**(pars plana)，是視網膜手術最佳切口位置；與脈絡膜連接處呈鋸齒狀稱為鋸齒緣，為睫狀體的後界，也是視網膜最前面的延伸。

4. **睫狀肌**：含三種不同的平滑肌纖維，由外到內分別是**縱向肌纖維(longitudinal fiber)、放射狀肌纖維(radial fiber)和環狀肌纖維(circular fiber)**，環形纖維又稱為穆勒氏肌(Müller's muscle)（圖 2-4）。

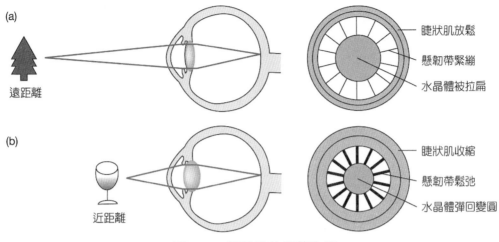

(a)

遠距離

睫狀肌放鬆
懸韌帶緊繃
水晶體被拉扁

(b)

近距離

睫狀肌收縮
懸韌帶鬆弛
水晶體彈回變圓

▶圖 2-4　睫狀肌的調節作用

(1) **睫狀肌收縮**：有兩個力的方向起作用：

    a. 使水晶體懸韌帶向前、向內運動：導致**懸韌帶鬆弛**及水晶體變厚，**水晶體的曲率增加，眼睛的屈光度增加，可看清楚較近處的物體**，主要是環形纖維收縮的結果。

    b. 將脈絡膜前部向前牽引：縱行纖維收縮的結果。

(2) 睫狀肌放鬆：水晶體會變薄，水晶體的曲率半徑增加，屈光度減少，因而能看清較遠處的物體。

5. **睫狀體的血液供應**：主要來自由**長後睫狀動脈**(long posterior ciliary artery)與**前睫狀動脈**(anterior ciliary artery)所匯集形成的**虹膜動脈大環**(major arterial circle of iris)血管網。

三、脈絡膜(Choroid)

1. 脈絡膜為血管層的後面部分，位於視網膜與鞏膜之間，前起鋸齒緣，後止於視神經盤(optic disc)周圍，是一個大的血管網狀組織，**含有豐富的色素細胞和管徑大小不一的血管**，與視網膜間以**布魯赫氏膜**(Bruch's membrane)相隔。布魯赫氏膜是由脈絡膜毛細血管的基底膜、膠原蛋白、彈性纖維(elastic fiber)和視網膜色素上皮的基底膜組成。

2. 脈絡膜的功能：人類脈絡膜血液循環是全身血流流速最高的微循環之一，因為此血液流速的特性，使脈絡膜具有一定的散熱功能，利於眼睛溫度的調

節，並加速脈絡膜、視網膜之間的養分擴散與廢物代謝，具有營養眼球壁和吸收眼球內散射光線的作用。

3. **脈絡膜血液供應**：主要來自眼動脈的分枝，包括**長、短後睫狀動脈和前睫狀動脈**，而眼動脈則來自內頸動脈。

   (1) 脈絡膜微細血管蘊含眼球全部血液的 70%以上，**能營養視網膜外 1/3**，包括色素上皮層、感光細胞層及外顆粒層，亦包含水晶體和玻璃體等組織，其供應給視網膜的氧氣與葡萄糖，較視網膜本身血管提供的要高。

   (2) 脈絡膜微血管的**血液會集中回流到渦靜脈**(vortex veins)，經上、下眼靜脈回流到海綿竇(cavernous sinus)。海綿竇的血液被帶往內頸靜脈(internal carotid vein)，再與鎖骨下靜脈結合形成臂腦叢靜脈(brachiocephalic vein)，經上腔靜脈之後直接回到心臟。

   (3) 脈絡膜微血管層在後極部黃斑部下最厚，高度近視者的脈絡膜通常會變薄。脈絡膜有類似淋巴系統的功能，也會分泌控制鞏膜厚度的生長因子，可能有參與眼球正視化(emetropization)的過程。

4. **脈絡膜的神經分布**：主要由長及短睫狀神經(long and short ciliary nerves)直接支配，負責感覺刺激的神經則主要來自三叉神經。負責脈絡膜的自主神經纖維，主要來自交感和副交感神經，這是視網膜血管所沒有的。這些分布於**脈絡膜的自主神經當中，有些可以促使脈絡膜血管收縮或放鬆**，改變血管管徑而達到控制血流量的作用。

2-4 視網層

視網層(retina)是一層透明薄膜，襯於血管層的內面，**是早產兒眼睛最常出現病變的部位**。

一、眼屈光系統與感光系統

眼內與形成視覺有關的結構，是眼屈光系統和感光系統。

1. 屈光系統由角膜、眼房水、水晶體和玻璃體組成，主要是把外界各種不同物體在視網膜上形成上下顛倒、左右相反的影像。

2. 視網膜則形成眼的感光系統，視網膜的感光細胞層(photoreceptors)包括錐狀細胞與桿狀細胞，屬於外視網膜(outer retina)的組織，吸收光線後把成像的視覺訊息轉換為電能量並進行編碼加工，再將訊號往前傳，然後由視神經傳向視覺中樞，最後經過中樞神經的整合形成視覺。

二、黃斑部(Macula)

　　視網膜後極部為無血管的凹陷區，一方面因厚度較薄透出其下方脈絡膜顏色，另一方面因含有大量的**黃色色素**(xanthophyll)，故稱為黃斑部。

1. **黃斑中心凹**(fovea)：黃斑部中心一個**大小與視神經盤相當的小凹**，此處完全無視網膜血管分布，是視覺最敏銳的部分，也是視網膜最薄之處。其養分是由脈絡血管網，與黃斑部附近的視網膜微血管共同形成的睫狀視網膜動脈(cilioretinal artery)所供應。中心凹處可見反光點，稱為中心凹光反射(fovea light reflex)，瞳孔中央與黃斑中心凹的連線，稱為視軸(visual axis)。

2. **視神經盤**(optic disc)：又稱為視乳頭(optic papilla)，**距黃斑鼻側約 3.5 mm 處**，有一境界清楚、**直徑約為 1.5 mm**、呈紅色的圓盤狀結構，是視神經穿出眼球的部位，此處**無感光細胞之作用**，故視野檢查時，相對位置呈現盲點，特別稱之為生理性**盲點**(blind spot)。

3. **視杯**(optic cup)：視盤中央的小凹陷區，一般採用視杯對視盤(optic disc)的比值，即「視杯／視盤」比值(C/D ratio)來評估視神經，杯盤比表示視杯直徑在視神經盤直徑中的比例，同時需要測量垂直和水平方向。
   (1) **杯盤比受遺傳影響，大部分小於 0.7，正常的 C/D 比值不大於 0.3。**
   (2) 正常人兩眼之視神經盤大致上成對稱，若兩眼之杯盤比值差異超過20%，表示生理性凹陷較大的那眼，可能有視神經纖維受損情形，**須高度懷疑有青光眼**。另一個可與杯盤比同樣可作為青光眼發展之風險預測的是中央角膜厚度(central corneal thickness,CCT)，通常杯盤比值越高且中央角膜厚度越低者，發生青光眼的風險也越高。

4. **神經視網膜環**(neuroretinal rim)：位於視杯和視神經盤邊緣之間的組織，此環正常以**下方部位為最寬**，當兩眼之視杯凹陷擴大，即杯盤比越大時，則神經視網膜環就越細。

5. **視乳頭黃斑纖維束**(papillomacular bundle)：**位於視乳頭顳側**，來自鼻側視網膜的視神經纖維位於視乳頭鼻側，來自視網膜顳側的視神經纖維，則分別插入視乳頭－黃斑部纖維束的上、下方。

6. 視盤上有中心視網膜動脈(central retinal artery, CRA)和中心視網膜靜脈(central retinal vein, CRV)通過；中心視網膜動脈的管壁彈性較靜脈好，導致看起來口徑比中心視網膜靜脈小，大約是 2/3 的比值。

三、組織學分層

組織學上視網膜可分為 **10 層**，這 10 層細胞結構可以劃分為一個包含內部九層的感覺視網膜（又稱神經視網膜），和一層外部的色素上皮層。**神經視網膜(neural retina)大部分僅依附於眼球內壁，只有視神經乳頭邊緣和鋸齒緣(ora serrata)兩處緊密連接眼球內壁，感覺視網膜和色素上皮層兩者之間的空隙，也是視網膜剝離(retinal detachment, RD)最常發生的位置。**

光線經過瞳孔進入眼球後，透過視網膜層的順序是由內到外。視網膜接受光線後，產生細胞間傳導效應的先後次序則是由外向內，由感光細胞產生往神經纖維層傳遞（圖 2-5）。

視網膜 10 層由外向內依次如下：

1. **視網膜色素上皮層**(retinal pigment epithelium, RPE)
   (1) 外界膜(outer limiting membrane)之外的視網膜色素上皮層外鄰脈絡膜，由單層六角形的視網膜色素上皮細胞構成，是一層高度黑色素化的組織，能吸收進入眼球的光線，減少光線散射(scatter)至感光細胞層。
   (2) **參與感光細胞外節段(outer segment)的更新**：可吞噬桿狀及錐狀細胞的外節段，是感光細胞的營養供給和垃圾收集之處，負責儲存、代謝、運送視循環(visual cycle)中所需之維生素 A，並將胺基酸醣類往視網膜神經感覺層方向運送，將代謝廢棄物往脈絡膜方向運送。
   (3) 若視網膜色素上皮細胞對感光細胞外節盤膜的吞噬、消化功能衰退，使盤膜崩解殘留與**脂褐質**(lipofuscin)堆積形成障礙物，妨礙營養物質從脈絡膜到視網膜的傳動，從而引起視細胞的進行性營養不良，及逐漸變性和消失，此稱為黃斑部病變。

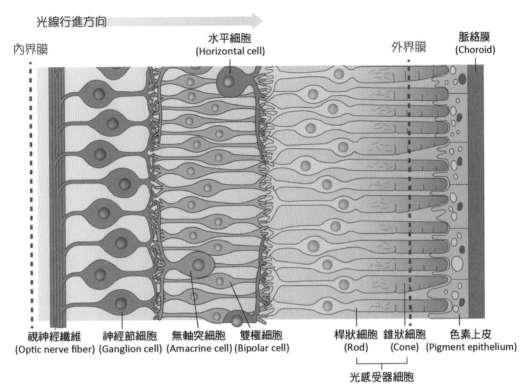

▶圖 2-5　視網膜的分層

(4) 視網膜色素上皮細胞的基底膜(basement membrane)緊貼著布魯赫膜(Bruch membrane)，與脈絡膜膜血管的內皮細胞共同形成脈絡膜微血管與感覺視網膜之間的屏障稱為外側血液視網膜屏障(outer blood-retina barrier)。

(5) 色素上皮細胞間的緊密接合是構成外側血液視網膜屏障(outer blood retinal barrier)的主要部分，而完整的布魯赫氏膜可阻隔脈絡膜新生血管入侵至感光視網膜內。相對的**內側血液視網膜屏障**(inner blood retinal barrier)，**則是視網膜血管內皮細胞間的緊密接合所構成**。

(6) 血液視網膜屏障可防止分子較大的蛋白質、脂質及血球等進入視網膜間，直徑大於 20~30 kDa 的分子不易通過視網膜血管壁，防止脈絡膜及視網膜微血管間之細胞外液滲漏至網膜和其下空間(subretinal space)，此生理結構的異常**與糖尿病視網膜疾病的發展有關**。

(7) 視網膜組織需氧量高，葡萄糖分子可透過葡萄糖輸送蛋白(glucose transport)通過血液視網膜屏障。**氧含量不足時，其葡萄糖代謝亦會循無氧呼吸模式形成乳酸**。

2. **感光細胞層**(photoreceptor layer)：主要為**桿狀細胞(rod cells)**與**錐狀細胞(cone cells)**的感光接受器所在位置。錐狀細胞對色彩特別敏感，桿狀細胞則是對微弱光線敏感。

   (1) 外界膜之內的感覺視網膜有三層重要組織，分別為感光細胞層、雙極細胞層和含有視神經纖維層的神經節細胞層，這三層組織在傳送神經脈波到大腦上扮演了決定性的角色。

   (2) 感光細胞層是一層高度特殊化的細胞，能將光能量轉化為生物電能和神經脈波。感光細胞有兩種，分別是錐狀細胞和桿狀細胞，故又稱為視錐視桿層。

   (3) 桿狀細胞的數目大約是一億二千多萬，錐狀細胞的數目大約是六百多萬，故桿狀細胞對錐狀細胞的數目比大約是 **20：1**。

3. **外界膜**(outer limiting membrane)：為穆勒細胞與感光細胞及相互之間的粘連所構成，是**感光細胞更新**(renewal of photoreceptor)過程發生的區域，其過程**需要視網膜色素上皮細胞以吞噬作用**(phagocytosis)**來共同協助參與**，並和脂褐質的產生與積累有關。

4. **外顆粒層**(outer nuclear layer)：外顆粒層或稱外核層，為**桿狀細胞與錐狀細胞**的細胞核所在位置。

5. **外網狀層**(outer plexiform layer)：為雙極細胞與感光細胞的聯會所在位置，**越向黃斑部中央越薄**。網狀層是相鄰兩層神經細胞的神經纖維交錯而成，**感光細胞**的神經衝動經外網狀層傳至**雙極細胞**(bipolar cells)，再經內網狀層傳至神經節細胞，由神經節細胞發出的神經纖維向視盤，匯聚成視神經(optic nerve)。

6. **內顆粒層**(inner nuclear layer)：或稱內核層、雙極細胞層，是神經傳送的中間層，連接感光細胞和神經節細胞，**與高解析度的視覺有關**。此層為雙極細胞(bipolar cells)、無軸索細胞(amacrine cells)、叢間細胞(interplexiform cells)及水平細胞(horizontal cells)的細胞核所在位置。雙極細胞作神經細胞間的縱向傳遞，紅綠色覺是由開(ON)與關(OFF)兩種雙極細胞來傳遞，而藍色覺則只由開(ON)雙極細胞來傳遞。**無軸索細胞和水平細胞幫忙對迴路作橫向整合**，無軸索細胞的纖維連接內網狀層，**水平細胞**的纖維則連接外網狀層。

7. **內網狀層**(inner plexiform layer)：為網膜神經節細胞與雙極細胞的聯會所在位置，連結神經節細胞(ganglion cells)、雙極細胞及無軸突細胞之纖維。

8. **視神經節細胞層**(ganglion cell layer)：**為視網膜神經節細胞核所在位置**，與雙極細胞樹突形成突觸，將感光細胞所產生經雙極細胞傳來的動作電位訊號，傳遞至外側膝狀體。視神經節細胞主要分為大小兩種：相對較大且傳遞較快的大細胞(magnocellular, M cells)負責影像的移動，故物體的移動是由 Magno 神經節細胞來負責；相對較小且傳遞較慢的小細胞(parvocellular, P cells)負責影像的辨別，故色覺則是由 Parvo 神經節細胞來負責。

9. **視神經纖維層**(nerve fiber layer)：**在視網膜周邊較厚**，在黃斑部中心窩處則消失，為神經節細胞的軸突所構成之纖維層，匯入篩板(lamina cribrosa)，通往視神經。一般正常情況下，因視神經纖維以弓形弧度自黃斑部與視神經盤水平線之上、下方，分別匯入篩板的上、下區域離開鞏膜，故**視神經盤周圍的視神經纖維層厚度**(peripapillary nerve fiber layer thickness)，**以上部與下部相對鼻側與顳側較厚**，篩板的孔徑也以上部與下部較大，故青光眼病人視杯的增大，主要也在垂直軸；又因視網膜形成的影像為上下顛倒、左右相反，若下半部(inferior)的視神經纖維束損傷，便會在上側視野呈現**弓型暗點**(arcuate scotoma)的臨床表徵。

10. **內界膜**(internal limiting membrane)：視網膜分層中最靠近玻璃體者，為穆勒細胞足板(footplates)所構成的**無細胞薄膜**；發生皺縮可能引發黃斑部裂孔。

　　視網膜除此 10 層結構之外，還有均勻分布作為整層視網膜支撐及提供營養的**穆勒細胞**，其屬於一種神經膠質細胞(neuroglial cell)，分布橫跨視網膜的 2~10 層，從最內層的內界膜及視神經纖維層延伸至感光細胞的外節及外界膜，**是由內神經母細胞層(inner neuroblastic layer)分化而來**，其細胞核位於內顆粒層(inner nuclear layer)，會吸收與代謝感光細胞所釋放的麩胺酸(glutamate)，與視網膜組織的鉀離子和水生理動態平衡有關，對於維持視網膜正常運作非常重要。專門的穆勒細胞，也在視網膜黃斑部中央凹的底部構成一個倒錐形區域，稱為穆勒氏細胞錐形區域(Müller cell cone)，可能與葉黃素的儲存有關，可**協助錐狀細胞進行視覺循環(visual cycle)反應**。

四、感光細胞

1. 感光細胞層是一層高度特殊化的細胞，能將光能量轉化為生物電能和神經脈波，此稱為光轉換(phototransduction)反應。感光細胞有兩種，分別是桿狀細胞和錐狀細胞，故又稱為視錐視桿層。

2. 感光細胞所進行的光轉換反應主要是在細胞的外節(outer segment)膜盤部位完成，細胞會表現出過極化反應(hyperpolarization)並引起**階梯性電位**(graded potential)，**光轉換反應後會造成細胞內 cGMP 分子濃度下降。**

3. 感光細胞進行視覺循環(visual cycle)反應時，主要需要視網膜色素上皮細胞與穆勒細胞共同參與。

（一）桿狀細胞：夜間視覺

1. 桿狀細胞大多呈會聚式排列，細胞的外節為圓柱形呈細長桿狀，細胞膜盤含大量視紫質(rhodopsin)，主要負責夜間視力或微弱照明下的視力。

2. 視紫質是一種結合膜蛋白，由 11-順式視黃醛(11-*cis*-retinaldehyde)和視蛋白(opsin)組成，並具有 7 個螺旋環(helical loops)嵌入桿狀細胞外節的脂質膜中，是維生素 A 的醛化合物(vitamin A aldehyde)，對微弱光線非常敏感，可以接受到比錐細胞暗 100 倍以上的光線刺激，**主要負責夜間視力或微弱照明下的視力**。視蛋白是一種膜蛋白，除了嵌入脂質膜中的 **7 個跨膜螺旋**(helices)結構外，還包括 1 個胞外胺基末端和 1 個胞內羧基末端，具有視覺感光和調節生物晝夜節律、參與瞳孔對光反射等一些非視覺功能。

3. 視紫質在感光換能的分解和合成過程中，少量的視黃醛會被消耗掉，需要食物中的維生素 A 來補充，**若長期維生素 A 攝入不足**，造成視紫質合成時間延長或能力下降，會影響人類在暗處時的視力，稱為**夜盲症**。

4. **當視網膜在黑暗環境時**，桿狀細胞的靜止電位只有－30～－40 mV。此時桿狀細胞外節 (outer segment) 細胞膜部分的**環鳥苷單磷酸**(cyclic guanosine monophosphate, cGMP)增加，**細胞膜對鈉離子通透性增高**，細胞膜的**鈉／鈣離子通道打開**，發生持續的鈉離子和鈣離子內流，細胞膜部**分去極化**(depolarization)；而**內節**(inner segment)**細胞膜上的鈉離子幫浦**，則不斷將細胞內的鈉離子移出細胞外，以維持細胞膜內外鈉離子的平衡。

5. 桿狀細胞在這種靜息狀態下形成從內節流向外節的電流，稱為暗電流，這時感受器細胞處於**去極化狀態**(depolarized state)，其突觸終末端釋放傳遞物質麩胺酸(glutamate)至視網膜神經節細胞。

6. **當視網膜受到光照時**，外節細胞膜會過極化，光子被視紫質吸收，引起視蛋白分子的結構改變，並啟動傳遞蛋白(transducin)，進而啟動附近的磷酸二酯酶(PDE)，使外節細胞膜部分的 cGMP 大量分解，造成細胞內 cGMP 分子濃度下降，鈉離子通道關閉，通透性下降，導致膜電位下降。

7. 當光線作用於感光細胞外節時，在細胞膜的內外兩側產生過極化電位，最終在相應的神經節細胞上產生階梯性電位(graded potential)。

（二）錐狀細胞：色視覺

1. 眼睛分辨不同顏色的能力，稱為**色視覺**(color vision)，**是由視網膜的錐細胞負責，其功能異常會造成辨色力異常(dyschromatopsia)**。錐細胞非常靈敏，只要可見光的波長相差 3~5 nm 即可分辨出來。

2. 錐狀細胞的光化學反應和換能機制，基本與桿狀細胞相似，細胞在強光下光色素分解成**視黃醛**(retinene)及視蛋白(opsin)，引起過極化反應，產生視覺。

3. 當光線作用於錐狀細胞外節時，在細胞膜的兩側發生類似於桿狀細胞的過極化電位，最終在相應的神經節細胞上產生動作電位(action potential)。

4. 三種視錐色素都含有同樣的 11－順式視黃醛，只是視蛋白分子結構稍有不同。視蛋白分子結構中的微小差異，決定了結合的視黃醛分子對何種波長的光線最為敏感，因而才有視桿細胞中的視紫質和三種不同視錐色素的區別。

5. 人眼適宜的刺激，也就是可見光電磁波的波長為 370~740nm。人類視網膜中有三種不同的視錐細胞，**外節較短粗，呈圓錐形**，含視紅質、視藍質和視青質三種不同種類的感光色素，吸收峰值分別在 **558 nm、531 nm** 和 **420 nm** 處，相當於紅、綠、藍三種特定波長的色光，**而桿狀細胞的視紫質則對波長 510 nm 青綠光最敏感**。

6. 人類對顏色的感知一開始是由視網膜的細胞差異化輸出，之後在大腦的視覺皮質和其他相關區域中，共同完成的複雜過程。**錐狀細胞的視蛋白，按照吸**

收光譜敏感度(spectral sensitivity)峰值波長的順序，被標記為短(S)、中(M)、長(L)，但這三種類型不完全對應於我們所知的特定顏色，例如 **L 錐狀細胞簡稱為紅色感受器**，但其峰值敏感度在光譜的綠黃色區域，同樣地 S 和 M 錐狀細胞也不直接對應藍色和綠色。

7. 吸收中長波的 M 和 L 錐狀細胞中存在的視蛋白編碼於 X 染色體上，對這些蛋白質有缺陷的編碼會導致紅綠這兩種最常見形式的色覺異常，而其中又以吸收中波長的 M 視蛋白之基因表現異常最常見。吸收短波長的 S 視蛋白位於第七對染色體，其異常所造成的黃藍色覺缺損較為罕見。

8. **錐狀細胞主要聚集在黃斑部，與明亮環境的光視覺有關**，負責彩色視力和中央細小的視覺。黃斑部中央小凹(foveola)僅錐狀細胞分布，無桿狀細胞，任何一種或二種，甚至三種錐細胞功能變差或失去功能，便會產生不同色盲。

9. 最常見的色盲型式為紅綠色盲，其嚴重程度差異很大；第二常見的色盲型式是藍黃色盲；**最嚴重的為全色盲**，病人完全沒有區別顏色的能力，且通常伴隨其他眼部問題，如弱視、眼球震顫症、光敏感反應及極度的視力不良。色視覺檢查的方法一般採用假同色圖，通常又稱色盲本。

10. **黃斑部中心凹感受的視覺，稱為中心視覺**；中心凹周圍視網膜感受的視覺，稱為周邊視覺。中心視覺具有高度明視覺和色覺的辨別性，周邊視覺則提供空間定位的訊息。

11. **黃斑部中心區**只有錐狀細胞而無桿狀細胞，越近中心神經元越密集，每個錐體只與一個雙極細胞、一個神經節細胞單線聯繫，其連接的神經纖維特別稱為漢勒氏纖維層(Henle's fiber layer)，位在此中央凹周圍**呈放射狀排列**，避免阻擋光線，使該處成為視覺最敏銳的區域。

五、暗適應與明適應

人眼接受光線後，視網膜上的視錐細胞和視桿細胞內的光化學物質，遇強光後迅速分解為視黃醛與視蛋白，產生漂白過程；當光線停止作用後，視黃醛與視蛋白重新結合，產生還原過程。透過漂白過程產生明適應，而還原過程使感受性升高，產生暗適應。

（一）暗適應(Dark Adaptation)

1. 當長時間在明亮環境中突然進入暗處時，最初看不見任何東西，經過一段時間後才逐漸能看見暗處的物體，這種現象稱為暗適應。

2. 暗適應是人眼在暗處對光的敏感性逐漸提高的過程，主要分為兩階段：

   (1) **第一階段：入暗處後約 5~7 分鐘內**；這時間也就是所謂**桿錐細胞分界點**(rod-cone break)，此時看不清物體，與錐狀細胞感光色素合成增加有關。

   (2) **第二階段：為 25~30 分鐘**，**此時漸能在暗處看清物體，與桿狀細胞中視紫質**(rhodopsin)**的合成增加有關**（圖 2-6）。

3. 暗適應曲線剛開始急劇下降後變緩，約 5~7 分鐘後又急劇下降，從而使曲線出現科爾勞施曲摺(Kohlrausch's kink)。以後閾值持續下降**至 30 分鐘左右可達光接受體之最大敏感度**，然後再變慢，約經 1 小時達到極值。

4. 曲線從開始至出現曲折，稱為第一相或一級適應，之後稱為第二相或次級適應。因為第一相主要是基於錐狀細胞適應，第二相是桿狀細胞適應，所以在僅有錐細胞的黃斑部中央凹處，只能見到第一相，在暗處時中心視力因弱光卻不得見，產生中心性暗點或暫時性夜盲現象。

5. 暗適應曲線隨測試光波長而異，如使用紅光，因桿狀細胞的敏感度低，第二相看不到；如使用桿狀細胞敏感度高的短波光，則第二相出現得早，測得的閾值極值也低。

6. 視覺的暗適應程度，是與視紫質的合成程度相對應，暗適應主要與桿狀細胞的功能有關。

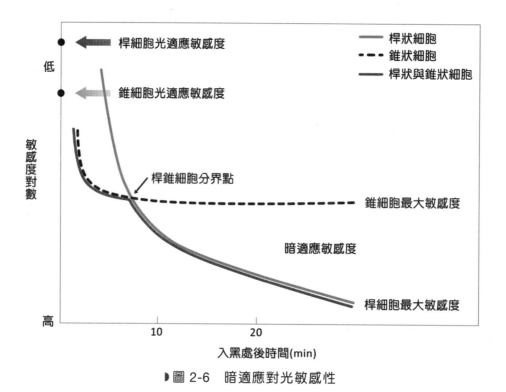

▶圖 2-6　暗適應對光敏感性

（二）明適應(Light Adaptation)

1. 當長時間身在暗處而突然進入明亮處時，最初感到耀眼的光亮不能看清物體，稍待片刻後才恢復視覺的現象，稱為明適應或光適應。

2. 光適應的時間很快，大約幾秒鐘，跟暗適應一樣分為兩階段，第一階段**剛開始時看不清物體**，這是因為桿狀細胞在原先暗處蓄積了大量視紫質，視紫質在遇強光後迅速分解，而產生耀眼的光感。只有在較多的**視紫質被分解之後**，對光較不敏感的**視錐色素，才能在亮處感光而恢復視覺。**

3. 感受強光是錐細胞的職責和功能，也稱明視覺或晝光覺。第二階段能看清物體，為錐狀細胞在光亮下感光而恢復視覺，光適應主要為錐狀細胞的功能。

六、視力與視野(Visual Field)

（一）視力(Visual Acuity)

視網膜中不同的位置，其感光細胞神經元的分布也不同，視覺因而被分為中心視覺和周邊視覺，由黃斑部中心凹感受的視覺，稱為中心視覺；中心凹周圍視網膜感受的視覺，稱為周邊視覺。中心視覺具有高度明視覺和色覺的辨別性，周邊視覺則提供空間定位的訊息。周邊視網膜因桿狀細胞較多，而能更好的感受到暗光，當周邊視網膜受損傷時，則會出現夜盲現象。

1. 一般所指的視力，是中心視力(central vision)，即黃斑部中心窩(fovea)的視覺功能。中心窩的底部中心稱為小窩(foveola)，其視細胞全是錐狀體(the cones)，排列規則而緊密，細胞較其他處者瘦長，是視力最清晰和彩色視力最詳細的中心。**視力的測量結果受到屈調異常**(refractive error)、**瞳孔大小**(pupil size)**及亮度**(luminance)**等因素影響**。

2. 眼球的光軸，或稱瞳孔軸、解剖軸，即是經過眼球角膜前、後和水晶體前、後四個折射表面曲率半徑中心的連線。眼睛在看東西時，並非沿著光軸，而是沿著黃斑部中心窩與所視物體之連線所形成的視軸，介於此經**黃斑部視軸與眼球解剖軸之間的角度，稱 Kappa 角**；通常視軸線會位於解剖軸線之鼻側，其所形成之 Kappa 角定為正值，當視軸線位於解剖軸線之顳側時，其所形成之 Kappa 角定為負值。

3. 由於顛倒的網膜設計，光線必須經過血管層、外神經層和兩極細胞層才能達到光覺受器，但此中心窩是視網膜厚度最小、最薄的地區，沒有阻礙光線的血管層，且兩極細胞、水平細胞、神經節細胞等神經元都被推到中心窩兩旁，使得光線比較容易進入中心窩地區，而不會被遮蔽。

4. 越近中心神經元越密集，每個錐體只與一個雙極細胞、一個神經節細胞單線聯繫，其連接的神經纖維特別稱之為漢勒氏纖維層(Henle's fiber layer)，位在此中央凹周圍呈放射狀排列，避免阻擋光線，使該處成為視覺最敏銳的區域。

5. 周邊視力(peripheral vision)：相對於中心視力的是離開黃斑中央凹 5 度以外的視網膜周邊部的間接視力(indirect vision)，又稱周邊視力。周邊視力檢查是一種主觀性檢查，需病人配合指示方能順利進行。

6. **雙眼視覺**：當一眼影像扭曲或視力較差，兩眼一起看時，**好眼的影像可以補償取代壞眼**，所以雙眼一起看的視力通常接近於好眼的視力。**雙眼視覺功能會比單眼視覺功能好的原因是雙眼加成**(binocular summation)，另一原因是有立體感(stereopsis)。

（二）視野(Visual Field)

視野(visual field)是眼睛保持固定不動向前注視於一點的情況下，所能覺察的空間範圍，將一個三度空間的概念以二度空間來表示，一般稱之為**視野檢查**(perimetry)。臨床視野檢查之目的主要為：(1)判斷視野缺失位置，(2)視野評估結果提供疾病診斷之依據，(3)監測疾病發生之進程，(4)評估治療之效果。

1. 正常人因上眼瞼及內側鼻樑遮擋的關係，**視野外圍大約是上方 60 度、鼻側 60 度、下方 75 度，而顳側 100 度。當兩眼一起看的時候，水平視野可以從 160 度增廣到 200 度，其中有 120 度視野是重疊的。**

2. **動態視野檢查**：常因病人缺乏檢查經驗或屈光矯正鏡片位置不正、操作員的指導或監控不恰當，以及眼瞼下垂或睫毛濃密等原因干擾，而造成較狹窄或較寬廣的假性結果，故現代常用**電腦自動視野計採用固視遺漏**(fixation loss)、**偽陽性**(false positive)**及偽陰性**(false negative)**等程式設計**，作為檢查品質之參考指標。

3. **靜態視野檢查**：電腦自動視野計屬於靜態視野檢查，不僅**可以偵測視野缺損**(visual field defects)的位置，也能算出平均差(mean deviation)定量視野缺損的形狀及嚴重程度，**檢查結果顯示越高分貝**(decibel, dB)**者，代表對光線的敏感度越高。**

4. 盲點：在視野檢查中，如發現孤立的視力缺失或視敏感度降低的視野缺損區域，稱為盲點或暗點(scotoma)，又分為絕對盲點和相對盲點。盲點的描述須包括其形狀如半側盲、象限盲及所在位置如顳側、上鼻側等。中心盲點(central scotoma)之視野缺損常見於與黃斑部或視神經有關的疾病，如視神經炎、遺傳性視神經病變、中毒性視神經病變等；周邊視野缺損則常與周邊視網膜的問題有關，如夜盲症、青光眼等。

(1) 絕對盲點：無法看見任何檢測物體的位置，如生理性盲點或嚴重疾病下
產生的盲點，生理性盲點是由視神經盤所構成。

(2) 相對盲點：在低度照明下無法看出物體，但較明亮照明下，能夠看出檢
測物體的視野位置。

5. **造成視野缺損常見的原因**：包括**青光眼、視網膜剝離、黃斑部病變**、眼窩動
脈瘤、腦下垂體腫瘤及腦部中風出血等。用視野計偵測出嚴重視野缺損的青
光眼病人，其中心視力不見得會變差。早期青光眼病人的視野缺損，通常發
生在離中心固視點(central fixation)大約 10~20 度的位置。

七、對比敏感度視力

1. 人類日常活動大部分情況是在較低的對比中進行，而視力的測量通常是採用
高對比度的視標執行，故若改採用對比敏感度視力則較能反應真實生活中的
視力狀態，在視力還是正常時可以較早評估視覺系統的損害情況，在視覺發
育研究、眼疾病的早期診斷和病情追蹤上有著重要的作用。

2. 對比敏感度是檢測人的視覺系統對明暗不同的條柵圖的識別能力，定義為人
眼能察覺視標對比度閾值之倒數，檢查時患者須戴上視力矯正眼鏡。對比度
閾值越小，對比敏感度越高，表示視覺較敏感，越容易被激活，所以視覺能
力越好。視標對比度是指視標亮度和該視標背景亮度的關係，對比度越低，
表示視標與背景亮度越接近，若能分辨則表示視覺越好。

3. 影響眼睛對物體辨識的參數，包括對比度和空間頻率。空間頻率是指單位視
角所包含的線條數，**不同的空間頻率**(spacial frequency)，**其對比敏感度不一
樣**，人眼視覺系統對比敏感度與空間頻率之關係圖呈拋物線狀，稱對比敏感
度函數曲線(contrast sensitivity function)。

4. 對比敏感度視力，即是利用不同空間頻率及對比度來測試，是評估視覺功能
的重要項目之一。視網膜**黃斑部中心窩**是錐狀細胞最集中的部位，也是視力
最清晰和彩色視覺最精細的中心，**對比敏感度最高**，越遠離則對比敏感度越
低。**在越明亮的環境，則對比敏感度越高**。

5. **佩利羅伯森表**(Pelli-Robson chart)：評估對比敏感度的主要工具之一，其視標
字大小不同，與每行對比均漸減，屬於正弦波的低空間頻率視標，可與高空

間頻率的 Snellen 視標搭配使用，**對於孩童則可使用卡地夫(Cardiff)卡片來檢測對比敏感度。**

八、視覺電生理檢查

主要包括眼電圖(EOG)、視網膜電圖(ERG)及視覺誘發電位(VEP)三大部分。

（一）眼電圖(Electro-Oculography, EOG)

1. 眼的靜息電位變化檢測，臨床主要有 2 種方法：眼電圖(EOG)和快振盪(fast oscillation, FO)。眼電圖是測量陽極角膜和陰極眼球後方，記錄 15 分鐘暗適應期和緊接下來的 15 分鐘明適應期的電位變化；FO 與 EOG 的檢查不同，它是 1 分鐘暗、1 分鐘亮。

2. EOG 是**間接記錄眼靜息的電位變化**，利用視網膜色素上皮細胞(RPE)對照明變化出現應答反應的特性，**評估視網膜色素上皮(RPE cell)和感光受器細胞之間存在的視網膜靜電位。**

3. 視網膜感光上皮為正電位，色素上皮方向為負電位，兩層間電位差可達 60 mV。在光、暗適應條件下視網膜靜止電位的變化，主要表示感光受器細胞的光化學反應，和視網膜外層色素細胞的功能狀況，也可用於測定眼球位置及眼球運動的生理變化。測試方法首先將電極貼在病人內外兩眥附近，接著請病人將眼睛以相同的振幅左右擺動，每次角膜接近的電極為陽性，記錄兩電極之間的電位差。

4. **分析暗適應階段和明適應階段所測得的（光峰／暗谷）電位比值**(light peak to dark trough ratio, LP/DT ratio)，**即著名的 Arden 比值。正常值是 ≥ 2.0**，<1.75 為異常、1.75~2.0 為可疑。

（二）視網膜電圖(Electroretinogram, ERG)

視網膜電圖(ERG)是光刺激視網膜所產生的動作電位變化記錄，在視網膜受到光刺激後，從感光細胞到雙極細胞(bipolar cells)、無長突細胞(amacrine cells)等會產生一系列的電反應，用來評估視網膜之功能。視網膜電圖**可用於人類與動物**，在臨床上應用廣泛，包括視網膜變性、營養不良、炎症、血管和中毒性等眼科疾病，並可以協助評估視網膜感光細胞病變。

　　正常視網膜電流圖有賴於視網膜色素上皮層、感光細胞、外網狀層(outer plexiform layer)、雙極細胞、水平細胞、無長突細胞、穆勒氏細胞(Müller cell)及視網膜脈絡膜血液循環等的正常功能，主要是反映外視網膜的健康狀態。檢測方法是將電極埋在接觸角膜的隱形眼鏡中，讓受試者戴上，或做成金箔片貼於眼瞼，另一個參考電極則貼在前額，然後記錄在亮適應和暗適應狀態下，短暫閃光刺激誘發視網膜動作電位反應的變化。

1. 正常 ERG 是雙相的，由負相的 a 波和正相的 b 波組成。**a 波由感光受器細胞構成**，b 波由穆勒細胞(Müller cell)或雙極細胞構成。b 波的振幅隨著暗適應及光刺激的增加而增加，主要測試視網膜雙極細胞(bipolar cell)的功能。

2. 根據刺激的不同形式，可將其分為閃光視網膜電圖(F-ERG)和圖形視網膜電圖(P-ERG)；**根據適應狀態可分為暗適應**(scotopic)、**明適應**(photopic)和顏色(color) ERG。

   (1) Flash-ERG (F-ERG)主要反應第一、第二神經元（感光細胞和雙極細胞）的視網膜外層功能；**Pattern-ERG (P-ERG)主要反應第三神經元（視網膜神經節細胞）的視網膜內層功能**。

   (2) 區分桿狀細胞和錐狀細胞：暗適應 ERG 主要測定周邊部視網膜的功能，反應視網膜視桿系統功能；明適應 ERG 主要測定後極部視網膜的功能，反應視錐系統功能。夜盲症病人主要影響暗適應的視網膜電位圖，但明適應的視網膜電位圖亦會受到影響。

   (3) 全場域（Full-Field，又稱為 Ganzfield）ERG 是偵測整個視網膜，故侷限於黃斑部的病變反而不會出現異常反應。

3. 正常視網膜電圖(ERG)檢查應包含 5 個圖形記錄，分別是：(1)桿細胞反應；(2)結合桿細胞和錐細胞反應；(3)振盪電位；(4)錐細胞反應；(5)錐細胞閃爍。**前 3 者是在暗適應**(scotopic) 30 分鐘後誘發，**後 2 者是在中等亮光的明適應**(photopic) 10 分鐘後測得（圖 2-7）。

   (1) 桿細胞反應(rod response)：以很暗的白閃光或藍閃光誘發形成大的 b 波和極小的 a 波。

(2) 結合桿細胞和錐細胞反應(combined rod and cone response)：以很亮的白閃光誘發形成明顯的 a 波和 b 波。

(3) 振盪電位(oscillatory potentials)：以亮閃光及改變參數誘發於 b 波上升段的振盪小波，此由視網膜內層細胞所產生。

(4) 錐細胞反應(cone response)：以單一亮閃光誘發形成 a 波、b 波及小振盪。

(5) **錐細胞閃爍**(cone flicker)：以 30Hz 頻率的閃爍光誘發，**錐狀細胞反應**，而桿狀細胞無反應。

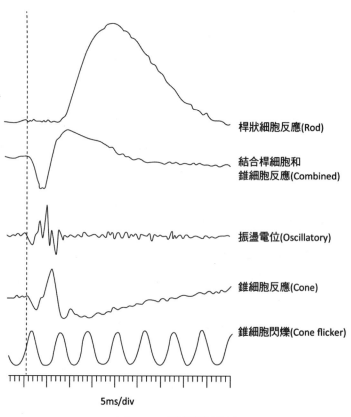

▶圖 2-7　視網膜電圖

（三）視覺誘發電位(Visual Evoked Potential, VEP)

1. VEP 是視網膜受閃光或圖形刺激後，在枕葉視皮質層產生的電活動，**主要反應視網膜神經節細胞至視覺中樞的傳導功能，適用於評估視神經纖維層病變並協助視神經炎診斷**。

2. 根據刺激方式的不同，分為閃光視覺誘發電位(F-VEP)和圖形視覺誘發電位(P-VEP)。

📖 歷屆試題

( ) 1. 人類眼角膜構造中，下列何者沒有細胞？(A)角膜上皮層(corneal epithelium) (B)鮑曼氏膜(Bowman's layer) (C)角膜基質(corneal stroma) (D)內皮細胞層 (corneal endothelium) **（110 專高）**

( ) 2. 下列哪一層角膜細胞數目隨著年齡增加而慢慢減少且無法再生？(A)上皮細胞 (B)基質 (C)德士密氏膜(Descemet's membrane) (D)內皮細胞 **（110 專高）**

( ) 3. 關於視網膜後極部(posterior pole)，下列敘述何者正確？(1)黃斑部中心凹 (foveola)沒有神經節細胞(ganglion cell) (2)黃斑部中心凹沒有錐狀細胞 (3)黃斑部中央凹(fovea)大小與視神經盤相當 (4)黃斑部中心凹的視網膜微血 管是由中心網膜動脈所供應。(A)(1)(2)(3) (B)(1)(3)(4) (C)(1)(3) (D)(2)(4) **（110 專高）**

( ) 4. 視乳頭黃斑纖維束(papillomacular bundle)位於視盤(optic disc)哪個方位？ (A) 顳側(temporal) (B)鼻側(nasal) (C)上側(superior) (D)下側(inferior) **（110 專高）**

( ) 5. 有關視網膜的神經細胞，下列何者錯誤？(A)雙極細胞(bipolar cells)與高解析 度的視覺有關 (B)無軸索細胞(amacrine cells)及水平細胞(horizontal cells)負責 橫向處理資訊 (C)神經節細胞(ganglion cells)的軸突連接到視神經(optic nerve) (D)感光層內有桿狀細胞(rod cells)及錐狀細胞(cone cells)，桿狀細胞 對色彩特別敏感 **（110 專高）**

( ) 6. 關於網膜電位圖(ERG)檢查的敘述，下列何者正確？(A)形態網膜電位圖 (pattern ERG)主要是檢測網膜神經節細胞(ganglion cell)的功能 (B)網膜電位 圖檢查的 a 波主要是由穆勒細胞(Müller cell)所產生 (C)網膜電位圖可測知網 膜色素細胞(RPE cell)的功能 (D)網膜電位圖檢查中 30 Hz 連續閃爍(30 Hz flicker)測試主要是檢測桿狀細胞的功能 **（110 專高）**

( ) 7. 當人長時間身在暗處，突然進入明亮環境時，最初感到光線刺眼，也不能看 清物體，稍待片刻後才能恢復視覺，這種現象稱為光適應(light adaptation)， 其主要的形成機制與感光細胞(photoreceptors)之何種變化有關？(A)是桿狀細 胞在暗處蓄積了大量的視紫質(rhodopsin)，遇強光後迅速分解含量降低所致 (B)感光細胞內之光視蛋白(photopsin)遇強光後含量迅速上升 (C)感光細胞之 環鳥苷單磷酸(cyclic guanosine monophosphate, cGMP)遇強光後含量上升 (D) 感光細胞膜上之鈉離子通道(sodium channels)遇強光後打開 **（110 專高）**

( ) 8. 有關視網膜的構造與生理，下列何者錯誤？(A)視網膜可分為十層，由內到外的 1~9 層，統稱為感覺視網膜層(neurosensory retina)　(B)神經纖維層(nerve fiber layer)在周邊較厚，在中心窩處消失，為神經節細胞的軸索突起　(C)外網狀層(outer plexiform layer)越向黃斑部中央越厚　(D)黃斑部中心窩的感光細胞與神經纖維比為 1:1 　　　　　　　　　　　　　　　　　　（110 專高）

( ) 9. 下列有關雙眼視覺(binocular vision)的敘述，何者錯誤？(A)正常單眼向上，鼻側 60 度，向下 75 度，顳側 100 度　(B)當兩眼一起看的時候，水平視野可以從 160 度增廣到 200 度，其中有 150 度視野是重疊的　(C)當一眼影像扭曲或視力較差時，兩眼一起看，好眼的影像可以補償取代壞眼；所以雙眼一起看的視力通常接近於好眼的視力　(D)雙眼視覺功能會比單眼視覺功能好，一個原因是雙眼加成(binocular summation)，另一個原因是有立體感(stereopsis)　（110 專高）

( ) 10. 有關吸收短波長的 S 視蛋白、吸收中波長的 M 視蛋白、吸收長波長的 L 視蛋白的基因，何者位於 X 染色體？(A) S 視蛋白、M 視蛋白　(B) M 視蛋白、L 視蛋白　(C) S 視蛋白、L 視蛋白　(D) S 視蛋白、M 視蛋白、L 視蛋白　（110 專高）

( ) 11. 下列何組織富含纖維層(fibrous layer)可維持眼球的外形？(1)角膜(cornea) (2)懸韌帶纖維(zonular fiber) (3)水晶體纖維(lens fiber) (4)鞏膜(sclera)。(A)(1)(2) (B)(1)(4)　(C)(2)(3)　(D)(3)(4)　　　　　　　　　　　　　　　（110 專普）

( ) 12. 下列關於視網膜色素上皮層功能的敘述，何者錯誤？(A)吸收光線，防止光線散射　(B)儲存維生素 A　(C)製造視紫質(rhodopsin)　(D)調節視紫質代謝　　　　　　　　　　　　　　　　　　　　　　　　　　（110 專普）

( ) 13. 視網膜上的何種感光細胞(photoreceptor cells)負責暗視覺、黑白視覺？(A)錐細胞(cone cell)　(B)桿細胞(rod cell)　(C)視神經節細胞(ganglion cell)　(D)雙極細胞(bipolar cell)　　　　　　　　　　　　　　　　　　　　　（110 專普）

( ) 14. 有關 Kappa 角是下列哪兩條軸線的夾角？(A)瞳孔中心軸線(pupillary axis)與經黃斑視軸(visual axis)　(B)瞳孔中心軸線與解剖軸(anatomic axis)　(C)瞳孔中心軸線與角膜中心軸線　(D)經黃斑視軸與解剖軸　（110 專普）

( ) 15. 下列有關視網膜電位(retinal electroretinogram)檢查之敘述何者正確？(1)此項檢查之電極需置於視網膜上 (2)此項檢查之電極需置於角膜上 (3)此項檢查可用於動物與人類 (4)可檢查出所有的視網膜疾病。(A)(1)(3)　(B)(1)(4)　(C)(2)(3)　(D)(3)(4)　　　　　　　　　　　　　　　　　（110 專普）

( ) 16. 下列何項檢查儀器可評估視網膜之功能？(A)視網膜眼底照相機(fundus camera)　(B)視網膜電位圖(electroretinogram)　(C)光學同調斷層掃描(optical coherence tomography)　(D)眼底鏡(ophthalmoscope)　（110 專普）

（　）17. 有關色覺(color vision)，下列何者錯誤？(A)視網膜視錐細胞(cone cells)對顏色的不同光譜敏感度(spectral sensitivity)而產生顏色的辨認　(B)依照它們的光譜敏感度峰值波長的順序被分為三種短(S)、中(M)和長(L)的視錐細胞類型　(C)L 視錐細胞簡稱為藍色感受器，是因為它們的峰值敏感度在光譜的藍色區域　(D)三種視錐細胞的分別與視蛋白(opsin)組成的色素有關　　　　　　　　（110 專普）

（　）18. 下列多種視覺電生理檢查，何者是診斷視神經至視覺皮層的視覺路徑是否異常的重要檢測法？(A)眼電圖 (electrooculogram, EOG)　(B)視網膜電圖 (electroretinogram, ERG)　(C)視覺誘發電位(visual evoked potential, VEP)　(D)視動性試驗(optokinetic test)　　　　　　　　（110 專高）

（　）19. 角膜五層組織由外到內的排列，下列何者正確？(1)上皮層　(2)內皮細胞層　(3)基質　(4)鮑曼氏膜 (Bowman's membrane)　(5)德士密氏膜 (Descemet's membrane) 。　(A)(1)(4)(3)(5)(2)　　(B)(1)(5)(3)(4)(2)　　(C)(2)(5)(3)(4)(1)　(D)(2)(4)(3)(5)(1)　　　　　　　　（111 專普）

（　）20. 有關人類眼睛感光細胞的敘述，下列何者正確？(A)感光細胞有兩種，分別為錐狀細胞及桿狀細胞，其數量比值約為 1：20　(B)錐狀細胞負責夜間視力或者在微暗照明的視力，分布於視網膜的中心部位　(C)感光細胞能將波長在 200~400 nm 的可見光轉變成神經訊息　(D)視網膜內的錐狀細胞至少有 3 種，分別為紅、綠和黃色的錐狀細胞，主要分布於黃斑部　　　　　　　（111 專普）

（　）21. 下列何種細胞的幹細胞位於角膜輪部？(A)角膜表皮細胞　(B)角膜基質細胞　(C)角膜內皮細胞　(D)結膜基質細胞　　　　　　　　（111 專普）

（　）22. 關於鞏膜生理的敘述，下列何者錯誤？(A)新生兒的鞏膜較薄而呈現淡藍色　(B)鞏膜篩板(lamina cribrosa)由膠原蛋白纖維緊密交織構成無孔洞緊密的結構　(C)許萊姆氏小管(Schlemm's canal)結構位於角鞏膜組織內部交接處　(D)鞏膜組織富含膠原纖維　　　　　　　　（111 專普）

（　）23. 何種視網膜細胞的神經纖維會穿過鞏膜篩板(lamina cribrosa)？(A)神經節細胞(ganglion cells)的軸突　(B)神經節細胞的樹突　(C)雙極細胞(bipolar cells)的軸突　(D)穆勒氏細胞(Müller cells)的軸突　　　　　　　　（111 專普）

（　）24. 有關視網膜感光細胞的敘述，下列何者錯誤？(A)感光細胞主要可以分為桿狀細胞(rods)及錐狀細胞(cones)兩種　(B)桿狀細胞與錐狀細胞在視網膜上均勻分布　(C)明亮的光線有助於活化錐狀細胞，更能讓人眼辨別顏色與獲得更清晰的影像　(D)不論桿狀細胞或錐狀細胞在組織上皆可分為內節(inner segment)與外節(outer segment)　　　　　　　　（111 專普）

（　）25. 缺乏下列哪一種維生素，會造成夜盲症(nyctalopia)？(A)維生素 A　(B)維生素 B　(C)維生素 C　(D)維生素 D **（111 專普）**

（　）26. 要維持角膜清澈及恆定得仰賴正常的角膜排水功能，在此過程中下列何者的角色最重要？(A)鈉／鉀離子　(B)鎂離子　(C)氯離子　(D)鈣離子 **（111 專普）**

（　）27. 光線在視網膜成像需要許多折射才能成像，下列何者正確？(A)空氣進入角膜之處產生差異最大的成像折射　(B)從角膜進入水晶體之處不需要折射　(C)正常人光線從房水液進入玻璃體液之處不需要經過水晶體折射　(D)水晶體置換手術無法改變折射角度，也無法改變術前驗光度數 **（111 專普）**

（　）28. 瞳孔軸與視軸之間的夾角，稱之為：(A) Alpha 角　(B) Delta 角　(C) Kappa 角　(D) Lambda 角 **（111 專高）**

（　）29. 絕大部分正常人的眼角膜是屬於下列何種型態？(A)扁長型(prolate shape)，Q 值為正　(B)扁長型，Q 值為負　(C)扁圓型(oblate shape)，Q 值為正　(D)扁圓型，Q 值為負 **（111 專高）**

（　）30. 有關角膜內皮細胞(corneal endothelium)敘述，下列何者錯誤？(A)多層的內皮細胞可以幫助排水　(B)與角膜的德氏膜(Descemet's membrane)相接觸　(C)正常功能的內皮細胞可以維持角膜清澈　(D)內皮細胞受傷後通常無法再生 **（111 專高）**

（　）31. 有關睫狀體皺褶部(pars plicata)的敘述，下列何者錯誤？(A)皺褶部包含睫狀肌(ciliary muscle)和睫狀突(ciliary process)　(B)睫狀肌收縮使懸韌帶收縮，讓我們可以近距離視物　(C)睫狀肌可調節水晶體的屈光力　(D)睫狀突是位於虹膜之後的微小指狀突起，連接在懸韌帶和睫狀肌間 **（111 專高）**

（　）32. 有關人類視網膜色素細胞的敘述，下列何者錯誤？(A)負責維生素 D 的代謝　(B)形成血液與視網膜之屏障(blood-retina barrier)　(C)減少光線散射(scatter)　(D)與感光細胞的更新有關 **（111 專高）**

（　）33. 有關眼睛葡萄膜血液系統之敘述，下列何者錯誤？(A)脈絡膜是一種血管網狀組織，位於視網膜和鞏膜之間，富含色素　(B)脈絡膜的微血管網層位於較外層靠近鞏膜處；較大口徑的脈絡膜動脈和靜脈層則位於脈絡膜的內層靠近視網膜的地方，供應營養給外層視網膜　(C)每一象限內的脈絡膜靜脈連接在一起構成一個漩渦狀的靜脈稱為渦靜脈，渦靜脈匯集成上、下眼靜脈，流入海綿靜脈竇　(D)葡萄膜包含虹膜、睫狀體和脈絡膜，是富含血管的構造，其血管供應來自於睫狀動脈血管系統 **（111 專高）**

( ) 34. 關於電生理檢查的敘述，下列何者錯誤？(A)視覺誘發電位(visual evoked potential, VEP)主要測試大腦枕葉對視覺刺激發生的電生理反應 (B)眼電圖 (electrooculogram, EOG)主要測試視網膜神經節細胞(ganglion cell)的功能 (C) 視網膜電圖(electroretinogram, ERG)的 a 波(a wave)主要測試視網膜感光細胞 (photoreceptor)的功能 (D)視網膜電圖的 b 波(b wave)主要測試視網膜雙極細 胞(bipolar cell)的功能 **（111 專高）**

( ) 35. 關於視網膜感光細胞(photoreceptors)，下列敘述何者正確？(A)錐狀細胞(cone cell)數目比桿狀細胞(rod cell)多 (B)錐狀細胞分布在周邊(mid-peripheral)最多 (C)桿狀細胞功能異常會造成中心精確視力喪失 (D)錐狀細胞功能異常會造成 辨色力異常(dyschromatopsia) **（111 專高）**

( ) 36. 有關穆勒氏細胞(Müller cells)在視網膜組織的生理角色敘述，下列何者正確？ (A)在周邊視網膜區域，其細胞核位於神經節細胞層(ganglion cell layer) (B)與 視網膜組織的鉀離子和水生理動態平衡無關 (C)其集中於視神經頭周邊並構 成穆勒氏細胞錐形區域(Müller cell cone) (D)可協助錐狀細胞(cone cell)進行 視覺循環反應(visual cycle) **（111 專高）**

( ) 37. 趙先生工作時眼角膜被噴出的鐵屑刮傷，造成角膜上皮(epithelium)缺損，非 常疼痛，此種疼痛感是由哪條神經傳遞？(A)第二對腦神經 (B)第四對腦神經 (C)第五對腦神經 (D)第七對腦神經 **（111 專高）**

( ) 38. 有關鞏膜的敘述，下列何者正確？(A)鞏膜組織基質主要組成分為彈力纖維 (B)鞏膜組織基質主要組成分為第 I 型膠原纖維 (C)鞏膜組織位於結膜組織的 外層 (D)鞏膜組織是由膠原纖維及彈力纖維 1：1 混合組成 **（112 專普）**

( ) 39. 下列何者與角膜(cornea)能夠呈現透明度(transparency)有關？(1)組成分含有彈性 纖維(elastic fiber) (2)角膜膠原纖維排列規則 (3)由膠原蛋白(collagen)組成 (4)組 織中無血管(avascularity)。(A)(1)(2) (B)(1)(4) (C)(2)(3) (D)(2)(4) **（112 專普）**

( ) 40. 房水液是由以下何種組織所產生？(A)睫狀體的平坦部(pars plana) (B)睫狀體 的皺褶部(pars plicata) (C)角膜的內皮細胞 (D)角膜的上皮細胞 **（112 專普）**

( ) 41. 有關脈絡膜的說明，下列何者錯誤？(A)脈絡膜血管內皮細胞間有緊密連接 (tight junction)，對眼球具保護作用 (B)脈絡膜對視網膜的氧氣與養分供應非 常重要 (C)脈絡膜含有很多黑色素細胞(melanocytes) (D)脈絡膜具有調節眼 球溫度的作用 **（112 專普）**

( ) 42. 最接近視網膜色素上皮細胞(retinal pigment epithelium)的前後為哪二層組織？ (1)神經視網膜(neurosensory retina) (2)玻璃體(vitreous body) (3)布魯赫膜(Bruch membrane) (4)脈絡膜血管層(choroid vascular layer)。(A)(1)(3) (B)(2)(3) (C)(2)(4) (D)(3)(4) **（112 專普）**

( ) 43. 下列何者與視網膜色素上皮細胞(retina pigment epithelium)相接？(A)錐狀感光細胞核(nucleus) (B)桿狀感光細胞內節(inner segment) (C)桿狀感光細胞突觸區(synaptic region) (D)錐狀感光細胞外節(outer segment) **（112 專普）**

( ) 44. 下列何者為臨床視野檢查之目的？(1)監測疾病發生之進程 (2)視野評估結果提供疾病診斷之依據 (3)評估治療之效果 (4)判斷視野缺失位置。(A)僅(1)(4) (B)僅(2)(3) (C)僅(1)(3)(4) (D)(1)(2)(3)(4) **（112 專普）**

( ) 45. 有關視野之敘述，下列何者錯誤？(A)正常人鼻側視野較顳側視野狹窄 (B)視野背景光與測試點的亮度會影響視野結果 (C)靜態視野儀(static perimetry)測得視野較動態視野儀(kinetic perimetry)寬廣 (D)腦下垂體腫瘤最常造成雙眼顳側視野缺損 **（112 專普）**

( ) 46. 有關光學同調斷層掃描，下列敘述何者錯誤？(A)是非接觸式、非侵入性的眼科影像診斷技術 (B)檢查過程中有輻射線，孕婦最好不要接受檢查 (C)解像力極佳，可達 5~7 微米 (D)可用於追蹤糖尿病黃斑部水腫的治療效果 **（112 專普）**

( ) 47. 角膜的感覺與下列哪一條神經較沒有關係？(A)三叉神經(trigeminal nerve) (B)眼神經(ophthalmic nerve) (C)鼻睫神經(nasociliary nerve) (D)顏面神經(facial nerve) **（112 專高）**

( ) 48. 有關人類角膜的敘述，下列何者正確？(A)角膜負責約四分之一的光學屈光力 (B)正常角膜充滿血管 (C)由前面的房水和後面的眼淚提供營養，並去除代謝產物 (D)角膜是體內神經密度較高的組織，角膜病變會產生明顯的疼痛、畏光和反射性流淚 **（112 專高）**

( ) 49. 有關鞏膜的敘述，下列何者錯誤？(A)鞏膜有 3 個血管層：結膜血管、表層血管叢和深部血管叢 (B)鞏膜的結膜血管是最表淺的，動脈是曲折的而靜脈是直的 (C)表層血管叢在上鞏膜炎(episcleritis)的時候明顯充血(congestion)，即使用 10%去氧腎上腺素(phenylephrine)也不能使血管收縮 (D)深部血管叢在鞏膜炎(scleritis)的時候明顯充血，它的特徵是會使鞏膜呈現紫色色調(purplish hue) **（112 專高）**

( ) 50. 關於視網膜周邊的敘述，下列何者正確？(A)視網膜手術最佳切口位置在鋸齒緣(ora serrata) (B)視網膜與睫狀體的交界是眼坦部(pars plana) (C)視網膜鋪石退化(paving stone degeneration)是較無害的視網膜退化 (D)格子狀變性(lattice degeneration)是無害的視網膜退化 **（112 專高）**

（　　）51. 在視網膜分層中何種細胞向內達內界膜(internal limiting membrane)，向外達外界膜(external limiting membrane)？(A)雙極細胞(bipolar cell)　(B)神經節細胞(ganglion cell)　(C)穆勒細胞(Müller cell)　(D)無軸突細胞(amacrine cell)

（112 專高）

（　　）52. 有關脈絡膜的敘述，下列何者錯誤？(A)脈絡膜是眼球組織中血管豐富之處　(B)脈絡膜前方於鋸齒緣移行至睫狀體，後方則延長至視神經　(C)脈絡膜內面與視網膜色素上皮層連接，外面乃藉脈絡膜上板(suprachoroidal)與鞏膜相接　(D)玻璃體的營養不是由脈絡膜供給

（112 專高）

（　　）53. 下列何者在正常眼球中，是屬於沒有血管構造的組織？(1)眼角膜 (2)水晶體 (3)玻璃體 (4)上鞏膜。(A)(1)(2)(3)(4)　(B)僅(1)(2)(3)　(C)僅(2)(4)　(D)僅(1)

（　　）54. 關於桿狀細胞的特徵，下列何者錯誤？(A)主要與暗視覺有關　(B)中心凹(fovea)處分布較少　(C)外節(outer segment)較短粗，呈圓錐狀　(D)主要內含色素為視紫質(rhodopsin)

（112 專高）

（　　）55. 有關視網膜的構造與生理，下列何者錯誤？(A)外界膜(external limiting membrane)介於視網膜及玻璃體間　(B)內網狀層(inner plexiformlayer)包含雙極細胞(bipolar cells)、無軸突細胞(amacrine cells)的軸突(axon)　(C)內核層(inner nuclear layer)由水平細胞(horizontal cells)、雙極細胞(bipolar cells)及無軸突細胞(amacrine cells)所構成　(D)外核層(outer nuclear layer)為感光細胞之細胞核(the nuclei of the photoreceptors)組成

（112 專高）

（　　）56. 杯盤比(cup/disc ratio, C/D ratio)與中央角膜厚度(central corneal thickness,CCT)可作為青光眼發展之風險預測，下列何者風險最高？(A) C/D ratio≧0.50，CCT＜555 μm　(B) C/D ratio≧0.50，CCT＞588 μm　(C) C/D ratio＜0.30，CCT＜555 μm　(D) C/D ratio＜0.30，CCT＞588 μm　**（112 專高）**

（　　）57. 關於角膜構造與神經分布之敘述，下列何者正確？(1)角膜感覺神經來自顏面神經(facial nerve)的長睫狀神經(long ciliary nerve) (2)正常老年人角膜每平方釐米有 20,000 個(20,000 cells/mm^2)角膜內皮細胞(endothelial cells) (3)角膜內皮細胞呈現不間斷五邊形排列(pentagonal array) (4)角膜平均厚度約 520~550 μm，越往周邊越厚 (5)德士密氏膜(Descemet's membrane)會隨年紀增加而增厚。(A)(1)(4)(5)　(B)(2)(3)(5)　(C)(4)(5)　(D)(3)(4)　**（113 專高）**

（　　）58. 角膜是個透明的組織，有關角膜之所以可以維持透明度之敘述，下列何者錯誤？(A)角膜基質(stroma)之膠原纖維走向與角膜表面平行，其板層(lamella)纖維大小排列規律　(B)角膜板層富含水合蛋白多醣(hydrated proteoglycans)，基

質層內不含血管與細胞以維持透明度 (C)角膜內皮細胞為單層細胞，負責維持角膜的低含水量，若受損失去功能，角膜會水腫 (D)角膜上皮層有五至六層，若有角膜上皮缺損會影響其透光清晰度 **（113 專高）**

( ) 59. 下列何者不屬於外血液視網膜屏障(outer blood-retina barrier)的構造？(A)脈絡膜血管內皮細胞 (B)視網膜色素上皮細胞 (C)視網膜血管內皮細胞 (D)布魯赫膜(Bruch's membrane) **（113 專高）**

( ) 60. 下列哪一項藥物無法使瞳孔散大(mydriasis)？(A)托吡卡胺(tropicamide) (B)阿托平(atropine) (C)毛果芸香鹼(pilocarpine) (D)古柯鹼(cocaine) **（113 專高）**

( ) 61. 有關感光細胞層(photoreceptors)的敘述，下列何者錯誤？(A)光線進入眼球映射到視網膜上的影像上下顛倒，但左右沒有相反 (B)屬於外視網膜（outer retina）的組織 (C)光線由感光細胞層吸收光線後將訊號往前傳 (D)包括錐狀細胞與桿狀細胞 **（113 專高）**

( ) 62. 有關視覺對比敏感度(contrast sensitivity function, CSF)檢查，下列何者錯誤？(A)在視力還是正常時，可以較早評估視覺系統的損害情況 (B)檢測人的視覺系統對明暗不同的條柵圖的識別能力 (C)檢查時患者不須戴上視力矯正眼鏡 (D)在視覺發育研究、眼疾病的早期診斷和病情追蹤上有著重要的作用 **（113 專高）**

( ) 63. 有關視網膜電流圖(electro-retinogram, ERG)之敘述，下列何者錯誤？(A)視網膜受到光刺激後，從感光細胞到雙極細胞(bipolar cells)，無長突細胞(amacrine cells)，會產生一系列的電反應 (B)正常視網膜電流圖有賴於視網膜色素上皮層、感光細胞、外網狀層(outer plexiform layer)、雙極細胞、水平細胞、無長突細胞、穆氏細胞(Müller cell)及視網膜脈絡膜血液循環等的正常功能 (C)侷限於黃斑部的病變，因為視網膜電流圖 Full-Field (Ganzfeld) ERG 非常精準，也會出現異常反應 (D)視網膜電流圖主要是反映外視網膜的健康狀態 **（113 專高）**

( ) 64. 有關瞳孔大小影響視覺表現之敘述，下列何者錯誤？(A)瞳孔愈小，視物的景深增加；當小於 2 mm 時，繞射現象會提升視力的品質 (B)瞳孔愈大而直徑超過 6 mm 時，球面像差(spherical aberration)較易顯現 (C)看近物時，瞳孔縮小、調節作用增加及雙眼內聚，稱為近反射(near reflex) (D)通過瞳孔中心而進入眼睛的光線刺激視網膜錐狀細胞的數目遠超過光線斜向照射的錐狀細胞，因此有較好的視覺表現 **（113 專高）**

( ) 65. 有關色覺的敘述，下列何者錯誤？(A)相對於物體的移動是由較大且傳遞較快的 Magno 神經節細胞來負責，色覺則是由較小且傳遞較慢的 Parvo 神經節細胞來負責 (B)紅綠色覺是由開(ON)與關(OFF)兩種雙極細胞來傳遞，而藍色覺則只

由開(ON)雙極細胞來傳遞　(C)吸收短波長的 S 視蛋白位於第七對染色體，其異常所造成的黃藍色覺缺損較為罕見　(D)紅綠色覺異常是最常見的色覺異常，而其中又以吸收長波長的 L 視蛋白之基因表現異常最常見　**（113 專高）**

（　）66. 下列何者不是角膜老化的特徵？(A)角膜上皮基底膜(epithelial basement membrane)逐漸增厚　(B)角膜間質層角質細胞(corneal keratocyte)逐漸減少　(C)角膜間質層(corneal stroma)逐漸變硬　(D)角膜後彈力層(Descemet's membrane)逐漸變薄　**（113 專普）**

（　）67. 有關鞏膜之敘述，下列何者正確？(A)高齡者因鞏膜過度增生而產生眼角膜輪部周圍白色老人環(corneal arcus senilis)　(B)幼童因鞏膜較厚而呈藍白色　(C)自體免疫疾病和鞏膜炎有關　(D)瞼結膜(palpebral conjunctiva)緊密附著於鞏膜表面　**（113 專普）**

（　）68. 下列何者為鞏膜與角膜相異之處？(1)主要結構成分　(2)纖維排列方式　(3)纖維直徑　(4)含水量。(A)僅(1)(2)　(B)僅(1)(2)(3)　(C)僅(2)(3)(4)　(D)(1)(2)(3)(4)　**（113 專普）**

（　）69. 關於電生理檢查敘述，下列何者錯誤？(A)視覺誘發電位(VEP)可以協助視神經炎診斷　(B)眼電圖(EOG)適用於評估視神經纖維層病變　(C)視網膜電位圖(ERG)可以協助視網膜感光細胞病變　(D)視網膜電位圖(ERG)可以區分桿狀細胞和錐狀細胞病變　**（113 專普）**

（　）70. 關於 phototransduction 反應的敘述，下列何者正確？(A)位於感光細胞的膜盤　(B)位於視網膜色素細胞　(C)位於穆勒氏細胞(Müller cells)　(D)位於視神經纖維(optic nerve fiber)　**（113 專普）**

（　）71. 視神經(optic nerve)由下列何者組成？(A)網膜雙極細胞軸突(axon of retinal bipolar cell)　(B)視網膜神經節細胞軸突(axon of retinal ganglion cell)　(C)視網膜感光細胞(retinal photoreceptor cell)　(D)視網膜色素上皮細胞(retinal pigment epithelium)　**（113 專普）**

（　）72. 正常的情形下，鼻側(nasal side)視野可測量的最大範圍離中心固視點(central fixation)大約幾度？(A) 50 度　(B) 60 度　(C) 70 度　(D) 80 度　**（113 專普）**

（　）73. 有關視野檢查所見之生理性盲點，是由下列何者構成？(A)黃斑部　(B)視神經盤　(C)視網膜　(D)玻璃體　**（113 專普）**

（　）74. 視野中心盲點(central scotoma)之視野缺損最不常見於下列何種疾病？(A)遺傳性視神經病變　(B)夜盲症　(C)中毒性視神經病變　(D)視神經炎　**（113 專普）**

解答及解析

1. B 鮑曼氏膜又稱為前基底膜或前彈力層，是一層主要由膠原纖維所組成的無細胞成分均質透明膜。

2. D 內皮細胞損傷後不能再生，細胞凋謝後多出的空隙由鄰近存活的細胞移動變形和膨大擴張來填補代償。隨著每個人年齡的增加，細胞數量會每年逐漸減少約 0.6%，當細胞密度減少到約 500 個／mm^2 時就可能會產生角膜水腫。

3. C 黃斑部中心與視神經盤相當的小凹稱為黃斑中心凹，此處完全無視網膜血管之分布，只有錐狀細胞而無桿狀細胞，是視覺最敏銳的部分。

4. A 視乳頭－黃斑纖維束位於視乳頭顳側，來自鼻側視網膜的視神經纖維位於視乳頭鼻側，來自視網膜顳側的視神經纖維則分別插入視乳頭－黃斑部纖維束的上下方。

5. D 錐狀細胞對色彩特別敏感，桿狀細胞則是對微弱光線敏感。

6. A 視網膜電位圖(ERG)的 a 波由感光受器細胞構成，b 波則由穆勒細胞或雙極細胞構成。主要表示感光細胞的光化學反應和視網膜外層色素細胞(RPE cell)功能狀況的是眼電圖(EOG)。視網膜電位圖中的錐細胞閃爍以 30Hz 頻率的連續閃爍光誘發，只有錐狀細胞反應而桿狀細胞無反應。

7. A 光適應剛開始時看不清物體，是因為桿狀細胞在原先暗處蓄積了大量的視紫質，視紫質在遇強光後迅速分解而產生耀眼的光感。在較多的視紫質被分解之後，對光較不敏感的視錐色素才能在亮處感光而恢復視覺。

8. C 外網狀層為雙極細胞與感光細胞聯會所在位置，越向黃斑部中央越薄。

9. B 當兩眼一起看的時候，水平視野可以從 160 度增廣到 200 度，其中有 120 度視野是重疊的。

10. B 錐狀細胞的視蛋白按照吸收光譜敏感度峰值波長的順序被標記為：短(S)、中(M)、長(L)三種類型。

11. B 鞏膜主要由膠原蛋白和彈力蛋白纖維緻密交織構成堅韌具彈性的眼球外膜，可維持眼球正常外形。鞏膜和角膜為連續組織，皆由緻密的膠原纖維所組成。但因角膜的纖維呈格子狀規則排列而鞏膜呈網狀，再加上角膜是脫水性而鞏膜是含水化合物，故角膜清澈透明而鞏膜不透明或只有極少量光線可以穿透。

12. C 視紫質是一種結合膜蛋白，由 11－順式視黃醛和視蛋白組成，並具有 7 個螺旋環(helical loops)嵌入桿狀細胞外節的脂質膜中。

13. B 桿狀細胞的外節為圓柱形呈細長桿狀，細胞膜盤含大量視紫質，主要負責夜間視力或微弱照明下的視力。

14. D 眼球的光軸或稱解剖軸即是經過眼球角膜前、後和水晶體前、後四個折射表面曲率半徑中心的連線。但眼睛在看東西時並非沿著光軸，而是沿著黃斑部中心

窩與所視物體之連線所形成的視軸。介於此經黃斑部視軸與眼球解剖軸之間的角度稱為 Kappa 角。

15. C 視網膜電圖在臨床上應用廣泛，包括視網膜變性、營養不良、炎症、血管和中毒性等眼科疾病。檢測方法是將電極埋在接觸角膜的隱形眼鏡中讓受試者戴上，或做成金箔片貼在眼瞼上，另一個參考電極則貼在受試者前額，然後記錄在亮適應和暗適應狀態下，短暫閃光刺激誘發視網膜動作電位反應的變化。

16. B 視網膜電圖是光刺激眼睛視網膜所產生的動作電位變化記錄，用來評估視網膜之功能，可用於人類與動物。

17. C L 錐狀細胞簡稱為紅色感受器，但其峰值敏感度在光譜的綠黃色區域。

18. C 視覺誘發電位(VEP)是視網膜受閃光或圖形刺激後在枕葉視皮質層產生的電活動，主要反映視網膜神經節細胞至視覺中樞的傳導功能。

19. A 角膜五層組織由外到內的排列，分別是上皮層、鮑曼氏膜 (Bowman's membrane)、基質、德士密氏膜 (Descemet's membrane)、內皮細胞層 (Endothelium membrane)。

20. A 錐狀細胞主要聚集在黃斑部，與明亮環境的光視覺有關，負責彩色視力和中央細小的視覺。人眼適宜的刺激，也就是可見光電磁波的波長為 370~740 nm。人類視網膜中有三種不同的視錐細胞，細胞含視紅質、視藍質和視青質三種不同種類的感光色素，相當於紅、綠、藍三種特定波長的色光。

21. A 上皮細胞再生能力非常強，一般在 24~48 小時之內就可再生，且修復後一般不留瘢痕，其幹細胞位於角膜緣又稱角鞏膜緣，是從透明的角膜到不透明的鞏膜之間灰白色的移行區，也是結膜與角膜之連接處，寬約 1.0~2.0 mm。

22. B 鞏膜分布由前方角鞏膜緣或稱輪部起，至後端連接一個由膠原蛋白纖維緊密交織，構成像濾網狀充滿孔洞結構的篩板(lamina cribrosa)，此是視神經通過離開眼球的地方。

23. A 篩板(lamina cribrosa)是視神經節細胞(ganglion cells)的軸突通過離開眼球的地方。

24. B 桿狀細胞對錐狀細胞的數目比大約是 20：1。

25. A 視紫質在感光換能的分解和合成過程中，少量的視黃醛會被消耗掉，需要食物中的維生素 A 來補充，若長期維生素 A 攝入不足，造成視紫質合成時間延長或能力下降，會影響人類在暗處時的視力，稱為夜盲症。

26. A 角膜內皮細胞密度約為 3,000 個／mm^2。具有眼房水屏障功能，細胞質中可見大量的粒線體，其細胞與細胞間的緊密連結(tight junction)及細胞內的鈉／鉀幫浦進行主動運輸，將角膜基質層過多的水分如水唧筒之作用般主動泵出，維持角膜相對脫水狀態以保持角膜清澈。

27. A 角膜是眼睛最強的屈光體,角膜前表面是眼球組織中影響屈光度最大的界面。光線進入眼球須經過角膜前後表面、房水、水晶體前後表面、玻璃體等的折射,最後在視網膜才能成像。

28. C 眼球的光軸或稱瞳孔軸、解剖軸,即是經過眼球角膜前、後和水晶體前、後四個折射表面曲率半徑中心的連線。但眼睛在看東西時並非沿著光軸,而是沿著黃斑部中心窩與所視物體之連線所形成的視軸。介於此視軸與解剖軸之間的角度稱為 Kappa 角。

29. B 角膜從正面看呈橢圓形,從側面看呈扁長形,略向前凸呈非球面結構,其平均 Q 值為-0.26。

30. A 角膜內皮層(endothelium layer)厚約 5 μm,為一層六角形或多角形扁平細胞構成。

31. B 睫狀肌收縮時會導致懸韌帶鬆弛及水晶體變厚,水晶體的曲率增加,眼睛的屈光度增加,可看清楚較近處的物體。反之睫狀肌放鬆時,水晶體會變薄,水晶體的曲率半徑增加,屈光度減少,因而能看清較遠處的物體。

32. A 人類視網膜色素細胞層也參與感光細胞外節段(outer segment)的更新過程,可吞噬桿狀及錐狀細胞的外節段,是感光細胞的營養供給和垃圾收集之處,負責儲存、代謝、運送視循環(visual cycle)中所需之維生素 A,並將胺基酸醣類往視網膜神經感覺層方向運送,將代謝廢棄物往脈絡膜方向運送。

33. B 脈絡膜較大口徑的脈絡膜動脈和靜脈層位於較外層靠近鞏膜處,小口徑的血管及微血管網層則位於脈絡膜內層靠近視網膜的地方,供應營養給外層視網膜。

34. B EOG 是間接記錄眼靜息的電位變化,利用視網膜色素上皮細胞(RPE)對照明變化出現應答反應的特性,評估視網膜色素上皮(RPE cell)和感光受器細胞之間存在的視網膜靜電位。

35. D 眼睛分辨不同顏色的能力稱為色視覺,是由視網膜的錐細胞負責,錐狀細胞功能異常會造成辨色力異常(dyschromatopsia)。

36. D 穆勒細胞在視網膜均勻分布,屬於一種神經膠質細胞(neuroglial cell),其細胞核位於內顆粒層(inner nuclear layer),與視網膜組織的鉀離子和水生理動態平衡有關。專門的穆勒細胞也在視網膜黃斑部中央凹的底部構成一個倒錐形區域,稱為穆勒氏細胞錐形區域(Müller's cell cone),可能與葉黃素的儲存有關,可協助錐狀細胞進行視覺循環反應(visual cycle)。

37. C 角膜的神經支配來自第五對腦神經,即三叉神經的眼分枝經睫狀神經達到角膜。

38. B 鞏膜組織基質主要組成分為第 I 型膠原纖維,是由多數膠原纖維及較少量的彈力纖維混合組成。結膜組織覆蓋在鞏膜組織的外層。

39. D 角膜組織中無血管，且纖維呈格子狀規則排列而鞏膜呈網狀，再加上角膜是脫水性，鞏膜是含水化合物，故鞏膜不像角膜般清澈透明。

40. B 睫狀體前 1/3 較肥厚，稱皺褶部(pars plicata)，寬約 2 mm，內有睫狀肌(ciliary muscle)及 70~80 個縱行放射狀皺褶稱睫狀突。睫狀突是位於虹膜之後的微小指狀突起，連接在懸韌帶和睫狀肌間，其上皮細胞是眼房水產生之處。

41. A 眼房水和玻璃體等能和血液區隔的主要因素，是靠著睫狀體上皮細胞和視網膜血管內皮細胞之間緊密連結所形成的屏障(barrier)，而不是脈絡膜血管的內皮細胞。

42. A 視網膜色素上皮層由單層六角形的視網膜色素上皮細胞構成，內側與神經視網膜(neurosensory retina)的感光細胞外節段(outer segment)相接觸，可吞噬桿狀及錐狀細胞的外節段，是感光細胞的營養供給和垃圾收集之處；外側緊貼著脈絡膜的布魯赫氏膜(Bruch membrane)，形成脈絡膜微血管與感覺視網膜之間的屏障，完整的布魯赫氏膜可阻隔脈絡膜新生血管入侵至感光視網膜內。

43. D 視網膜色素上皮層內側與神經視網膜(neurosensory retina)的感光細胞外節段(outer segment)相接觸。

44. D 臨床視野檢查之目的主要為：(1)判斷視野缺失位置；(2)視野評估結果提供疾病診斷之依據；(3)監測疾病發生之進程；(4)評估治療之效果。

45. C 動態視野檢查常因病人缺乏檢查經驗或屈光矯正鏡片位置不正、操作員的指導或監控不恰當，以及眼瞼下垂或睫毛濃密等原因干擾，而造成較狹窄或較寬廣的假性結果，故現代常用電腦自動視野計採用固視遺漏(fixation loss)、偽陽性(false positive)及偽陰性(false negative)等程式設計，作為檢查品質之參考指標。

46. B 光學同調斷層掃描(OCT)不具輻射線，屬於非接觸式、非侵入性的眼科影像診斷技術，解像力極佳，可達 5~7 微米，可詳細檢測出視網膜的每層精細結構，尤其對視網膜黃斑部及視神經盤等部位，能提供精密詳細的資料。

47. D 角膜的神經支配主要來自第 5 對腦神經即三叉神經的眼分枝經鼻睫神經達到角膜。

48. D 角膜負責眼睛約三分之二的光學屈光力，正常角膜沒有血管，由後面的房水和前面的眼淚提供營養並去除代謝產物。

49. C 鞏膜的表層血管叢在上鞏膜炎(episcleritis)的時候會有明顯的充血現象，可使用 10%去氧腎上腺素(phenylephrine)使其血管收縮。

50. C 視網膜手術最佳切口位置在平坦部(pars plana)，視網膜與睫狀體的交界是鋸齒緣(ora serrata)，格子狀變性(lattice degeneration)有可能產生視網膜裂孔造成剝離。

51. C 穆勒細胞作為整層視網膜的支撐及提供營養，屬於一種神經膠質細胞(neuroglial cell)，分布橫跨視網膜的 2~10 層，從最內層的內界膜及視神經纖維層延伸至感光細胞的外節及外界膜。

52. D 玻璃體透明無血管，其營養來自脈絡膜和眼房水。

53. B 上鞏膜是鞏膜的最外層，含有許多血管構成的表層上鞏膜血管叢(superficial episcleral plexus)可供給鞏膜營養，若血管充血發炎稱為上鞏膜炎。

54. C 桿狀細胞的外節為圓柱形呈細長桿狀。

55. A 外界膜介於感光細胞外節段(outer segment)與色素上皮層之間。

56. A 通常杯盤比值越高且中央角膜厚度越低者，發生青光眼的風險也越高。

57. C 角膜的神經支配主要來自第五對腦神經，即三叉神經的眼分支，經鼻睫神經的長睫狀神經(long ciliary nerves)延伸出來達到角膜，穿透靠近角膜緣周圍的角膜深處基質並向前延伸形成上皮下神經叢。角膜內皮細胞為一層六角形或多角形扁平細胞構成，出生時數量大約是 4,500 個／mm^2，嬰兒時期前幾年此細胞損傷特別明顯，之後損傷逐漸下降，正常年輕成人內皮細胞密度約為 3,000 個／mm^2，到老年時大約僅剩 2,000 個／mm^2。

58. B 角膜是脫水性，而鞏膜則是富含水合蛋白多醣(hydrated proteoglycans)的化合物，故鞏膜不像角膜般清澈透明。

59. C 視網膜色素上皮細胞的基底膜(basement membrane)緊貼著布魯赫膜(Bruch membrane)，與脈絡膜膜血管的內皮細胞共同形成脈絡膜微血管與感覺視網膜之間的屏障稱為外側血液視網膜屏障(outer blood-retina barrier)。相對的內側血液視網膜屏障(inner blood retinal barrier)，則是視網膜血管內皮細胞間的緊密接合所構成。

60. C 虹膜括約肌又稱為環狀肌，具有縮小瞳孔的作用，由第三對動眼神經的副交感神經核之神經纖維支配，若使用擬副交感神經製劑藥物，例如毛果芸香鹼(pilocarpine)會產生縮瞳的現象。

61. A 屈光系統由角膜、眼房水、水晶體和玻璃體組成，主要是把外界各種不同物體在視網膜上形成上下顛倒，左右相反的影像。

62. C 對比敏感度的定義為人眼能察覺視標對比度閾值之倒數，檢查時患者須戴上視力矯正眼鏡。

63. C 全場域（Full-Field，又稱為 Ganzfield）ERG 是偵測整個視網膜，故侷限於黃斑部的病變反而不會出現異常反應。

64. A 瞳孔越小，視物的景深越增加，但當小於 2 mm 時，繞射現象反而會干擾視線降低視力的品質；瞳孔愈大，視物的景象越明亮，但若直徑超過 6 mm 時，球面像差(spherical aberration)較易顯現也會降低視力的品質。

65. D 吸收中長波的 M 和 L 錐狀細胞中存在的視蛋白編碼於 X 染色體上，對這些蛋白質有缺陷的編碼會導致紅綠這兩種最常見形式的色覺異常，而其中又以吸收中波長的 M 視蛋白之基因表現異常最常見。吸收短波長的 S 視蛋白位於第七對染色體，其異常所造成的黃藍色覺缺損較為罕見。

66. D 德斯密氏膜(Descemet's membrane)又稱後基底膜或後彈力層，成年人厚約10~12 μm，會隨年紀增加而逐漸增厚。

67. C 角膜弧(corneal arcus)又稱為老年弧(arcus senilis)，為兩眼角膜周邊近輪部處基質內的類脂質沉著；正常新生兒的鞏膜較薄而呈現淡藍色，若太薄透出其下的脈絡膜顏色則特別稱為藍色鞏膜；瞼結膜(palpebral conjunctiva)覆蓋於眼瞼後面，與瞼板牢固黏附不能被推動。

68. C 鞏膜和角膜為連續的組織，皆由緻密的膠原纖維所組成（(1)主要結構成分），但鞏膜的膠原纖維的直徑大小和形狀變化很大，各不相同且其末端逐漸變細，不像角膜是穩定的連續纖維（(3)纖維直徑）；又因角膜組織中無血管且膠原纖維走向與角膜表面平行呈格子狀規則排列，而鞏膜則呈網狀交織的不規則結構（(2)纖維排列方式），再加上角膜是脫水性，而鞏膜則是富含水合蛋白多醣的化合物（(4)含水量），故鞏膜不像角膜一般清澈透明，

69. B 眼電圖(EOG)是間接記錄眼靜息的電位變化，評估視網膜色素上皮和感光受器細胞之間存在的視網膜靜電位。

70. A 感光細胞層是一層高度特殊化的細胞，能將光能量轉化為生物電能和神經脈波，此稱為光轉換(phototransduction)反應。感光細胞進行光轉換反應主要在細胞的外節(outer segment)膜盤部位完成，感光細胞會表現出過極化反應並引起階梯性電位(graded potential)，光轉換反應後會造成細胞內 cGMP 分子濃度的下降。

71. B 視網膜神經節細胞(retinal ganglion cell)的軸突(axon)所構成之纖維層，匯入篩板(lamina cribrosa)組成視神經(optic nerve)。

72. B 正常人因上眼瞼及內側鼻樑遮擋的關係，視野外圍大約是上方 60 度，鼻側 60 度，下方 75 度，顳側 100 度。

73. B 在視野檢查中如發現孤立的視力缺失或視敏感度降低的視野缺損區域，稱為盲點或暗點(scotoma)。盲點分為絕對盲點和相對盲點兩種，絕對盲點是無法看見任何檢測物體的位置，如生理性盲點或嚴重疾病下產生的盲點，生理性盲點是由視神經盤所構成；相對盲點則是在低度照明下無法看出物體，但較明亮照明下能夠看出檢測物體的視野位置。

74. B 中心盲點(central scotoma)之視野缺損常見於與黃斑部或視神經有關的疾病，如視神經炎、遺傳性視神經病變、中毒性視神經病變等；周邊視野缺損則常與周邊視網膜的問題有關，如夜盲症、青光眼等。

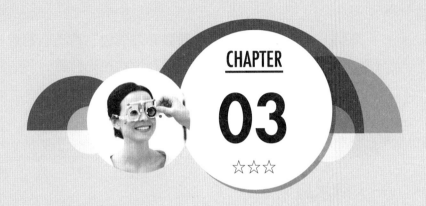

眼球內容物

重｜點｜彙｜整

　　眼球內容物包括**房水**、**水晶體**和**玻璃體**三種透明物質，是光線進入眼內到達視網膜的通路，它們**與角膜一併稱為眼的屈光介質**。

3-1　房　水

一、房水組成成分

　　房水(aqueous humor)是由**睫狀體皺襞部(pars plicata)**上皮細胞分泌的無色透明液體，充滿眼房內。

1. **眼房是位於角膜和水晶體間的空腔，被虹膜分為前房和後房，兩者藉瞳孔相通。**前房水量約 0.25 mL，後房水量約 0.06 mL，房水產生的速率約每分鐘 2~2.5 微升(microliters)，大概每 1.5 小時更新一次。

2. **眼房水來源自血液，故基本成分與血漿相似，**主要成分是水，其他尚含有蛋白質、電解質、葡萄糖、乳酸、氧、維生素、脂質、醇、微量元素等。

3. **房水可以提供養分給無血管供應的水晶體和角膜，**一方面可以帶走有害代謝廢物，其製造和排出維持眼內壓的平衡。

二、房水循環

　　前房隅角(anterior chamber angle)的小樑途徑(trabecular route)是眼房水排出的主要通道，位於周邊角膜與虹膜根部的連接處。

1. 在前房角內依次可見到如下結構：施瓦爾貝氏線(Schwalbe's line)、小樑網(trabecular meshwork)、許萊姆氏管(Schlemm's canal)、鞏膜棘(scleral spur)、睫狀體懸韌帶和虹膜根部。施瓦爾貝氏線位於角膜內皮細胞與小樑網的交界處，鞏膜棘位於睫狀體與小樑網的交界處，且靠近鞏膜棘側的小樑網其色素沉積通常比靠近施瓦爾貝氏線側的色素沉積多，因此可用來作為觀察房角結構的參考點(landmark)。

2. **小樑網位於鞏膜棘與施瓦爾貝氏線之間**，是多層束狀或板片狀的扁平、交叉網孔結構，每一小樑束由膠原纖維核心和其外被的內皮細胞組成。許萊姆氏管和上鞏膜靜脈邊緣相連，是眼房水最後排出的地方。

3. 眼房水由**睫狀體皺褶部(pars plicata)**的非色素上皮細胞產生後進入後房，主要經**瞳孔**流至**前房**，再經前房隅角通過**小樑網**，經**許萊姆氏管**滲入鞏膜靜脈竇，最後匯入眼靜脈（圖 3-1），此稱**小樑途徑(trabecular outflow)**。其他極少數循睫狀體上皮細胞途徑(ciliary body drainage)、虹膜途徑(iris drainage)及葡萄膜鞏膜途徑(uveoscleral drainage)排出。

4. 眼房水除了有屈光作用外，還有營養角膜和水晶體、調節眼內壓的作用。正常情況下眼房水由後房流向前房，僅有很小的阻力，而小樑網靠近許萊姆氏管鄰管區，是眼房水排出阻力最大的區域。**睫狀肌的收縮會造成小樑網孔洞變大，促進房水流出，使眼壓降低。**

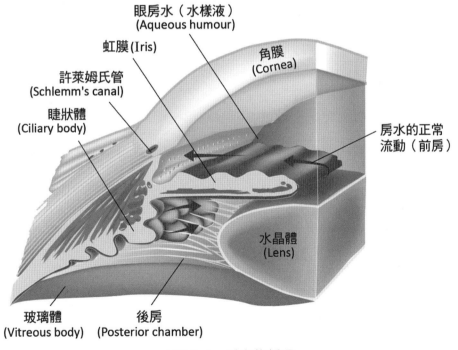

▶圖 3-1 房水的循環

5. 眼房水的產生量和排出量，在各種調節機制下保持著動態平衡，維持正常的眼內壓。若細胞碎片或色素顆粒堆積於小樑網內可能會干擾房水的排出，年齡因素也會引起小樑網結構的改變。當房水的動力平衡改變，流入大於排出時，就會使眼壓升高。小樑途徑可以經由藥物（例如：縮瞳劑、擬交感神經劑）、雷射小樑成形術和小樑網切除術來增加眼房水的排出。

三、眼內壓(Intraocular Pressure, IOP)

　　眼內壓又稱眼壓，是**由房水流入(inflow)與排出(outflow)的動力平衡所產生**，是眼球內容物作用於眼球壁的壓力，也是眼球保持形狀和光學完整性的重要因素。**正常為 10~21 mmHg**，此數值是以全人類平均眼壓 16 mmHg，上下加兩個標準差而得出；平均眼壓通常老年人較年輕人高、女性較男性稍高，**領帶若太緊眼壓通常也會較高**。

　　眼壓測量是利用測量器客觀評估眼內壓的方法，臨床常用的眼壓測量器包括 Goldmann、Schiots、Perkins、氣壓式、脈動氣體及眼壓筆等。

1. 眼內壓若太低可引起屈光改變、血－眼房水屏障破壞、白內障、黃斑水腫和視神經盤水腫等。

2. 眼壓異常增高會導致視神經萎縮、視野缺損、視神經凹盤擴大等。

3. **影響眼內壓最重要的因素是眼房水生成速率、排出的阻力和上鞏膜靜脈壓。**

4. 大多數人的**眼壓在夜晚到上午達到最高**，下午到晚上較低，晝夜變化平均差到 3~6 mmHg，通常是因房水分泌變化所造成，而**青光眼病人的日夜眼壓變動差比正常人來的大**。

3-2　水晶體

　　水晶體(lens)為一個雙凸型結構，位於瞳孔和虹膜後面、玻璃體前面，由水晶體懸韌帶與睫狀體連繫固定，主要由水（約 2/3）和蛋白質（約 1/3）組成，透明、無血管，富有彈性，對紫外線有過濾吸收作用。水晶體前面較平坦，**曲率**

半徑約 **10 mm**；後面較陡峭，曲率半徑約 **6 mm**。前後兩面交界處稱水晶體赤道部，兩面的頂點分別稱水晶體前極和後極。水晶體直徑約 9 mm，厚度一般約為 4 mm，隨年齡增長而緩慢增加。

一、水晶體的功能

1. 水晶體的主要功能為**屈光及調節作用**，能屈光是因為折射率(index of refraction)，通常在水晶體中心晶核(lens nucleus)的折射率約為 1.4，大於在周邊皮質(lens cortex)的約為 1.36。在其非調節狀態下，水晶體貢獻了大約 **19.00~20.00 D** 的屈光度，約占眼睛總屈光力的 1/3。

2. **水晶體的屈光力隨著年齡變化而變化**，幼年時幾乎呈球形，屈光力大，隨著年齡增加眼軸增長，水晶體相對變得較為扁平；成年後眼軸的發育基本停止，但水晶體繼續變大變扁，屈光力持續減低，同時，水晶體核心硬化屈光率增加，又使屈光力相對增加，兩者互相抵消而保持整體屈光力大致不變。

3. 眼睛由遠看近時需進行調節才能看清物體，當物體置於近處時會產生輻輳刺激，引發雙眼內直肌收縮，產生眼球內聚或稱近側性聚合(proximal convergence)，加上同時性的睫狀肌收縮產生視力調節，和虹膜括約肌收縮產生瞳孔縮小，稱之為視近三徵反應(near triad response)。

4. **水晶體可透過睫狀肌收縮和舒張來實現形狀、厚度的變化調節屈光力**，使光線能投射聚集在視網膜上。看遠物時，睫狀肌處於鬆弛狀態，使睫狀小帶被拉緊，水晶體囊膜張力減低，水晶體位置前移，其屈光力降低，水晶體受牽扯而變得相對扁平。當其調節**看近物時，睫狀肌收縮，懸韌帶放鬆，水晶體**由於自體的彈性回位**變凸而前後徑增加**，折射力增強，屈光度增加，使近物能清楚在視網膜上成像。

5. **一般正常國小學童的最大調節幅度，約可使水晶體增加 14 屈光度**，隨著年齡增長，水晶體彈性下降，調節力也隨之降低。

6. 早年在人工水晶體未發明以前，白內障手術取出水晶體後變為無水晶體(aphakia)狀態，術後需用凸透鏡矯正。由於鏡片與角膜頂點距離(vertex distance, VD)的光學效應，若只有單眼手術，術後雙眼影像不等(aniseikonia)的程度，戴眼鏡比戴隱形眼鏡要來的大。

7. 小球狀水晶體(microspherophakia)者，因晶體表面之曲率半徑較正常水晶體小，因而導致屈光度數大於正常水晶體。

二、解剖生理

　　水晶體解剖上從外到內是由水晶體囊(capsule)、前囊下上皮細胞層(subcapsular epithelial cells)和水晶體本體纖維(nuclear fibers)三個部分所組成。水晶體本體又分為中央的水晶體核及周圍柔軟的水晶體皮質（圖 3-2）。

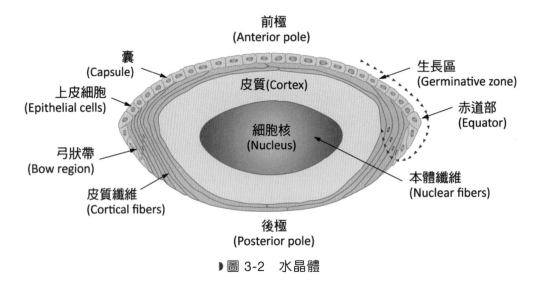

▶圖 3-2　水晶體

1. **水晶體囊**為一層具有彈性、無色透明的均質基底膜，**由水晶體上皮細胞分泌**，負責管控物質進入水晶體，**可分為前囊和後囊**，只有前囊內側有上皮細胞層，呈柱狀。**上皮細胞**於出生後仍不停進行有絲分裂，其增殖作用最旺盛的區域，**主要位於水晶體前極部與赤道部間的前赤道區(pre-equatorial area)**。前囊比後囊厚約一倍，**在前極部及前赤道部中間的前囊處最厚，後囊的後極部最薄**。

2. 位於水晶體最核心的是最原始的胚胎核(embryonic nucleus)，在胚胎發生過程中產生並持續存在於水晶體的中心，是由**後方水晶體上皮細胞形成的初級水晶體纖維(primary lens fibers)**所構成，於出生後停止生長。

3. 水晶體核之外較新的次級水晶體纖維(secondary lens fiber)，稱為**水晶體皮質**，為胚胎時期**上皮細胞生長**並在赤道部改變型態向前後伸展、延長所形

成，纖維的前後尖端交叉**融合的前後縫合(anterior and posterior suture)會形成 Y 字形縫合線**，其前段的 Y 字形是正立的，後段的 Y 字形則是倒立的。

4. **水晶體纖維橫切面呈現六角形**，在人類一生中不斷生成持續增加，並將較舊的纖維向中心擠壓，逐漸硬化而形成水晶體核。

5. **水晶體和角膜一樣無血管，其營養供應完全源自房水循環，主要代謝及能量來源之原料為葡萄糖**。

6. 水晶體在正常新生嬰兒是無色透明的組織，依靠水晶體纖維均勻分布及規則性結構、內部纖維細胞缺乏膜結合胞器及細胞內含高濃度晶體蛋白等特性來維持其透明性，其體積大小和重量會隨年齡增長而緩慢增加；隨著年紀增長，水晶體核會逐漸濃縮、增大，彈性漸減弱而硬化，故年紀越大，水晶體硬化程度越大且顏色越深。

7. 任何原因造成**水晶體混濁而使其透明度降低**，於**現代醫學均稱白內障**。白內障是全球第一致盲性眼病，原因包括水晶體囊膜損傷，使其屏障作用喪失而滲透性增加，或是水晶體代謝紊亂，使其蛋白質變性等。若有核性白內障(nuclear cataract)形成，**因水晶體核變性，會使水晶體折射率增加導致眼前段屈光度數增加，光線聚焦在眼內的焦點會向前移動，使近視度數加重**，對原本正視而有老花眼的病人，在看近物時因抵消部分老花眼度數而看得比之前清楚，故有「**視力第二春**」之現象。

8. 水晶體懸韌帶的異常可引起水晶體移位或變形。

3-3　玻璃體

一、玻璃體的構造與功能

　玻璃體(vitroous body)是位於水晶體後面與視網膜前面空間內的透明黏稠膠質體，由精細的第 II 型膠原形成的細纖維網，和交織在其中的透明分子構成。

1. 玻璃體的解剖構造包括玻璃體皮質、中央玻璃體(central vitreous)和中央管(central canal)。中央玻璃體是玻璃體的主要組成部分，而中央管為玻璃體中央的透明濃縮組織，是原始玻璃體動脈萎縮後的殘留痕跡。

2. **玻璃體中 99%是水**，其他還含有**少量膠原蛋白、玻尿酸**、可溶性蛋白質、葡萄糖、游離胺基酸和電解質等低分子物質及**紅血球、白血球等懸浮細胞**，是眼球構造中體積最大的部分，**占眼球內容積 4/5，約 4.0~4.5 mL**。

3. **玻璃體透明無血管**，營養來自脈絡膜和眼房水，主要具有屈光和支撐視網膜的作用。玻璃體發育成熟後**沒有再生能力**，損失、萎縮即由房水等眼內液所代替。

4. 玻璃體的功能：
   (1) 在胚胎期和出生後，對眼球發育扮演重要角色。
   (2) 保持玻璃體腔高度透明，對光線的散射極少，**可提供眼球的光學介質**。
   (3) **吸收外來衝擊的力量，減少對眼睛的傷害**；對水晶體、視網膜等周圍組織有支持、減震作用。
   (4) 具有代謝作用，有主動運輸過程，可以**扮演眼內生理代謝時的緩衝液**(metabolic buffer)。
   (5) 具有屏障作用，細胞和大分子不易侵入玻璃體。
   (6) 正常玻璃體成分具有對新生血管和細胞增生的抑制作用。

二、玻璃體液化

1. 玻璃體中沒有血管及組織細胞，所以沒有原發的發炎，**原發疾病只限於老化變性**，例如液化、混濁等。**玻璃體老化與核黃素(riboflavin)經光線照射產生自由基及蛋白質非酶醣基化(non-enzymatic glycosylation)等有關**。

2. 玻璃體的基本病理變化，是玻璃體凝膠狀態破壞變為液體，稱為玻璃體液化，屬於一種老化變性的過程，發生率隨年齡和眼軸長度增加。隨著年齡增長，玻璃體中部分的膠原纖維和透明質酸(hyaluronic acid)分離，水分被釋出，發生膠體脫水凝縮，膠原纖維被擠壓成較大的纖維束，形成點狀、線狀、蜘蛛網狀等各種型態的玻璃體混濁漂浮物(floaters)，稱為**飛蚊症**，也會發生在玻璃體出血和後葡萄膜炎的病人。

3. 液化和濃縮常常同時存在，大多是從玻璃體的中心區膠原蛋白濃度最低的地方開始，有時會導致後玻璃體剝離(posterior vitreous detachment, PVD)。

4. 玻璃體與視網膜黏合較緊密處，包括玻璃體與視神經盤黏合處、玻璃體與視網膜血管黏合處，以及黏著最緊密的玻璃體基部(vitreous base)。玻璃體基部靠近周邊視網膜，因與玻璃體黏連較緊，隨著玻璃體晃動，黏連處視網膜較易被拉出裂孔，甚至視網膜剝離。

📖 歷屆試題

( )1. 有關玻璃體之敘述，下列何者正確？(1)主要成分為水分　(2)中央區域膠原纖維(collagen fibril)含量高於周邊皮質　(3)玻璃體內無細胞存在　(4)玻璃體內含有玻尿酸(hyaluronic acid)、鹽類(salt)、抗壞血酸(ascorbic acid)等物質。(A)(1)(2)　(B)(1)(4)　(C)(2)(3)　(D)(2)(4)　　　　（108 專高）

( )2. 下列何種情況較不會有飛蚊症(floaters)產生？(A)急性後玻璃體剝離　(B)玻璃體出血　(C)視神經萎縮　(D)後葡萄膜炎　　　　（108 專普）

( )3. 有關房水的產生與排出的敘述，下列何者錯誤？(A)房水從睫狀突產生於後房後，經由瞳孔到前房　(B)在前房隅角主要經由葡萄膜鞏膜途徑(uveoscleral route)排出　(C)乙型阻斷劑(beta blocker)可抑制房水的產生　(D)近距離視物如看書會因睫狀肌的調節(accomodation)收縮而增加小樑途徑的排出　（108 專普）

( )4. 有關水晶體發育之敘述，下列何者正確？(A)次級水晶體纖維(secondary lens fiber)於出生後停止生長　(B)玻璃體動脈退化後之水晶體養分供應藉由脈絡膜血管擴散作用　(C)水晶體後囊之上皮細胞於出生後仍不停進行有絲分裂　(D)水晶體之囊膜由水晶體上皮細胞分泌　　　　（109 特師一）

( )5. 有關水晶體的生長，下列敘述何者錯誤？(A)水晶體終其一生都在生長　(B)前囊、後囊及赤道部都有上皮細胞覆蓋　(C)上皮細胞會分裂分化延長並且往邊緣赤道部移動，逐漸喪失細胞核而變成皮質水晶體纖維(lens fibers)　(D)越老的纖維越移到水晶體的中心部分，形成水晶體核　　　　（109 特師一）

( )6. 可由下列何者區分水晶體之前後（面對角膜或視網膜）？(1)水晶體囊膜(capsule)厚度　(2)懸韌帶連接位置　(3)水晶體表面曲度(curvature)　(4)水晶體纖維走向。(A)(1)(3)　(B)(2)(3)　(C)(2)(4)　(D)(1)(4)　　　　（109 特師一）

( )7. 有關房水的敘述，何者錯誤？(A)房水是由睫狀體的平坦部(pars plana)所產生　(B)房水產生的速率約為每分鐘 2~2.5 微升(microliters)　(C)房水的組成與血漿相類似，但不盡相同　(D)房水是存在於前房和後房的水樣液　　　　（109 專高）

( )8. 有關眼球構造之敘述，下列何者錯誤？(A)眼底的視神經盤（視乳頭）上沒有任何感光細胞　(B)眼視力最敏銳之處位於視網膜黃斑部的中心窩(fovea)　(C)眼內以虹膜為界，區分為前、後房　(D)房水由淚腺所分泌　　　　（109 專普）

( )9. 睫狀體提供哪些有關眼球生理之功能？(1)協助瞳孔收縮避免過多強光射入　(2)協助水晶體調節(accommodation)　(3)與青光眼無關　(4)非色素上皮細胞分泌房水維持眼壓。(A)(1)(3)　(B)(1)(4)　(C)(2)(3)　(D)(2)(4)　　　　（109 特生二）

（　） 10. 下列何者是白內障形成的原因？(A)由玻璃體產生新生組織　(B)玻璃體混濁　(C)角膜混濁　(D)水晶體混濁 （109 特生二）

（　） 11. 下列何者為占眼球後段最大體積的組織？(A)玻璃體　(B)視網膜　(C)脈絡膜　(D)水晶體 （109 特生二）

（　） 12. 當眼睛從遠處看向近處物體時，進行調節反射(accommodation reflex)時，下列敘述何者錯誤？(A)睫狀肌放鬆　(B)內直肌收縮，眼軸內聚　(C)水晶體變厚　(D)瞳孔收縮 （109 特生二）

（　） 13. 有關水晶體之敘述，下列何者正確？(1)水晶體前表面之曲率半徑大於後表面　(2)水晶體次級纖維(secondary lens fiber)數量在人類一生中會持續增加　(3)水晶體上皮細胞生長並改變型態形成水晶體纖維　(4)水晶體囊膜(capsule)具管控物質進入水晶體之角色。(A)僅 (1)(3)　(B)僅 (1)(2)(4)　(C)僅 (2)(3)(4)　(D)(1)(2)(3)(4) （109 專高）

（　） 14. 下列有關水晶體的敘述，何者正確？(A)水晶體位於虹膜與玻璃體之後，是影響眼球屈光僅次於角膜的構造　(B)水晶體在出生之後就停止發育生長，會隨年紀老化逐漸退化形成白內障　(C)水晶體的前表面曲率半徑比後表面的曲率半徑大　(D)水晶體的表皮細胞位於後表面的囊袋內側 （109 專普）

（　） 15. 有關玻璃體的生理功能，下列敘述何者錯誤？(A)吸收外來衝擊的力量，減少對眼睛的傷害　(B)若有完整的玻璃體，可以加速眼睛前房與後房的物質交流　(C)玻璃體可以扮演眼內生理代謝時的緩衝液(metabolic buffer)　(D)玻璃體可提供眼球的光學介質 （109 特師一）

（　） 16. 有關玻璃體的老化，下列何者錯誤？(A)玻璃體膠狀部分的體積不會隨著眼球增大而增加　(B)約 40 歲起，部分的玻璃體膠質逐漸液化，膠原纖維和透明質酸(hyaluronic acid)分離，水分被釋出　(C)膠原纖維被擠壓成較大的纖維束，形成玻璃體混濁　(D)玻璃體液化的發生率隨年齡和眼軸長度增加 （109 專高）

（　） 17. 有關看近物時的視覺調節(accommodation)之機轉，下列何者錯誤？(A)睫狀肌收縮　(B)水晶體連接韌帶收縮　(C)水晶體曲度增加　(D)此反應是由副交感神經分泌乙醯膽鹼(acetylcholine)所造成 （109 專高）

（　） 18. 有關水晶體的敘述，下列何者錯誤？(A)水晶體其大小和重量不會隨著年紀增長而改變　(B)水晶體在正常新生嬰兒是無色透明的組織　(C)隨年紀的增長，水晶體內部會逐漸成淡黃色而硬化　(D)年紀越大水晶體硬化程度越大，且顏色越深 （109 特師二）

（　）19. 有關正常水晶體的敘述，下列何者錯誤？(A)為一個雙凸型結構　(B)所需營養完全靠房水供應　(C)有豐富的血管支配　(D)為透明的結晶體　（109 特師二）

（　）20. 當眼睛視遠物時，眼球內組織會有下列哪些生理現象？(1)懸韌帶纖維(zonule fiber)張力大　(2)懸韌帶纖維張力小　(3)睫狀肌(ciliary muscle)收縮　(4)睫狀肌鬆弛。(A)(1)(3)　(B)(1)(4)　(C)(2)(3)　(D)(2)(4)　（109 特師二）

（　）21. 關於玻璃體老化的敘述，下列何者錯誤？(A)後玻璃體剝離(posterior vitreous detachment)與玻璃體老化有關　(B)玻璃體老化多起始於玻璃體視網膜交界處(vitreoretinal interface)　(C)玻璃體老化與核黃素(riboflavin)經光線照射產生自由基有關　(D)蛋白質非酶醣基化(non-enzymatic glycosylation)與玻璃體老化有關　（109 特師二）

（　）22. 下列何種白內障容易產生近視度數加重，對原本正視而有老花眼的病人在看近物時反而看得清楚而有「視力第二春」之現象？(A)後囊下白內障　(B)核性白內障　(C)胚胎性白內障　(D)皮質性白內障　（109 特師二）

（　）23. 承上題，這種白內障的水晶體變化及發生近視加重之原理為：(A)水晶體核變性，折射率增加　(B)水晶體藥物沉積，光線散射增加　(C)水晶體液化，折射率減少　(D)水晶體皮質放射狀輪狀混濁，折射率增加　（109 特師二）

（　）24. 有關房水引流的途徑，下列何者所占比例最高？(A)葡萄膜鞏膜途徑(uveoscleral drainage)　(B)小樑途徑(trabecular outflow)　(C)虹膜途徑(iris drainage)　(D)睫狀體上皮細胞途徑(ciliary body drainage)　（109 專高）

（　）25. 眼球中的房水主要由何眼內組織所產生？(A)水晶體　(B)虹彩　(C)脈絡膜　(D)睫狀體　（110 專高）

（　）26. 有關前後房的敘述，下列何者錯誤？(A)水晶體前面介於角膜和虹膜之間的空間，稱為前房　(B)前房內充滿房水，由水晶體分泌，可協助眼睛新陳代謝　(C)水晶體、睫狀體及虹膜圍成的空間，稱為後房　(D)房水由後房經瞳孔流到前房　（110 專高）

（　）27. 林先生原來兩眼是正視眼，因外傷手術後，左眼為無水晶體(aphakia)，下列敘述何者正確？(1)需用凹透鏡矯正　(2)需用凸透鏡矯正　(3)雙眼影像不等(aniseikonia)的程度，戴眼鏡比戴隱形眼鏡大　(4)雙眼影像不等的程度，戴眼鏡比戴隱形眼鏡小。(A)(1)(3)　(B)(1)(4)　(C)(2)(3)　(D)(2)(4)　（110 專高）

（　）28. 當雙眼由遠看近時，最不會引發眼球的何種反應？(A)瞳孔變小　(B)睫狀肌收縮　(C)隅角變寬　(D)眼球向內集中　（110 專普）

( ) 29. 有關玻璃體(vitreous)的敘述，下列何者錯誤？(A)膠狀的玻璃體液化或經由手術切除後無法再度形成　(B)玻璃體含 99%水分，另含有膠原蛋白、可溶性蛋白質及玻尿酸　(C)健康玻璃體乃無色透明膠狀物質，不含任何細胞，若有細胞代表發炎反應　(D)成年人的玻璃體容量約為 4 毫升(ml)　**（110 專普）**

( ) 30. 下列何者不參與眼睛之調節(accommodation)功能？(A)水晶體(lens)　(B)懸韌帶纖維(zonular fiber)　(C)角膜(cornea)　(D)睫狀肌(ciliary muscle)　**（110 專普）**

( ) 31. 有關眼壓的敘述，下列何者錯誤？(A)眼壓會有日夜的變動，通常早上較低，下午及晚上較高　(B)所謂眼壓偏高是指大於 21 毫米汞柱　(C)青光眼的日夜眼壓變動差比正常人來的大　(D)領帶太緊時眼壓通常會較高　**（110 專高）**

( ) 32. 有關房水由產生至排出的相關構造，下列途徑何者正確？(1)睫狀體 (2)許萊姆氏小管(Schlemm's canal) (3)瞳孔 (4)小樑網。(A)(1)(2)(3)(4)　(B)(1)(4)(2)(3)　(C)(1)(3)(4)(2)　(D)(1)(3)(2)(4)　**（111 專普）**

( ) 33. 有關睫狀肌(ciliary muscle)的調節作用，下列敘述何者正確？(A)看近物時，睫狀肌收縮，懸韌帶(suspensory ligament)放鬆　(B)看近物時，睫狀肌收縮，懸韌帶收縮　(C)看遠物時，睫狀肌收縮，懸韌帶放鬆　(D)看遠物時，睫狀肌收縮，懸韌帶收縮　**（111 專普）**

( ) 34. 增殖作用最旺盛的水晶體上皮細胞(lens epithelial cells)，主要位於水晶體的哪一個解剖位置？(A)前極(anterior pole)　(B)後極(posterior pole)　(C)前赤道區(pre-equatorial area)　(D)晶核(nucleus)　**（111 專高）**

( ) 35. 水晶體變化或異常可能發生眼睛屈光度數變化，下列敘述何者正確？(A)核性白內障(nuclear cataract)使水晶體之折射率增加，眼前段屈光度數增加，光線聚焦在眼內的焦點會向前移動　(B)正常水晶體在皮質(lens cortex)的折射率大於晶核(lens nucleus)的折射率　(C)小球狀水晶體(microsptherophakia)因晶體表面形狀曲率半徑較正常水晶體大而導致屈光度數大於正常水晶體　(D)當視近物時，調節作用使水晶體的折射率增大以致屈光度數增加　**（111 專高）**

( ) 36. 有關水晶體的胚胎發育，下列敘述何者正確？(A)次級水晶體纖維(secondary lens fiber)融合的前後縫合(anterior and posterior suture)形成 Y 字型　(B)前後縫合(anterior and posterior suture)形成 Y 字型方向一樣　(C)水晶體外囊(capsule)與水晶體的內皮細胞(endothelium)有關　(D)初級水晶體纖維(primary lens fiber)主要位在水晶體的後緣(posterior layer)　**（112 專普）**

( ) 37. 關於小樑網(trabecular meshwork)的生理敘述，下列何者錯誤？(A)小樑網位於眼後房　(B)年齡因素會引起小樑網結構的改變　(C)隅角鏡檢查(gonioscopy)

可觀察到小樑網　(D)若細胞碎片或色素顆粒堆積於小樑網內可能會干擾房水的排出　**（112 專普）**

(　) 38. 有關玻璃體的敘述，下列何者正確？(A)不具有再生能力，所以當玻璃體剝離後則由房水來填充　(B)不具有血管但富含神經，且透明無色的組織，其營養來自於房水　(C)玻璃體中除了 80%是水外，其他還含有第 II 型的膠原蛋白及玻尿酸等物質　(D)位於眼球後部的玻璃體腔內，約佔眼球的 50%，其膠原蛋白是維持眼球形狀及保持眼內壓的重要成分　**（112 專普）**

(　) 39. 有關水晶體的敘述，下列何者正確？(A)當睫狀肌收縮，懸韌帶放鬆，水晶體變厚，屈光度減少　(B)當睫狀肌收縮，懸韌帶放鬆，水晶體變厚，屈光度增加　(C)當睫狀肌放鬆，懸韌帶收縮，水晶體變薄，屈光度增加　(D)當睫狀肌放鬆，懸韌帶放鬆，水晶體變薄，屈光度減少　**（112 專高）**

(　) 40. 關於前房角的敘述，下列何者錯誤？(A) Schwalbe 氏線(Schwalbe line)位於角膜內皮細胞與小樑網的交界處　(B)鞏膜棘(scleral spur)位於睫狀體與小樑網的交界處　(C)靠近鞏膜棘側的小樑網其色素沉積(pigmentation)，通常比靠近 Schwalbe 氏線側的色素沉積多，因此可用來作為觀察房角結構的參考點 (landmark)　(D)房水的葡萄膜鞏膜流出通道(uveoscleral outflow)位於鞏膜棘與 Schwalbe 氏線之間　**（112 專高）**

(　) 41. 有關水晶體的構造，由最外層到中心依序為何？(1)上皮組織　(2)皮質　(3)核　(4)囊狀組織。(A)(2)(1)(3)(4)　(B)(1)(3)(2)(4)　(C)(4)(3)(2)(1)　(D)(4)(1)(2)(3)　**（112 專高）**

(　) 42. 下列何者位於前房(anterior chamber)？(A)輪部(limbus)　(B)鋸齒緣(ora serrata)　(C)隅角(angle)　(D)懸韌帶纖維(zonule fiber)　**（112 專高）**

(　) 43. 有關白內障之敘述，下列何者錯誤？(A) 65 歲正視病人產生晶核性白內障(nuclear sclerosis)時，此病人老花眼症狀會增加　(B)一般而言水晶體約提供眼睛大約 20 屈光度的折射　(C)囊外摘除的白內障手術，需要保留囊袋　(D)白內障手術後最好讓病人有點近視，可減少看近物的不適　**（112 專高）**

(　) 44. 下列三項特性皆與何者相關？(1)水晶體纖維(lens fiber)均勻分布及規則性結構　(2)內部纖維細胞缺乏膜結合胞器(membrane-bound organelles)　(3)細胞內含高濃度晶體蛋白。(A)提供折射力(refractive power)　(B)維持透明性(transparency)　(C)失去結構之彈性(structural flexibility)　(D)提供調節能力(accommodative capability)　**（113 專高）**

（ ）45. 下列何者之型態呈現六角形(hexagonal)？(1)水晶體上皮細胞 (2)角膜上皮細胞 (3)視網膜色素上皮細胞 (4)水晶體纖維橫切面 (5)角膜內皮細胞 (6)結膜杯狀細胞。(A)(1)(2)(3)　(B)(1)(4)(5)　(C)(2)(4)(6)　(D)(3)(4)(5)　　**（113 專高）**

（ ）46. 玻璃體在下列那一個位置與視網膜黏著最緊密？(A)玻璃體基底(vitreous base) (B)視神經盤(optic disc)邊緣　(C)周邊網膜　(D)黃斑部周圍　**（113 專高）**

（ ）47. 有關玻璃體的構造，下列何者錯誤？(A)包括玻璃體皮質、中央玻璃體(central vitreous)和中央管(central canal)　(B)中央管為玻璃體中央的潛在透明濃縮組織，是原始玻璃體動脈萎縮後的殘留痕跡　(C)中央玻璃體是玻璃體的主要組成部分　(D)玻璃體內有血管，新陳代謝迅速　**（113 專高）**

（ ）48. 50 歲的會計師，年輕時視力測量都可達 1.0，自覺眼睛狀況很好；五年前開始覺得看近物有模糊的現象，而且看久了會頭痛，雖然一直都沒有去配眼鏡矯正，但最近突然覺得看書看電腦變比較輕鬆清楚了。有關這些現象的解釋說明，下列何者正確？(A)看近物的時候，睫狀肌要用力，此時懸韌帶拉緊，水晶體屈光度會增加　(B)隨著年紀老化，水晶體的囊變厚，密度增加，彈性變差，看近處會變吃力，也就是俗稱的老花眼　(C)若有後囊性白內障形成，近視度數增加，有些人會發現反而看近處變清楚了　(D)當他 60 歲的時候，水晶體的體積會比他在 25 歲的時候小　**（113 專普）**

（ ）49. 有關房水的敘述，下列何者錯誤？(A)房水由小樑網(trabecular meshwork)離開前房　(B)房水排出受阻會導致眼壓升高　(C)房水由角膜所產生　(D)房水協助維持眼球固定外形　**（113 專普）**

📖 解答及解析

1. B　玻璃體中 99%是水，其他還含有少量玻尿酸、可溶性蛋白、葡萄糖、游離胺基酸和電解質等低分子物質及紅血球、白血球等懸浮細胞。

2. C　隨著年齡增長，玻璃體發生膠體脫水凝縮，形成點狀、線狀、蜘蛛網狀等各種型態的漂浮物，稱為飛蚊症；飛蚊症也會發生在玻璃體出血和後葡萄膜炎的病人。

3. B　房水由睫狀體上皮細胞產生後進入後房，經瞳孔流至前房，再到前房隅角。在前房隅角主要是經由小樑網途徑排出，經許萊姆氏管滲入鞏膜靜脈竇，最後匯入眼靜脈。正常情況下眼房水由後房流向前房僅有很小的阻力，而小樑網靠近許萊姆氏管鄰管區是眼房水排出阻力最大的區域。睫狀肌的收縮會造成小樑網孔洞變大，促進房水流出使得眼壓降低。

4. D 水晶體囊為一層具有彈性、無色透明的均質基底膜，由水晶體上皮細胞分泌。可分為前囊和後囊，只有前囊內側有上皮細胞層，前囊之上皮細胞於出生後仍不停進行有絲分裂。最核心的胚胎核(embryonic nucleus)是由後方水晶體上皮細胞形成的初級水晶體纖維(primary lens fibers)所構成，於出生後停止生長。水晶體核外較新的纖維稱為水晶體皮質，為赤道部上皮細胞向前後伸展、延長而成。一生中水晶體纖維不斷生成，並將舊的纖維擠向中心，逐漸硬化而形成水晶體核。

5. B 水晶體囊可分為前囊和後囊，只有前囊內側有上皮細胞層，前囊之上皮細胞於出生後仍不停進行有絲分裂。

6. A 水晶體前面較平坦，後面較陡峭。前囊比後囊厚約一倍，在前極部及上赤道部中間的前囊處最厚，後囊的後極部最薄。

7. A 房水是由睫狀體的皺襞部上皮細胞所產生。

8. D 眼房水由睫狀體上皮細胞產生後進入後房。

9. D 虹膜的主要功能是藉著它的肌肉來調節瞳孔的大小尺寸，避免過多的光線進入眼睛。眼房水由睫狀體非色素上皮細胞產生，產生量和排出量之間在各種調節機制下保持著動態平衡，維持著正常的眼內壓。當房水的動力平衡改變，流入大於排出時，就會使眼壓升高容易造成青光眼。

10. D 任何原因造成水晶體的混濁而使其透明度降低，在現代醫學均稱為白內障。

11. A 玻璃體中 99%是水，是眼球構造中體積最大的部分，占眼球內容積 4/5，約 4.0~4.5 mL。

12. A 當調節看近物時，睫狀肌收縮，懸韌帶放鬆，水晶體由於自體的彈性回位變凸而前後徑增加，折射力增強，使近物能清楚的在視網膜上成像。

13. D 水晶體前面較平坦，曲率半徑約 10 mm；後面較陡峭，曲率半徑約 6 mm。水晶體核外較新的次級纖維稱為水晶體皮質，為上皮細胞生長並在赤道部改變型態向前後伸展、延長而成，在人類一生中不斷生成持續增加，並將舊的纖維擠向中心，逐漸硬化而形成水晶體核。水晶體囊為一層具有彈性、無色透明的均質基底膜，負責管控物質進入水晶體。

14. C 水晶體位於瞳孔和虹膜後面、玻璃體前面。水晶體前表面曲率半徑比後表面的曲率半徑大，前表面曲率半徑約 10 mm 較平坦，後表面曲率半徑約 6 mm 較陡峭。囊袋僅前囊內側有上皮細胞層，前囊之上皮細胞於出生後仍不停進行有絲分裂。

15. B 玻璃體的功能為對眼球發育扮演重要角色，可提供眼球的光學介質、吸收外來衝擊力量，減少對眼睛的傷害，對水晶體、視網膜等周圍組織有支持、減震作用；具代謝作用，可以扮演眼內生理代謝時的緩衝液；具屏障作用，細胞和大分子不易侵入玻璃體；正常玻璃體成分有對新生血管和細胞增生的抑制作用。

16. A 玻璃體的基本病理變化是玻璃體凝膠狀態破壞變為液體，稱為玻璃體液化，屬於一種老化變性的過程，發生率隨年齡和眼軸長度增加。隨著年齡增長，玻璃體中部分的膠原纖維和透明質酸分離，水分被釋出發生膠體脫水凝縮，膠原纖維被擠壓成較大的纖維束，形成，形成點狀、線狀、蜘蛛網狀等各種型態的玻璃體混濁漂浮物，稱為飛蚊症。

17. B 同 12 題解析。

18. A 水晶體在正常新生兒是無色透明組織，其大小和重量會隨年齡增長而緩慢增加。

19. C 水晶體和角膜一樣無血管，營養供應完全源自房水循環。

20. B 看遠物時，睫狀肌處於鬆弛狀態，使睫狀小帶被拉緊，水晶體囊膜張力減低，水晶體位置前移，其屈光力降低，水晶體受牽扯而變得相對扁平。

21. B 玻璃體老化的液化和濃縮常常同時存在，大多是從玻璃體中心區膠原蛋白濃度最低的地方開始，有時會導致後玻璃體剝離。

22. B 核性白內障因水晶體核變性，折射率增加易產生近視度數加重，對原本正視而有老花眼的病人，在看近物時反而看得比之前清楚而有「視力第二春」之現象。

23. A 同第 22 題解析。

24. B 眼房水由睫狀體非色素上皮細胞產生後進入後房，主要經瞳孔流至前房，再經前房隅角通過小樑網，經許萊姆氏管滲入鞏膜靜脈竇，最後匯入眼靜脈，此稱小樑途徑。其他極少數循睫狀體上皮細胞途徑、虹膜途徑及葡萄膜鞏膜途徑排出。

25. D 眼房水由睫狀體非色素上皮細胞產生後進入後房。

26. B 眼房水由睫狀體上皮細胞分泌。

27. C 早年在人工水晶體未發明以前，白內障手術取出水晶體後變為無水晶體(aphakia)狀態，術後需用凸透鏡矯正。由於鏡片與角膜頂點距離(VD)的光學效應，若只有單眼手術，術後雙眼影像不等的程度，戴眼鏡比戴隱形眼鏡要來的大。

28. C 眼睛由遠看近時需進行調節才能看清物體，當物體置於近處時會產生輻輳刺激，引發雙眼內直肌收縮產生眼球內聚或稱近側性聚合，加上同時性的睫狀肌收縮產生視力調節和虹膜括約肌收縮產生瞳孔縮小，稱之為視近三徵反應。

29. C 同第 1 題解析。

30. C 當眼睛調節看近物時，睫狀肌收縮，懸韌帶放鬆，水晶體由於自體的彈性回位變凸而前後徑增加，折射力增強，使近物能清楚的在視網膜上成像。

31. A 大多數人的眼壓在夜晚到上午達到最高，下午到晚上較低，晝夜變化平均差到 3~6 mmHg，通常是因房水分泌變化所造成，而青光眼病人的日夜眼壓變動差比正常人來的大。

32. C 眼房水由睫狀體非色素上皮細胞產生後進入後房，主要經瞳孔流至前房，再經前房隅角通過小樑網，經許萊姆氏管滲入鞏膜靜脈竇，最後匯入眼靜脈，此稱小樑途徑(trabecular outflow)。

33. A 看遠物時，睫狀肌處於鬆弛狀態，使睫狀小帶被拉緊，水晶體囊膜張力減低，水晶體位置前移，其屈光力降低，水晶體受牽扯而變得相對扁平。調節看近物時，睫狀肌收縮，懸韌帶放鬆，水晶體由於自體的彈性回位變凸而前後徑增加，折射力增強，使近物能清楚的在視網膜上成像。

34. C 水晶體囊可分為前囊和後囊，只有前囊內側有上皮細胞層，上皮細胞於出生後仍不停進行有絲分裂，其增殖作用最旺盛的主要位於水晶體的前極部與赤道部之間的前赤道區(pre-equatorial area)。

35. A 在水晶體中心晶核(lens nucleus)的折射率約為 1.4，大於在周邊皮質(lens cortex)的約為 1.36。小球狀水晶體(microspherophakia)者因晶體表面之曲率半徑較正常水晶體小，因而導致屈光度數大於正常水晶體。調節看近物時，睫狀肌收縮，懸韌帶放鬆，水晶體由於自體的彈性回位變凸，而前後徑增加，折射力增強，使近物能清楚的在視網膜上成像。

36. A 水晶體囊由水晶體上皮細胞分泌，可分為前囊和後囊，只有前囊內側有上皮細胞層。初級水晶體纖維(primary lens fibers)構成位於水晶體最核心的胚胎核，在胚胎發生過程中產生並持續存在於水晶體的中心，是由後方水晶體上皮細胞形成。水晶體核之外較新的次級水晶體纖維(secondary lens fiber)前後尖端交叉融合的前後縫合(anterior and posterior suture)會形成 Y 字形縫合線，其前段的 Y 字形是正立的，後段的 Y 字形則是倒立的。

37. A 小樑網位於眼前房。

38. A 玻璃體中 99%是水，是眼球構造中體積最大的部分，占眼球內容積 4/5，不具有血管也不含神經。

39. B 同 12 題解析。

40. D 小樑網位於施瓦爾貝氏線與鞏膜棘之間，眼房水由睫狀體皺褶部(pars plicata)的非色素上皮細胞產生後進入後房，主要經瞳孔流至前房，再經前房隅角通過小樑網，經許姆氏管滲入鞏膜靜脈竇，最後匯入眼靜脈，此稱小樑途徑(trabecular outflow)。

41. D 水晶體解剖上從外到內是由水晶體囊(capsule)、前囊下上皮細胞層(subcapsular epithelial cells)和水晶體本體纖維(nuclear fibers)三個部分所組成。水晶體本體又分為中央的水晶體核及周圍柔軟的水晶體皮質。

42. C 輪部(limbus)位於眼球外，鋸齒緣(ora serrata)和懸韌帶纖維(zonule fiber)位於眼球內後房。

43. A 同 22 題解析。

44. B 水晶體在正常新生嬰兒是無色透明的組織，依靠水晶體纖維均勻分布及規則性結構、內部纖維細胞缺乏膜結合胞器及細胞內含高濃度晶體蛋白等特性來維持其透明性，其大小和重量會隨年齡增長而緩慢增加。

45. D 角膜表皮由 5~6 層鱗狀非角化上皮細胞組成，最內側為單層的基底細胞，呈柱狀緊鄰鮑曼氏膜，稍外側是 2~3 層的翼狀細胞，最外側是 2~3 層的表皮鱗狀細胞。水晶體只有前囊內側有一層柱狀的上皮細胞。結膜杯狀細胞顧名思義呈酒杯形。

46. A 玻璃體與視網膜黏合較緊密處包括玻璃體與視神經盤黏合處、玻璃體與視網膜血管黏合處，以及黏著最緊密的玻璃體基部(vitreous base)。

47. D 玻璃體透明無血管，營養來自脈絡膜和眼房水。

48. B 看近物時，睫狀肌收縮，懸韌帶放鬆，水晶體由於自體的彈性回位變凸而前後徑增加，折射力增強，屈光度增加，使近物能清楚的在視網膜上呈像；若有核性白內障(nuclear cataract)形成，會使水晶體折射率增加導致近視度數加重，對原本正視而有老花眼的病人，在看近物時因抵消部分老花眼度數而看得比之前清楚；水晶體的體積大小和重量會隨年齡增長而緩慢增加。

49. C 眼房水由睫狀體皺褶部的非色素上皮細胞產生。

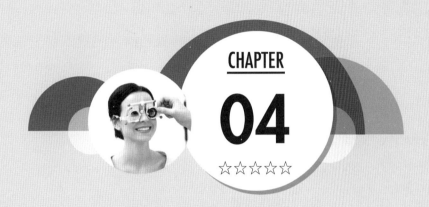

CHAPTER

04

☆☆☆☆☆

眼附屬器官

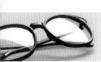

重 | 點 | 彙 | 整

　　眼附屬器官為眼球周邊的組織結構，包括眼瞼、結膜、淚器、眼外肌和眼眶，主要作用是支持和保護眼球。

　　眼附屬器官的組織結構如下：

```
                    ┌ 眼瞼 ┌ 皮膚        從
                    │      │ 皮下組織     外
                    │      │ 肌層        向
                    │      │ 瞼板        內
                    │      └ 瞼結膜層
                    │
                    │      ┌ 瞼結膜
                    │ 結膜 ┤ 穹窿結膜
                    │      └ 球結膜
              眼
              附    │      ┌ 淚腺 ┌ 淚小點
              屬    │ 淚器 ┤      │ 淚小管
              器    │      └ 淚管 │ 淚囊
              官    │             └ 鼻淚管
                    │
                    │      ┌ 直肌→上直肌、下直肌、內直肌、外直肌
                    │ 眼外肌┤
                    │      └ 斜肌→上斜肌、下斜肌
                    │
                    │      ┌ 七塊骨：額骨、蝶骨、篩骨、腭骨、淚骨、上頜骨、顴骨
                    └ 眼眶 ┤
                           └ 四個壁：頂層、底層、內側壁、外側壁
```

4-1 眼瞼

一、眼瞼解剖構造

（一）眼瞼(Eyelids)

1. 眼瞼分為上眼瞼(upper eyelid)和下眼瞼(lower eyelid)，其游離緣稱眼瞼緣(eyelid margins)，瞼緣處有整齊的睫毛(eyelashes)，可以阻止眼外異物侵入（圖 4-1）。

2. 眼瞼為一活動的皺褶，覆蓋在眼球前面，**保護眼睛免於異物、外傷、乾燥和**調節光線進入避免光害。

3. 眼瞼以眨眼睛的方式幫助淚液均勻分布眼球前表面，以滋潤角結膜表面的潤滑並使其保持清潔。

4. 眼瞼血液供應主要來自外頸動脈和眼動脈的豐富血液循環，創傷後的癒合較身體其他部位快速。

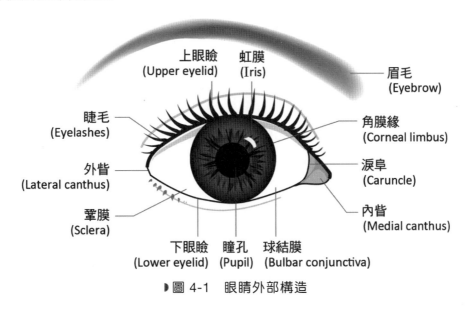

▶圖 4-1 眼睛外部構造

（二）瞼裂(Palpebral Fissure)

1. 上、下瞼緣間的裂隙稱為瞼裂，正常成年人瞼裂長約 27~30 mm、寬約 8~11 mm。其內外連結處分別稱為內眥(medial canthus)和外眥(lateral canthus)，內眥又稱大眥，外眥又稱小眥或銳眥。

2. 東方小孩的內眥常常會有垂直的皮膚折疊，稱為**內眥贅皮**(epicanthal fold)，**導致外觀上像是內斜視**(esotropia)，分辨方法是以瞳孔光反射(Hirschberg corneal reflex test)來幫助鑑別。

3. 內眥處有一小的粉紅色肉樣隆起，稱淚阜(caruncle)，淚阜旁邊有柔軟的半月形皺摺，稱半月皺襞(plicasemilunaris)，是球莖狀結膜和肌肉組織的接合點。

4. 瞼緣有前唇和後唇，前唇鈍圓有 2~3 排睫毛，毛囊周圍有皮脂腺（Zeis 腺）及變性汗腺（Moll 腺）開口於睫毛囊，與眼球表面緊密接觸。

5. 正常平視時，瞼裂高度約 5~10 mm，上瞼遮蓋角膜上部 1~2 mm。上眼瞼比下眼瞼大且活動性較高，外眥比內眥高 1~2 mm。

6. 當眼睛向上凝視時，外眥會被稍微提高；當眼睛閉起來時，整個角膜應該要被眼瞼所覆蓋，否則稱為**兔眼**(lagophthalmos)。

（三）眼瞼與眼眶之解剖切面

1. 正常眼瞼緣解剖位置由外而內的排序為：睫毛線、灰線、皮膚黏膜交界（圖 4-2）。眼眶隔板(orbital septum)起源於眼眶緣，是眼瞼與眼眶的重要界限。

2. **灰線**(grey line)：**位於眼瞼中間的分隔膜**，負責眼瞼閉合時眼瞼緣與眼球的貼合，以及**眼皮眨動時瞼板腺分泌物排出**。灰線是位於眼瞼中間的分隔膜，為里歐蘭肌肉(muscle of Riolan)組成，負責眼瞼閉合時眼瞼緣與眼球的貼合及眼皮眨動時瞼板腺分泌物排出。灰線將眼瞼分為前板和後板，前板由皮膚、皮下組織和眼輪匝肌組成；**後板則包含**眼瞼板(tarsus)、**瞼板腺**與瞼結膜(conjunctiva)。

3. 瞼板腺：翻轉眼瞼可見上下眼瞼板內表面有瞼板腺，上眼瞼的數量較多，又稱麥氏腺(Meibomian gland)，開口位於眼瞼後層(posterior lamina)，**是改變過的皮脂腺**，分泌淚膜三層結構中的外側**油脂**(lipid)層；分泌與神經和荷爾蒙調節有關，排出則與眼輪匝肌(orbicularis oculi muscle)收縮有關（圖 4-3）。

4. 前板另外可見兩種腺體：

(1) 蔡氏腺(gland of Zeis)：改變過的皮脂腺，和睫毛囊有關。

(2) 莫氏腺(gland of Moll)：改變過的汗腺，管道通往睫毛囊或睫毛間眼瞼的邊緣。

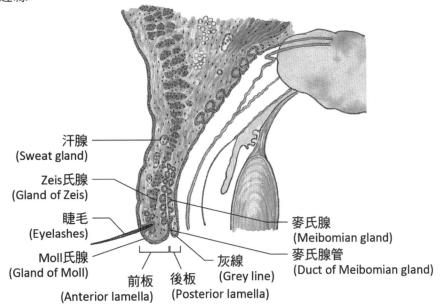

汗腺
(Sweat gland)

Zeis氏腺
(Gland of Zeis)

睫毛
(Eyelashes)

Moll氏腺
(Gland of Moll)

前板
(Anterior lamella)

後板
(Posterior lamella)

灰線
(Grey line)

麥氏腺
(Meibomian gland)

麥氏腺管
(Duct of Meibomian gland)

▶ 圖 4-2　瞼緣的構造

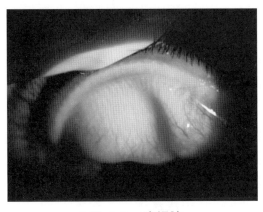

▶ 圖 4-3　瞼板腺

二、組織學分層

組織學上，眼瞼從外向內分為五層：

1. 皮膚層(skin layer)：人體最細薄的皮膚之一，鬆弛但有彈性且易形成皺褶。

2. 皮下組織：為疏鬆結締組織和少量脂肪構成，易蓄水。腎病和局部發炎時容易出現水腫。

3. 肌肉層：上眼瞼由外到內，依序包括**眼輪匝肌**、**提上眼瞼肌**和**穆勒氏肌**。若自上眼瞼緣上 15 mm 處橫切，由外而內的排序為眼輪匝肌、眼窩隔膜、提上眼瞼肌筋膜和穆勒氏肌。

   (1) **眼輪匝肌**(orbicularis oculi muscle)：**或稱眼環肌，由第 7 對顏面神經支配**，附著於皮膚之下，主要功用是**關閉眼瞼**，當顏面神經麻痺時，會出現眼瞼閉合不全的症狀。眼輪匝肌間歇性的過度收縮會造成眼瞼痙攣症，患者大多是中老年人並常伴隨有乾眼症，治療的方法可以考慮用肉毒桿菌素(botulinum toxin)注射眼周，但肉毒桿菌素注射過度或過深，可能會影響到提上瞼肌的功能，進而造成眼瞼下垂。

   (2) **提上瞼肌**(levator palpebrae superioris muscle)：主要功能為提起上眼瞼開啟瞼裂。提上眼瞼肌的骨骼肌部分和上直肌的筋膜鞘(fascial sheath)同源，由同一束結締組織連接，並由**對側第 3 對動眼神經支配**，以確保兩個肌肉的協同作用，所以眼瞼下垂的病人常會合併上直肌麻痺；**提上眼瞼肌的平滑肌部分，則是由上頸部交感神經節的交感神經節後纖維支配**。第 3 對動眼神經支配的肌肉很多，若麻痺或損傷，外觀會產生眼瞼下垂、眼球往外往下轉、瞳孔散大等症狀。

   (3) **提上眼瞼肌**移行為腱膜之前，肌淺面的筋膜增厚形成一束橫行的緻密結締組織，稱為 **Whitnall 韌帶**，經過此韌帶後改稱為提上眼瞼肌筋膜(levator aponeurosis)。該韌帶大致位於眼球赤道部正上方，其前緣下方為提上眼瞼肌肌腹與腱膜的移行部位，主要作用普遍認為是限制上瞼提肌的過度活動，故又稱為節制韌帶。提上眼瞼筋膜與眼瞼皮下組織相連位置的高低差異，是導致亞洲人和西方人雙眼皮不同的主因。

(4) 瞼板上肌(superior tarsal muscle)：又稱**穆勒氏肌**(Müller's muscle)，**功能為 不自主地提起上眼瞼**，如眨眼。解剖位置相當於下眼瞼的縮下眼瞼肌 (lower lid retractors)；穆勒氏肌和縮下眼瞼肌兩者是**由頸交感神經支配**。

4. 眼瞼板(tarsal plates)：眼瞼邊緣由瞼板支持；瞼板是由緻密結締組織形成的 半月狀堅硬纖維板結構，藉由內外眥肌腱連接到眼眶緣。

5. 結膜層：緊貼瞼板後面的透明黏膜，稱為眼瞼結膜(palpebral conjunctiva)。

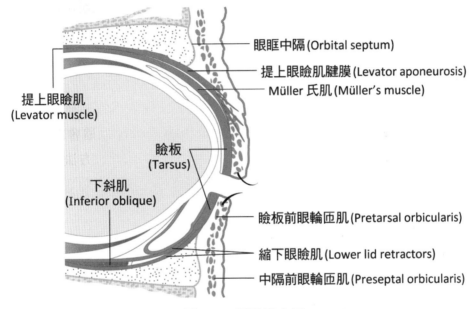

▶圖 4-4　眼瞼肌肉層

三、眼瞼上方構造

　　眼瞼上方與前額交會處水平橫躺的是眉毛(eyebrows)，額頭肌的收縮會使眉 毛隆起，而眼輪匝肌的收縮則會使眉毛降低。另外，皺眉肌的收縮會使眉毛向內 收縮，這些肌肉動作皆**由第 7 對腦神經顏面神經所支配**。

4-2　結膜

一、結膜組織構造

　　結膜(conjunctiva)是一層薄且富含血管的半透明黏膜層，**覆蓋在眼球前部和眼瞼內部表面，直接與外界接觸**，柔軟光滑、富有彈性；發炎時容易充血，導致紅眼。**組織內有淋巴系統，負責眼表層的免疫功能。**

1. 結膜跟角膜一樣為第 5 對三叉神經之第一分枝所支配，含有豐富的感覺神經末梢，可分辨多種感覺，如痛覺、溫覺、觸覺、癢感和乾燥感等，**有豐富的血液循環**、淋巴循環、分泌功能及良好的上皮再生能力，是防止眼內感染及異物侵犯的屏障。

2. 結膜的血液供應源自前睫狀動脈(anterior ciliary artery)及眼瞼動脈(palpebral artery)，負責養分供應。

3. 結膜的組織為**多層非角質化鱗狀上皮**(squamous epithelium)和**杯狀細胞**(goblet cells)所組成，有上皮層和固有層。
   (1) 固有層含有血管和淋巴管，可再細分為腺樣層和纖維層。
   (2) 腺樣層較薄，穹窿部發育較好，含克勞斯腺(gland of Krause)和沃爾夫林腺(gland of Wolfring)，兩者與主淚腺同樣分泌淚膜三層結構中的中間淚液(tear fluid)層。該層由緻密結締組織網構成，**其間有多量淋巴球**，發炎時易形成濾泡。
   (3) 纖維層則是由膠原纖維和彈力纖維交織而成，此層瞼結膜較缺乏。

二、結膜的分類

　　結膜可以**分為瞼結膜、球結膜及穹窿結膜**三個部分，這三部分結膜形成一個以瞼裂為開口的囊狀間隙，稱為結膜囊（圖 4-5）。

1. **瞼結膜**(palpebral conjunctiva)
   (1) **覆蓋於眼瞼後面**，與瞼板牢固黏附不能被推動，正常情況下呈現平滑的淡紅色，可見小血管分布和看見部分瞼板腺管。

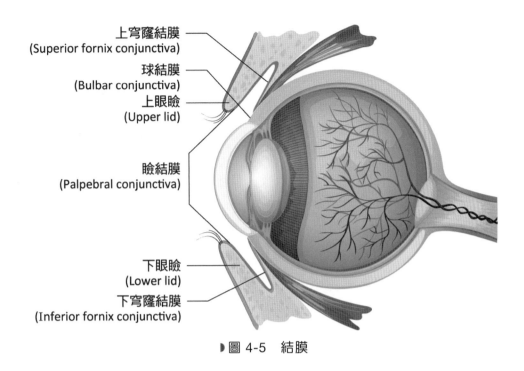

上穹窿結膜
(Superior fornix conjunctiva)

球結膜
(Bulbar conjunctiva)

上眼瞼
(Upper lid)

瞼結膜
(Palpebral conjunctiva)

下眼瞼
(Lower lid)

下穹窿結膜
(Inferior fornix conjunctiva)

▶圖 4-5　結膜

(2) 杯狀細胞(goblet cells)是單細胞黏液腺，多分布於瞼結膜和穹窿結膜的上皮層，分泌淚膜三層結構中的內側黏液層(mucus)，其分泌調節受交感神經與副交感神經介入支配。杯狀細胞的數目會隨著年齡增加而減少，維生素 A 的缺乏亦會造成杯狀細胞的退化。

2. 穹窿結膜(fornix conjunctiva)：此部結膜組織疏鬆多皺褶，便於眼球活動。上方穹窿部絆纏有提上瞼肌纖維，下方穹窿部有下直肌鞘纖維。

3. **球結膜**(bulbar conjunctiva)

   (1) **覆蓋於眼球前部鞏膜表面，與角膜組織交界處稱為輪部組織的角鞏膜緣**，是結膜的最薄和最透明部分。大部分球結膜與鞏膜間有眼球筋膜疏鬆相連，清澈且可被推動，只有在角鞏膜緣附近 3 mm 以內與眼球筋膜、鞏膜融合。

   (2) 球結膜覆蓋眼球本身，瞼結膜附著到眼瞼的瞼板，穹窿結膜則位於瞼結膜和球結膜交接處，是結膜從眼瞼內表面延伸向眼球表面反摺而形成的囊狀穹窿。

4-3 涙器

一、涙器的組成

涙器(lacrimal apparatus)包括涙腺和涙管，主要負責眼睛表面的潤滑作用。

1. **涙腺**(lacrimal glands)：位於**眼眶上壁外側部**的涙腺窩內，藉結締組織固定於眶骨膜上，正常從眼瞼不能觸及。

   (1) **提上瞼肌外側肌腱從涙腺中通過，將其分隔成較大的眼窩部和較小的眼瞼部涙腺。**涙腺的排出管 10~20 根，開口於穹窿結膜外側部。

   (2) **位於穹窿結膜的克勞斯(Krause)腺和沃爾夫林(Wolfring)腺稱之為副涙腺** (accessory lacrimal glands)。

   (3) 涙腺主要受來自第七對腦神經的副交感神經支配，也受到頸上神經節的細小交感神經纖維支配。分泌的主要神經弧起自角膜反射，經第五對腦神經到達腦幹，然後到達第七腦神經。情感性流淚是經中央旁路到達第七對腦神經。

   (4) 涙腺的血液供應主要來自眼動脈的分支涙腺動脈(lacrimal artery)，靜脈血管可匯入眼上靜脈(superior ophthalmic vein)血管系統。

2. **涙管**(lacrimal ducts)：是涙液排出的通道，包括上下眼瞼的涙小孔、涙小管、涙囊和鼻涙管。

   (1) **涙小孔**(lacrimal punctum)：是涙液引流的起點，位於上、下瞼緣靠近鼻側後唇；上涙小孔距離內眥約 6.0 mm、下涙小孔距離內眥 6.5 mm 的乳頭狀突起上，小孔直徑約為 0.3 mm。涙小孔收集涙湖(lacus lacrimalis)中的涙水，將之引流到涙小管，所以鼻側下眼瞼全層撕裂傷時，需要考慮涙管接合，以免將來結疤後產生溢淚的後遺症。

   (2) **涙小管**(canaliculi)：上、下眼瞼各有一涙小管連接涙小點與涙囊。從涙小點開始後的 1~2 mm 與瞼緣垂直，然後呈直角轉為水平方式流向鼻子，長約 8~10mm。多數人的上、下涙小管匯聚成總涙小管 (common canaliculus)，之後連接至涙囊。

(3) **淚囊**(lacrimal sac)：位於鼻側**淚骨**的淚囊窩內，其上方為盲端，下方則與鼻淚管相連接，垂直長約 12 mm。總淚小管與淚囊垂直連接，兩者之間有**羅氏瓣膜**(Rosenmüller valve)，**可避免淚水自淚囊逆流回淚小管。**

(4) **鼻淚管**(nasolacrimal duct)：位於骨性鼻淚管內，上接淚囊，向下後稍外分布，**開口於下鼻甲覆蓋處的下鼻道側面，全長約 12~18 mm。**鼻淚管下端開口處為具有閥門作用的黏膜摺疊，稱為**哈氏瓣膜**(Hasner valve)，此瓣膜大多數在出生前或出生後半年內會自行打開，但有**大約 15%的新生兒無法在出生後一年內自行痊癒**，若嬰兒期此瓣膜結構未開通，會造成**先天性鼻淚管阻塞及慢性淚囊炎。**

二、淚腺

淚腺系統由兩個部分所組成，一個是分泌系統(secretory system)，負責眼淚的製造和遞送；另一個是排泄系統(excretory system)，負責眼淚的清理。

1. 淚腺分泌的淚液排到結膜囊後，經眼瞼眨眼動作使分布於眼球前表面，並聚於內眥處的淚湖，再由接觸眼表面的淚小點和淚小管的虹吸作用進入淚囊。

2. 閉眼時，**眼輪匝肌收縮會使淚囊擴張，同時眼瞼朝後淚脊拉去，這拉力作用於環繞淚囊的筋膜上，造成淚小管收縮，產生負壓；負壓和幫浦作用將眼淚拉進淚囊中**，然後因地心引力及組織彈力繼續流下，**經鼻淚管進入下鼻道鼻腔**，最後流到喉嚨後面經黏膜再吸收。

3. **原發性淚腺分泌問題常見於老年人，次發性淚腺分泌問題常見於自體免疫疾病**，例如乾燥症(Sjögren's syndrome)；**化學物質灼傷或砂眼感染**(trachoma)**也會造成淚腺管徑阻塞。**

三、淚液

1. 人類淚液為弱鹼性透明液體，pH 值約為 7.4 (5.20~8.35)，水占 98.2% (98~99%)，另外 1.8%為鈉、鉀、鈣、鎂、氯等電解質及許多小分子物質，可調節淚液及角膜上皮細胞間液體的流動，緩衝淚液中的酸鹼值，也可以控制細胞膜的通透性。尚有少量蛋白質、無機鹽、**免疫球蛋白**（主要為 IgA 和 IgG）、**溶菌酶**、補體系統等。

2. 淚液具有屈光、保護、潤滑、**營養角膜**的作用，可促進**眼角膜氧氣交換**，且**含抗菌成分**，對角膜和眼球外部的潤滑非常重要。

3. **涙液分泌分為基礎分泌和反射性分泌**：基礎分泌不受外界刺激影響，也不受神經支配，呈持續性微量涙液分泌，大約每分鐘 1.0 μL；**反射性分泌又稱涙水反射(tear reflex)，是由於外界刺激或情緒激動引起**自主神經反射性的涙液分泌，其神經傳遞路徑包括：三叉神經(trigeminal nerve)、顏面神經、膝狀神經節、大淺岩神經(greater superficial petrosal nerve)、翼管神經，及涙神經(lacrimal nerve)。反射性大量分泌涙液時，甚至可達基礎涙液量的 10 倍以上，用於清洗眼表組織、稀釋毒性物質等。

4. 涙液所含的電解質成分和血漿大致相同，其中以**鉀離子與血液中的差異最大**。人體 95%的鉀元素位於細胞內，僅 5%位於血液中，細胞內正常鉀離子平均值為 146 mEq/L、血清正常血鉀值介於 3.5~5.5 mEq/L、血漿正常血鉀值則介於 3.5~5.0 mEq/L 之間，而涙液中鉀離子濃度約 36 mEq/L，相當於正常人體內可自由滲透交換鉀的量 34~45 mEq/kg。

四、涙液膜

1. 眼睛透過眨眼反射把涙液均勻分布在角膜上皮前表面，形成一層涙液膜，厚約 7~10 μm；**從外至內依次為脂質層、水層和黏液層，其調節分泌均受神經支配控制**（表 4-1）。

▶表 4-1　涙液膜

分　層	說　明
脂質層	**油脂主要由瞼板腺及蔡氏腺、莫氏腺所分泌**，能幫助減緩涙液的蒸發。若雄性激素缺少(androgen deficiency)會影響瞼板腺功能，進而影響涙膜脂質層的穩定性。
水層	**厚約 6~7 μm 是涙膜的主體**，主要成分是由主涙腺和克勞斯腺、沃夫寧氏腺等副涙腺所分泌的涙水。
黏液層	**主要成分是由結膜杯狀細胞(goblet cells)分泌的黏液素(mucin)**，具備親水和親油雙極性，能幫助非親水性的角膜及結膜上皮細胞將涙液吸附在其表面與均勻分布。

2. 涙膜穩定是由分泌(secretion)、排出(drainage)與蒸發(evaporation)多重機制調整，只有當這三層成分飽滿平衡的時候，角膜才能得到適當營養和保護；若是這三層成分失去平衡或被破壞，眼睛就會覺得乾澀及有異物感（圖 4-6）。

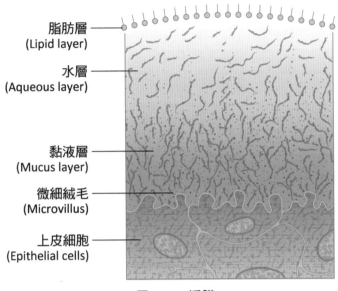

脂肪層
(Lipid layer)

水層
(Aqueous layer)

黏液層
(Mucus layer)

微細絨毛
(Microvillus)

上皮細胞
(Epithelial cells)

▶圖 4-6 淚膜

五、淚液評估

淚液分泌系統(secretory system)的評估，可分成淚液品質及淚液量。

1. **淚液品質**：為**使用裂隙燈顯微鏡的鈷藍色濾光燈**，加上在角結膜滴螢光染劑來觀察，此用來測量淚膜的裂解時間(break-up time, BUT)以幫助評估淚膜的油脂和黏液品質。黏液層異常或角膜上皮細胞表面異常，會導致淚膜破裂時間縮短，形成眼乾燥症，故臨床上常透過檢測淚膜裂解時間，以判斷淚膜穩定程度。角膜螢光染色也可用於幫助硬式隱形眼鏡驗配和角膜上皮細胞評估，可染色部位為表皮缺損處。

2. 淚液量：大多採用孟加拉紅(rose bengal)染色及淚液試紙。淚液試紙測試又稱修門氏檢查(Schirmer's test)，作法是將一條 5 mm×35 mm、一端折彎 5 mm 的濾紙直接掛於受檢者下眼瞼外側 1/3 處，囑受檢者輕閉雙眼，經過 5 分鐘之後，檢視試紙被淚液濕潤的長度。若檢查前點了表面麻醉劑，則該試驗主要評價副淚腺功能，以短於 5 mm 為異常；若檢查前未點表面麻醉劑，則主要評價主淚腺功能，以短於 10 mm 為異常。

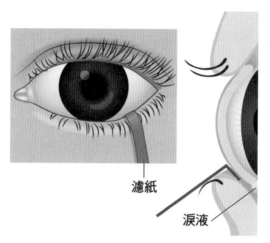

▶圖 4-7　修門氏檢查(Schirmer's test)

4-4　眼外肌

　　控制眼球運動的眼外肌(extraocular muscles, EOMs)為橫紋肌，靠著堅韌的肌腱連接到眼球，主要負責眼球的運動。眼外肌共有 6 條，由間質層(mesenchyme)的同一塊組織分化而成，每個眼球各有 **4 條直肌**(rectus muscles)和 **2 條斜肌**(oblique muscles)（圖 4-8）。眼外肌由腦神經(cranial nerve)所控制，在腦神經與**眼外肌的神經肌肉接合處之神經傳遞物質**(neurotransmitter)，**為乙醯膽鹼**(acetylcholine)。

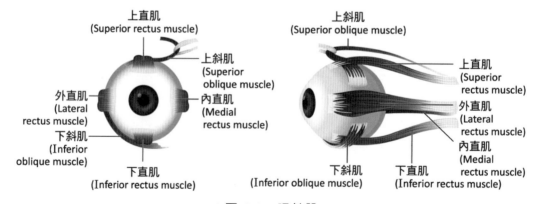

▶圖 4-8　眼外肌

每條眼外肌的外面都包覆著筋膜(fascia)，在靠近肌肉止端處，筋膜與 Tenon 氏囊相連。眼球筋膜也稱眼球肌膜鞘，是密集且富有彈性的結締組織，主要負責眼球運動時能平滑地運轉。**眼球後視神經炎**(retrobulbar optic neuritis)病人眼球轉動時常感到疼痛，乃因視神經鞘與眼外肌的肌膜鞘緊密連結，眼球運動時，會拉扯發炎的視神經鞘，產生痛覺。

肌間中隔是一種像蜘蛛網的黏連物，把來自眼窩頂點的眼外肌連接在一起，構成肌肉圓錐(muscle cone)，眼窩的肌肉圓錐起源區域，特別稱為辛氏環(annulus of Zinn)；**眼球的 4 條直肌和上斜肌、提瞼肌都起源於辛氏環，只有下斜肌起源於前鼻側的眼窩底層。**

一、直肌(Rectus Muscles)

直肌分別為上直肌(superior rectus, SR)、下直肌(inferior rectus, IR)、內直肌(medial rectus, MR)和外直肌(lateral rectus, LR)，均起源於眼眶底部視神經孔周圍的辛氏環，**向前展開越過眼球赤道部**，分別附著於眼球前部的鞏膜上。

1. **四條直肌的長度皆約 40 mm**，離止端 4~9 mm 處變成肌腱，而肌止端之寬度約為 10 mm，其中以內直肌為最大、最強壯，下直肌為最短。

2. 內、外直肌的主要功能，是使眼球向肌肉收縮的方向水平轉動。上、下直肌走向與視軸呈 23°角，故收縮時除了使眼球上、下轉動的主要功能外，同時還有使眼球內轉內旋、內轉外旋的作用。

3. 眼球四條直肌主要由前睫狀動脈分枝供應，其中，除了**外直肌為單獨一條血管供應**，其餘內、上、下三條直肌，均有兩條血管供應（表 4-2）。眼外肌的血管同時會進入眼球內，供應眼球前部的血流循環，所以斜視手術時若同時執行多條眼直肌，可能會造成眼前房缺血的危險。

4. 雙眼注視由遠到近的物體時，兩眼視軸同時向鼻側聚合的反射，稱為**雙眼球會聚**。雙眼球會聚是由於兩眼球內直肌反射性收縮導致，也稱為集合反射。它可使雙眼看近物時，物像能落在兩側視網膜的對應點上，形成清晰的單一視覺，而不會出現複視。

5. **各條直肌的止點和角鞏膜緣的距離均不相同，內直肌最近為 5.5 mm、下直肌為 6.5 mm、外直肌為 6.9 mm、上直肌最遠為 7.7 mm**。這個由上、外、下、內四條直肌呈螺旋形狀逐漸遞減的現象，特別稱之為**蒂爾勞氏螺旋**(spiral of Tillaux)（圖 4-9），是進行眼部斜視手術時重要的解剖界標。

▶ 表 4-2　眼外肌

肌肉	起端	止端	血液供應	神經支配	作用
上直肌	視神經孔周圍的辛氏環	眼球前部鞏膜	眼動脈外肌肉分枝	**對側動眼神經(III) 上部分分枝**	向上、向內、內旋
下直肌	視神經孔周圍的辛氏環	眼球前部鞏膜	眼動脈內肌肉分枝	動眼神經(III)下部分分枝	向下、向內、外旋
內直肌	視神經孔周圍的辛氏環	眼球前部鞏膜	眼動脈內肌肉分枝	動眼神經(III)下部分分枝	向內
外直肌	視神經孔周圍的辛氏環	眼球前部鞏膜	眼動脈外肌肉分枝、淚腺動脈	**外旋神經**(VI)	向外
上斜肌	**眼眶底部辛氏環旁蝶骨體的骨膜**	穿過滑車達眼球赤道部後方鞏膜外上近渦靜脈處	眼動脈外肌肉或上肌肉分枝	滑車神經(IV)	向下、外展、內旋
下斜肌	眼眶下壁前鼻側	**赤道部後外下鞏膜**	眶上動脈正中或下面的分枝	**動眼神經(III)**下部分分枝	向上、外展、外旋

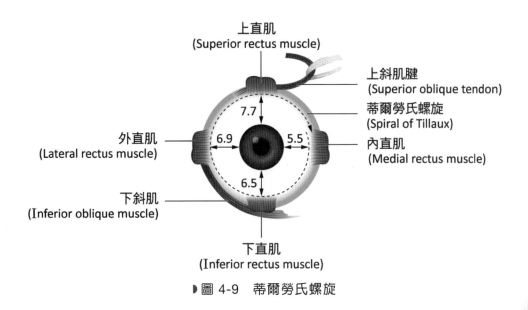

上直肌
(Superior rectus muscle)

上斜肌腱
(Superior oblique tendon)

蒂爾勞氏螺旋
(Spiral of Tillaux)

外直肌
(Lateral rectus muscle)

內直肌
(Medial rectus muscle)

7.7

6.9   5.5

6.5

下斜肌
(Inferior oblique muscle)

下直肌
(Inferior rectus muscle)

▶圖 4-9　蒂爾勞氏螺旋

二、斜肌(Oblique Muscles)

斜肌含上斜肌(superior oblique, SO)和下斜肌(inferior oblique, IO)（表 4-2）。

1. **上斜肌**的作用力方向與視軸呈 54°角；下斜肌的作用力方向與視軸呈 51°角，肌肉收縮時主要分別**使眼球內旋**(intorsion)和外旋(extorsion)。上斜肌亦可使眼球轉向下(infraversion)與向外(abduction)；下斜肌亦可使眼球轉向上(supraversion)與向外(abduction)。

2. 上斜肌麻痺是垂直性斜視中最多見的一種，分為先天性或後天性。先天性主要為神經、肌肉的發育異常所致，可能原因是肌肉筋膜異常，或為先天性第 4 對腦神經麻痺；後天性大多是由於第 4 對腦神經受炎症、腫瘤、外傷、血液循環障礙等原因引起的損傷所致。

3. 上斜肌若是滑車處發炎所引起的斜視症狀特別稱為布朗症候群(Brown syndrome)，其特徵是眼睛在向鼻側內收時的上舉動作受限，可以是先天性也可以是後天性，大約 10% 的病例是雙側性，且稍微好發於女性。

三、眼球運動

這 6 條眼外肌共同作用形成眼睛靈活而複雜的運動（表 4-2），包括會聚(convergence)、發散(divergence)、向上(supraversion)、向下(infraversion)、內轉

(adduction)和外展(abduction)。會聚是描述兩眼往相反方向的共軛(conjugate)運動，**發散是描述兩眼往不同方向的非共軛(disconjugate)運動**；向內轉是描述單眼往鼻側轉動，**外展是描述單眼往顳側轉動**（圖 4-10）；拮抗肌(antagonist)是指兩條肌肉作方向互為相反的動作。眼睛的所有運動都與角膜中心或瞳孔中心作為基準，根據橫向(transverse)、縱向(vertical)或矢狀(sagittal)三個軸中的任何一個方向轉動。眼球的原發位置意味著眼睛往前直視時的位置，眼球的次發位置則表示當眼睛向上、向下、往外或往內時的位置。沿著橫軸轉動，眼球會往外展或往內收；沿著縱軸轉動，眼球會向內旋轉和向外旋轉並伴隨著往外展或往內收。

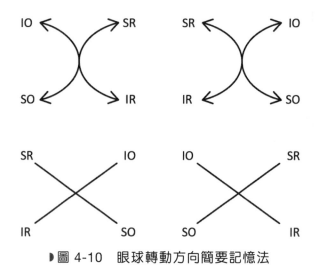

▶圖 4-10　眼球轉動方向簡要記憶法

四、雙眼動作

1. 圖 4-10 下半部為雙眼同時動作使用之眼外肌彼此互為共軛肌(yoke muscle)。
   (1) **往左下方看**：主要作用的眼外肌為**左眼下直肌與右眼上斜肌**。
   (2) **往右上方看**：主要作用的眼外肌為**右眼上直肌與左眼下斜肌**。
   (3) **往左上方看**：主要作用的眼外肌為**左眼上直肌與右眼下斜肌**。
   (4) **往右下方看**：主要作用的眼外肌為**右眼下直肌與左眼上斜肌**。

2. **複視**是指將一個物像看成兩個的情況，**原因大多是眼外肌無力或麻痺引起的斜視**。麻痺性斜視病人兩眼的偏移程度，常會隨著不同的注視(gaze)方位而不同，這種斜視稱為非共同性斜視(incomitant strabismus)；眼外肌由腦神經控制，故腦神經或大腦本身的疾病也都有可能造成複視，例如**核間性眼肌麻痺** (internuclear ophthalmoplegia)會造成水平眼睛運動異常；**重症肌無力**

(myasthenia gravis)病人除了眼瞼下垂外，眼外肌也會受到影響，產生複視；**背中腦綜合徵**(dorsal midbrain syndrome)會導致垂直運動異常，病人眼位雖正常，但仍會抱怨雙眼複視。

3. 複視又分兩種：
   (1) 單眼複視：眼睛本身疾病所引起；常見原因有屈光不正（特別是散光）、角膜病變、白內障、水晶體脫位、虹膜萎縮、虹膜手術切除（成雙瞳孔）、玻璃體視網膜病。此外，歇斯底里症及詐盲也會產生單眼複視。
   (2) 雙眼複視：眼外肌或其支配的腦神經病變所引起；原因包括肌無力症、糖尿病、甲狀腺突眼症、腦瘤、中風、動脈瘤、多發性神經硬化症、鼻咽癌、外傷等。

4. 斜視的感覺適應(sensory adaptation to strabismus)：一般斜視病人要避免複視有兩個機制，一為抑制(suppression)，另一為異常視網膜對應(abnormal retinal correspondence)。相較於成人後天性的斜視，斜視的小孩因視覺發育仍未成熟，較容易形成抑制，而不會有複視。斜視者可以藥物或手術治療，有些病人雖經視覺訓練，仍可能會造成無法回復的複視現象(intractable diplopia)。

5. **斜視的運動適應**(motor adaptation to strabismus)：在斜視的情況下，病人視物時常會以異常的頭部姿勢來適應，以保持雙眼單一影像視覺(binocular single vision, BSV)。病人頭部會轉到眼外肌較弱的方向，使眼球自動轉到相反方向，以使用較有力的眼外肌，例如若**右眼外直肌麻痺，病人臉部將轉向右側**，以利眼球向左視物；若雙眼任一提升肌(elevator muscle)無力，病人下巴將抬高，以利眼球向下視物；若左眼上斜肌麻痺，會使左眼外轉，病人頭部將傾斜向右肩視物，以利左眼內轉。

6. 複視病人也可用遮蓋單眼或是稜鏡眼鏡治療，例如內斜病人配戴基底朝外的稜鏡鏡片。滑車神經(CN IV)因為路徑長，頭部外傷容易導致滑車神經麻痺而造成垂直複視，病人為了中和此複視現象，常將頭部轉離患側肩膀處，故易有斜頸現象。

7. **分離性垂直偏向**(dissociated vertical deviation, DVD)**為兩眼交替遮蓋時，被遮蓋患眼會上移及外旋轉，當移除遮蓋後，患眼眼球會下移，但沒有相對應另一眼眼球下移現象**，這是與一般斜視的神經支配法則相矛盾的眼球垂直運動異常。通常為雙眼，但程度可能不一致，病人常合併隱性眼球震顫和弱視，

同時可與任何類型的斜視共同存在，其真正原因不明，因為偏斜的角度不穩定經常有變化，故可排除肌肉組織結構異常，而且由於與軒立頓(Sherrington)和赫林(Hering)定律相違背，故可否定為神經支配異常所致。一般不須特別處理，**若考量美觀問題，可考慮手術治療。**

五、帕克斯三步驟測試(Parks Three Steps Test)

最常用來檢查斜視是由哪一條眼外肌無力或麻痺所引起的方法，便是帕克斯三步驟測試。

1. 第一步驟：例如病人描述看正前方時，其右眼所見影像較左眼低，則圈出右眼下方和左眼上方共四條肌肉（圖 4-11）。

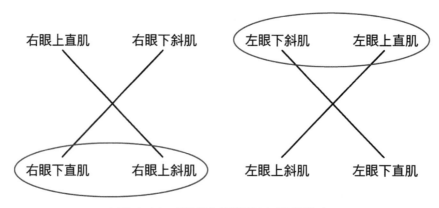

▶圖 4-11　圈出右下和左上四條肌肉

2. 第二步驟：讓病人分別看右方和左方，假設看右方時症狀較嚴重，則圈出兩眼右側共四條肌肉（圖 4-12）。

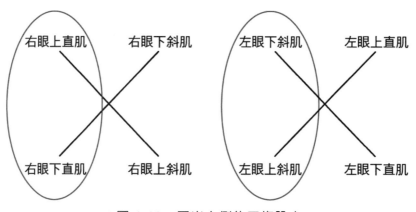

▶圖 4-12　圈出右側的四條肌肉

3. 第三步驟：讓病人頭部分別向**右側**和左側**傾斜 45 度**，假設向右側傾斜時症狀較嚴重，則圈出兩眼右側傾斜共四條肌肉（圖 4-13）。

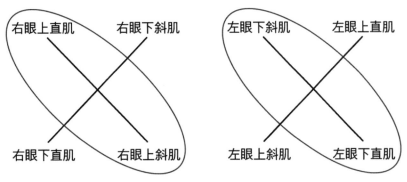

▶圖 4-13　圈出右側傾斜的四條肌肉

將此三步驟重疊交集便可得出病人是**左眼下斜肌麻痺**的問題（圖 4-14）。

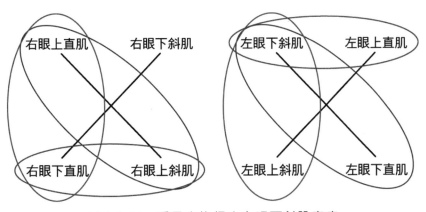

▶圖 4-14　重疊交集得出左眼下斜肌麻痺

4-5　眼眶

一、眼眶(Orbit)組成

眼眶為四稜錐體形的骨質眼窩，對眼球扮演保護作用，同時也是眼外肌附著的骨架。

1. 眼眶的開口向前，尖朝向後略偏內側，**由 7 塊骨頭組成**，即**額骨**(frontal bone)、**蝶骨**(sphenoid bone)、**篩骨**(ethmoidbone)、**腭骨**(palatine bone)、**淚骨**(lacrimal bone)、**上頜骨**(maxilla bone)**和顴骨**(zygomatic bone)（圖 4-15）。

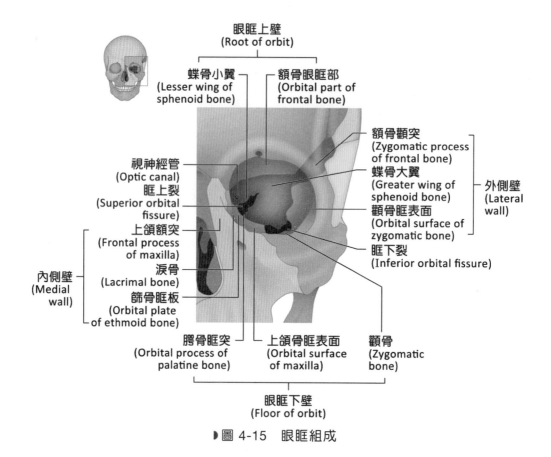

▶圖 4-15　眼眶組成

2. 這 7 塊骨頭共同構成眼眶的四個壁：頂層(roof)、底層(floor)、內側壁(medial wall)和外側壁(lateral wall)。外側壁與眼窩頂層及底層前側相連，後側以眶上裂（上眼眶裂）(superior orbital fissure)和眶下裂（下眼眶裂）(inferior orbital fissure)間鄰。

二、眼眶壁

1. 外側壁為眼眶四個壁中最堅硬，其他三壁骨質較薄，易受外力作用而發生骨折，且與額竇、篩竇、上頜竇等相毗鄰，在這些鼻竇發生病變時，有時會波及眶內（表 4-3）。

2. 成人眼窩體積接近 30 c.c.，而眼球部分只占全部空間的 1/5，脂肪和肌肉構成其餘的大部分。

▶表 4-3　眼眶壁的組成

眼 眶	構成骨骼	重 點
內側壁	上頜骨、淚骨、篩骨和蝶骨	· **眼眶壁中最薄**，幾乎呈現半透光狀 (semi-transparent)，前部緊鄰篩竇(ethmoidal sinus)，後部緊鄰蝶竇(sphenoidal sinus) · 篩骨也稱為紙狀板(lamina papyracea)，為蜂巢狀且非常薄而容易碎裂，並與鼻竇相鄰，**導致鼻竇腔的感染容易經由破損或穿孔的篩骨進入眼窩**，甚至藉由眼窩靜脈進入大腦 · 淚囊窩(lacrimal sac fossa)位於淚骨和上頜骨之間的淚溝(lacrimal groove)或淚骨凹(lacrimal fossa)，下方接續鼻淚管(nasolacrimal canal)
外側壁	顴骨和蝶骨翼	· 眼眶壁中最硬 · 前緣稍微偏後故眼球暴露較多，有利於外側視野開闊，但也增加了外傷的機會
底部	頜骨、顴骨和腭骨	· 在眼球受到鈍器等外力撞擊時，通常眼眶緣(orbital rim)是完整的，但震盪性的**壓力推擠**，**容易造成此底層和內側壁的爆裂性骨折**(blow-out fracture)，進而造成眼球內陷 (enophthalmos)的症狀，並常常會伴隨有複視及眼眶周圍皮膚感覺麻木的現象
頂部	額骨、蝶骨	· 缺陷如神經纖維瘤病，可能使腦部的搏動傳至眼球

三、眼眶尖部

　　眼眶尖部有視神經孔(optic foramen)和視神經管(optic canal)、眶上裂(superior orbital fissure)和眶下裂(inferior orbital fissure)等主要結構，是所有眼睛神經及血管進入之處，也是除了下斜肌之外，所有眼外肌的起源處。

1. 若此處損傷發炎，易引起眼眶尖端部症候群(orbital apex syndrome)，症狀包括視力喪失、視神經病變及眼肌麻痺。**眼眶尖端部症候群也容易與眶上裂症候群**(superior orbital fissure syndrome)、**甲狀腺相關眼疾**(thyroid associated orbitopathy)**及頸動脈－海綿竇瘻管**(carotid-cavernous fistula)等疾病一樣，**會同時造成雙眼複視**(binocular diplopia)**與眼窩突出**(exophthalmos)。

2. 眼球四條直肌在眼窩頂點連接在一起，圍成一圈，構成肌腱總環(common tendinous ring)，又稱為辛氏環(annulus of Zinn)；辛氏環再和上斜肌共同構成肌肉圓錐(muscle cone)，乃四條眼直肌及上斜肌、提上眼瞼肌的共同起端。

3. 眶上裂位於蝶骨體部及大翼與小翼之間，視神經管和視神經孔位於蝶骨小翼，有許多神經血管通過此處（表 4-4）；眶下裂則是由蝶骨(sphenoid bone)和上頜骨(maxillary bone)所組成。

▶表 4-4　通過眼眶尖部的神經血管

孔　洞	通過構造	相關位置
眶上裂	上眼靜脈，滑車神經(CN IV)，三叉神經(CN V)的淚神經、額神經兩分支	通過眶上裂外側部，位於辛氏環外
	動眼神經(CN III)、下分枝和外旋神經(CN VI)、三叉神經(CN V)的鼻睫神經分支	通過眶上裂內側部，位於辛氏環內
視神經孔、視神經管	視神經(CN II)、交感神經及眼動脈	位於辛氏環內

四、海綿竇(Cavernous Sinus)

1. 海綿竇是位於蝶鞍兩側硬腦膜的內側腦膜與外側骨內膜層間不規則的腔隙，左右各一。

2. 海綿竇內有頸內動脈和一些腦神經通過，其外側壁與 CN III~VI 對腦神經的行程關係密切，在前床突和後床突之間外側壁的內層中，由上而下依次排列著動眼神經(CN III)、滑車神經(CN IV)、三叉神經的眼分枝(V1)和上頜分枝(V2)。

3. 若頸動脈－海綿竇瘻管(carotid-cavernous sinus fistula)引起顱神經麻痺或是受傷，因第 5 對腦神經下頜分枝(V3)不在海綿竇內，故不受影響；若海綿竇的外側壁受病灶影響，外旋（外展）神經(CN VI)因不在外側壁，故外直肌的功能會比其他眼外肌相對正常。

五、骨性眼窩評估

　　骨性眼窩的評估，可採用傳統的 X 光放射線(X-ray)攝影、超音波掃描(sono B-mode)、電腦斷層掃描(CT scan)或核磁共振(magnetic resonance imaging, MRI)等檢查。

1. X 光檢查時，須就所想要檢查部位的最佳視野，選擇最適當的拍攝角度，以避免被其他構造干擾，較常用的角度是直接用病人前額和鼻子貼底片的前後照片，稱卡德維爾氏圖(Caldwell's view)顯示眼窩邊緣，尤其是上面和側面。

2. 如果懷疑有爆裂性骨折或額骨鼻竇腫脹時，則採取病人頸部上仰，同時下巴朝向底片的姿勢拍攝前後照片，稱為瓦特氏圖(Water's view)。

■ 歷屆試題

( ) 1. 有關結膜組織的敘述，下列何者正確？(A)結膜組織上皮不含免疫細胞　(B)結膜組織上皮細胞屬於非角質化的上皮細胞　(C)結膜組織內沒有杯細胞　(D)結膜組織有分泌房水的功能　　　　　　　　　　　　　　　（108 專普）

( ) 2. 支配眼瞼結構的神經分布，下列何者正確？(A)提上眼瞼肌由外展神經(CN VI)支配　(B)眼輪匝肌由顏面神經(CN VII)支配　(C)淚腺分泌神經由三叉神經(CN V)支配　(D)眼瞼平滑肌(Müller muscle)由副交感神經支配　　（108 專普）

( ) 3. 有關眼外肌的敘述，何者錯誤？(A)眼外肌運動障礙可能產生斜視　(B)斜視有可能產生弱視　(C)第四對腦神經麻痺可能產生垂直複視　(D)若第四對腦神經麻痺產生複視，將頭部轉向患側肩膀處可使症狀減輕或消失　　（108 專普）

( ) 4. 下列哪些情況會發生病人眼位正常，但抱怨雙眼複視？(1)水平眼睛運動異常，如核間性眼肌麻痺(internuclear ophthalmoplegia) (2)垂直運動異常，如背中腦綜合徵(dorsal midbrain syndrome) (3)進行性核上性麻痺(progressive supranuclear palsy) (4)局部 CN III 麻痺。(A)(1)(2)　(B)(2)(3)　(C)(3)(4)　(D)(1)(4)　　　　　　　　　　　　　　　　　　　　（108 專高）

( ) 5. 上眼瞼中的穆勒氏肌(Müller's muscle)其作用和支配的神經分別為何？(A)張眼，動眼神經支配　(B)閉眼，動眼神經支配　(C)張眼，交感神經支配　(D)閉眼，顏面神經支配　　　　　　　　　　　　　　（109 特生一）

( ) 6. 下列有關眼窩骨內壁(medial wall)的敘述，何者錯誤？(A)由四塊骨頭組成　(B)相較於外壁(lateral wall)、頂(roof)及眼窩底部(floor)，是眼窩骨之中最薄的一部分　(C)與鼻竇相鄰，要小心鼻竇炎的感染造成眼窩的蜂窩性組織炎　(D)當顏面受到撞擊時，有可能會造成內壁骨折進而造成眼球突出(proptosis)的症狀　　　　　　　　　　　　　　　　　　　　　　　　（109 特生一）

( ) 7. 主要支配結膜感覺之腦神經為何？(A)第二對腦神經　(B)第三對腦神經　(C)第四對腦神經　(D)第五對腦神經　　　　　　　　　　　　（109 特生一）

( ) 8. 提上眼瞼肌(levator muscle)經過何種組織後開始形成提上眼瞼肌筋膜(levator aponeurosis)？(A) Whitnall's 韌帶　(B) Lockwood's 韌帶　(C)特農氏囊(Tenon's capsule)　(D)眼瞼板(tarsal plate)　　　　　　　（109 特生一）

( ) 9. 下列哪一條眼外肌沒有外轉(abduction)的功能？(A)上直肌　(B)外直肌　(C)下斜肌　(D)上斜肌　　　　　　　　　　　　　　　　　（109 特生一）

( ) 10. 右眼上直肌的共軛肌(yoke muscle)為：(A)右眼下直肌　(B)左眼下直肌　(C)左眼下斜肌　(D)右眼下斜肌　　　　　　　　　　　　　　（109 特生一）

( )11. 何者結構沒有經過外眼肌腱環(annulus of Zinn)？(A)內直肌　(B)下斜肌
(C)上直肌　(D)外直肌 **（109 特生一）**

( )12. 淚水由外至角膜上皮的排列順序，何者正確？(A)油脂層、黏液層、水樣層、
角膜上皮　(B)油脂層、水樣層、黏液層、角膜上皮　(C)黏液層、水樣層、油
脂層、角膜上皮　(D)黏液層、油脂層、水樣層、角膜上皮 **（109 特生一）**

( )13. 正常成人鼻淚管長度約多少 mm？(A) 2　(B) 8　(C) 12　(D) 25 **（109 特師）**

( )14. 何種成分在人類淚水與血液中差異最大（以淚水物質濃度／血清物質濃度之
倍率比較之）？(A)鈉離子　(B)氯離子　(C)鉀離子　(D)碳酸氫根 **（109 特師）**

( )15. 有關結膜的敘述，下列何者錯誤？(A)結膜可分為球結膜、瞼結膜、穹窿結膜
(B)結膜緊密的附著在鞏膜上　(C)結膜容易受到感染產生紅腫反應　(D)杯狀
細胞減少會導致結膜乾燥角質化 **（109 特師）**

( )16. 有關淚液(tear film)的敘述，下列何者錯誤？(A)修門氏檢查(Schirmer's test)可
以測試淚液分泌量的情形　(B)淚液破裂時間(tear film break-up time)可以檢測
淚水蒸發速率　(C)淚液的組成，主要可以分為油脂層(lipid layer)、水層
(aqueous layer)以及黏液層(mucin layer)　(D)淚液具有滋潤眼睛表面、促進眼
角膜氧氣交換，但不含有抗菌成分 **（109 專高）**

( )17. 眼輪匝肌(orbicularis oculi muscle)由哪一條神經所控制？(A)滑車神經　(B)動
眼神經　(C)顏面神經　(D)交感神經 **（109 專普）**

( )18. 有關結膜組織，下列何者正確？(A)結膜組織內有淋巴系統，負責養分供應
(B)結膜組織內有淋巴系統，負責眼表層免疫功能　(C)結膜組織與角膜一樣沒
有血管的分布　(D)結膜組織與角膜一樣沒有淋巴系統分布 **（109 專普）**

( )19. 有關淚膜(tear film)由外而內的分層，下列何者正確？(1)油脂層　(2)水分層
(3)黏液層。(A)(1)→(2)→(3)　(B)(2)→(3)→(1)　(C)(3)→(2)→(1)　(D)(1)→(3)
→(2) **（109 特生二）**

( )20. 有關與淚腺生理造成淚液分泌問題，下列何者正確？(1)原發性淚腺分泌問題
常見於老年人　(2)次發性淚腺分泌問題常見於自體免疫如乾燥症(Sjögren's
syndrome)　(3)淚腺管徑阻塞會發生於化學物質灼傷或砂眼感染(trachoma)
(4)反射性淚水回饋分泌增加會發生於糖尿病或隱形眼鏡使用或顏面神經傷
害。(A)(1)(2)(3)　(B)(1)(2)(4)　(C)(2)(3)(4)　(D)(1)(3)(4) **（109 特師一）**

( )21. 下列眼外肌哪些附著於共同腱環(common tendinous ring)？(1)上直肌　(2)下直
肌　(3)外直肌　(4)內直肌　(5)上斜肌　(6)下斜肌。(A)(1)(2)(5)(6)
(B)(3)(4)(5)(6)　(C)(1)(2)(3)(4)　(D)(2)(3)(4)(5) **（109 特師一）**

( ) 22. 副交感作用與何眼生理反應有關？(1)穆勒氏肌(Müller's muscle)收縮使眼球突出 (2)瞼板上肌(superior tarsal muscle)收縮保持眼瞼張開 (3)睫狀肌收縮 (4)隅角房水引流。(A)(1)(2) (B)(1)(3) (C)(1)(3)(4) (D)(3)(4) （**109 特師一**）

( ) 23. 關於共軛肌(yoke muscles)的配對，下列何者正確？(1)向左看：右內直肌與左外直肌 (2)向左下看：右上斜肌與左下直肌 (3)向右上看：右上直肌與左上斜肌。(A)僅(1) (B)僅(1)(2) (C)僅(2)(3) (D)(1)(2)(3) （**109 專高**）

( ) 24. 有關眼窩內的上眼眶裂(superior orbital fissure)位置之敘述，下列何者正確？(A)位於蝶骨(sphenoid bone)與腭骨(palatine bone)之間 (B)位於顴骨(zygomatic bone)與上頜骨(maxillary bone)之間 (C)位於蝶骨的小翼部(lesser wing)與大翼部(greater wing)之間 (D)位於腭骨與上頜骨之間 （**109 專高**）

( ) 25. 下列何者情況會有偽內斜視之情形？(A)明顯的內眥贅皮(epicanthic fold) (B)瞳孔間距(inter-pupillary distance)過寬 (C)過大的正 kappa 角(angle kappa) (D)明顯的翼狀贅片(pterygium) （**109 專高**）

( ) 26. 有關眼外肌 Tillaux 螺旋(spiral of Tillaux)的敘述，下列何者錯誤？(A)為一條連結四條直肌，從角鞏膜緣起之附著虛擬的線 (B)離角鞏膜緣的附著處越來越遠且形成螺旋的型式 (C)上直肌的附著處離角鞏膜緣最近，最遠是內直肌 (D)是進行眼部斜視手術時重要的解剖界標 （**109 特師二**）

( ) 27. 下列有關淚液排出系統之敘述，何者正確？(1)當眼輪匝肌收縮時，淚囊(lacrimal sac)也會收縮，使眼淚從淚孔向下流出 (2)眨眼動作幫助眼淚流向淚孔 (3)淚囊位在鼻側，同時在眼窩內與小管垂直 (4)淚囊的下方是鼻淚管(nasolacrimal duct)，鼻淚管開口在中鼻甲下外側的小孔。(A)僅(1)(2) (B)僅(1)(3) (C)僅(2)(3) (D)(2)(3)(4) （**109 特師二**）

( ) 28. 有關眼眶尖端部(orbital apex)構造的敘述，下列何者錯誤？(A)上眼眶裂(superior orbital fissure)位於視神經孔的外側，分隔開蝶骨大、小翼 (B)眼眶尖端部含有第二、三、四、五、六對腦神經 (C) Zinn 氏環(annulus of Zinn)乃四條眼外肌直肌及下斜肌、提上眼瞼肌的共同起端 (D)眼眶尖端部症候群(orbital apex syndrome)包括視力喪失、視神經病變及眼肌麻痺 （**109 特師二**）

( ) 29. 關於淚腺系統的敘述，下列何者錯誤？(A)淚液可提供角膜所需的氧氣 (B)瞼板腺產生淚液中的黏液層 (C)淚水由淚腺分泌 (D)鼻淚管經由下鼻道通往鼻腔 （**109 特師二**）

( ) 30. 有關結膜的敘述，下列何者正確？(A)結膜組織富含血管，故發炎時容易充血導致紅眼　(B)結膜組織的血管分布主要位於上皮細胞層中　(C)結膜組織覆蓋鞏膜組織的部分稱作瞼結膜　(D)瞼結膜組織與角膜組織交界處稱為輪部組織
（109 特師二）

( ) 31. 當雙眼注視右上方時，其共軛肌(yoke muscle)分別是：(A)右眼上直肌，左眼上斜肌　(B)右眼上斜肌，左眼上直肌　(C)右眼下斜肌，左眼上直肌　(D)右眼上直肌，左眼下斜肌
（109 特師二）

( ) 32. 有關眼球肌肉，下列何者錯誤？(A)控制眼球的肌肉可分為眼內肌(intrinsic muscle)及眼外肌(extraocular muscle)，二者皆由橫紋肌(striated muscle)所構成　(B)重症肌無力(myasthenia gravis)病人除了表現眼瞼下垂外，眼外肌也會受到影響而產生複視情形　(C)眼外肌由腦神經(cranial nerve)所控制，腦神經與眼外肌神經肌肉接合處(nerve-muscle junction)之神經傳遞物質(neurotransmitter)為乙醯膽鹼(acetylcholine)　(D)眼球後視神經炎(retrobulbar optic neuritis)病人眼球轉動時常感到疼痛，乃因視神經鞘與眼外肌的肌膜鞘緊密連結，眼球運動時會拉扯發炎的視神經鞘而產生痛覺
（109 特師二）

( ) 33. 有關分離垂直偏向(dissociated vertical deviation, DVD)何者錯誤？(A)當 DVD 患眼被遮蓋時，眼球會上移及外旋轉　(B) DVD 遵守 Hering 氏定律(Hering's Law)　(C)考量美觀問題可考慮手術治療　(D)當移除對 DVD 患眼之遮蓋後，患眼眼球會下移，但沒有相對應另一眼眼球下移現象
（109 特師二）

( ) 34. 下列哪些原因會同時造成雙眼複視 (binocular diplopia) 與眼窩突出(exophthalmos) ？(1)病毒性視神經炎　(2)重症肌無力 (myasthenia gravis)　(3)眼窩尖端症候群(orbital apex syndrome)　(4)上眶裂症候群(superior orbital fissure syndrome)　(5)甲狀腺相關眼疾(thyroid associated orbitopathy)　(6)頸動脈－海綿竇瘻管 (carotid-cavernous fistula)。(A)(1)(3)(4)(5)　(B)(3)(4)(5)(6)　(C)(2)(3)(5)(6)　(D)(1)(2)(4)(6)
（109 特師一）

( ) 35. 在斜視的情況下，病人視物時常會以異常的頭部姿勢來適應，稱為斜視的運動適應(motor adaptation to strabismus)，下列有關斜視的運動適應之敘述何者錯誤？(A)若使眼球向右看的肌肉其中之一麻痺了（例如右眼外直肌麻痺），病人臉部將轉向左側視物　(B)若雙眼任何一提升肌(elevator muscle)無力，病人下巴將抬高視物　(C)若左眼上斜肌麻痺，病人頭部將傾斜向右肩視物　(D)斜視病人發生斜視的運動適應是為了要保持雙眼單一影像視覺(binocular single vision, BSV)
（110 專高）

( ) 36. 眼球外在肌上的上斜肌(superior oblique muscle)是經由哪一對腦神經控制其運動功能？(A)動眼神經　(B)滑車神經　(C)三叉神經　(D)外旋神經 **（110 專高）**

( ) 37. 哪一條眼外肌是由對側的動眼神經核所支配？(A)內直肌　(B)上直肌　(C)下直肌　(D)下斜肌 **（110 專高）**

( ) 38. 頸動脈－海綿竇瘻管(carotid-cavernous sinus fistula)會引起顱神經麻痺或是受傷，但不包括下列何者？(A)第三對腦神經　(B)第四對腦神經　(C)第五對腦神經第三分枝　(D)第六對腦神經 **（110 專高）**

( ) 39. 有關眼窩內壁(medial orbital wall)特性之敘述，下列何者正確？(1)為眼窩壁最薄處　(2)前部緊鄰篩竇(ethmoidal sinus)　(3)因為結構特性，經鼻感染風險極低　(4)後部緊鄰蝶竇(sphenoidal sinus)。(A)(1)(2)(3)　(B)(1)(2)(4)　(C)(2)(3)(4)　(D)(1)(3)(4) **（110 專普）**

( ) 40. 上眼窩裂(superior orbital fissure)位於眼窩頂(roof)與外壁(lateral wall)之間，有許多神經血管組織穿越其中；眼外肌形成的一個共同肌腱環(common tendinous ring)將上眼窩裂間隔為幾個空間。下列哪一條神經行走於上眼窩裂中，但位於共同肌腱環之外？(A)動眼神經（第三對腦神經）　(B)外展神經（第六對腦神經）　(C)三叉神經的第二分枝（第五對腦神經，maxillary branch）　(D)滑車神經（第四對腦神經） **（110 專普）**

( ) 41. 結膜(conjunctiva)分為三個部分，與角膜相連接為何者？(A)瞼結膜(palpebral conjunctiva)　(B)結膜穹窿(conjunctival fornices)　(C)球結膜(bulbar conjunctiva)　(D)以上三個部分皆與角膜相連 **（110 專普）**

( ) 42. 有關眼外肌的敘述何者錯誤？(A)眼直肌終止處附近的鞏膜較薄　(B)相較於其他眼直肌，內直肌終止處最靠近輪狀部(limbus)　(C)斜肌終止在眼球赤道處(equator)的前方　(D)斜肌終止處靠近渦靜脈(vortex vein) **（110 專普）**

( ) 43. 與第二對腦神經(CN II)同時通過視神經孔(optic canal)的血管為何？(A)上眼眶動脈(supraorbital artery)　(B)眼動脈(ophthalmic artery)　(C)下眼眶動脈(infraorbital artery)　(D)淚腺動脈(lacrimal artery) **（110 專普）**

( ) 44. 下列何者經由視神經管(optic canal)進入眼窩(orbit)？(1)第二對腦神經　(2)第三對腦神經　(3)第四對腦神經　(4)第五對腦神經分枝　(5)眼動脈(ophthalmic artery)　(6)上眼靜脈(superior ophthalmic vein)。(A)(2)(3)(4)(6)　(B)(1)(6)　(C)(1)(5)　(D)(1)(2)(5) **（111 專高）**

( ) 45. 下列哪一條眼外肌是由動眼神經支配，並且功能可以外旋、上轉、外展？(A)內直肌(medial rectus muscle)　(B)下斜肌(inferior oblique muscle)　(C)上斜肌(superior oblique muscle)　(D)外直肌(lateral rectus muscle) **（111 專高）**

（　）46. 何者結構沒有通過總腱環(annulus of Zinn)之內？ (A)鼻睫神經(nasociliary nerve)　(B)動眼神經(oculomotor nerve)　(C)滑車神經(trochlear nerve)　(D)視神經　　　　　　　　　　　　　　　　　　　　　　　　　　**（111 專高）**

（　）47. 有關眼眶爆裂性骨折(blow-out fracture)的敘述，下列何者錯誤？ (A)眼睛受撞擊時，通常是眼眶外側壁(lateral wall)容易發生骨折　(B)眼睛受撞擊時，通常眼眶緣(orbital rim)是完整的　(C)眼眶爆裂性骨折發生後，常常會伴隨有複視現象　(D)眼眶爆裂性骨折可能會有眼眶周圍皮膚感覺麻木(anesthesia)的現象　　　　　　　　　　　　　　　　　　　　　　　**（111 專高）**

（　）48. 有關角膜螢光染色之敘述，下列何者錯誤？ (A)可用於硬式隱形眼鏡驗配　(B)可測量淚膜破裂時間　(C)染色部位為表皮缺損處　(D)應以綠色濾鏡觀察　　　　　　　　　　　　　　　　　　　　　　　　　**（111 專普）**

（　）49. 關於眼窩內壁(medial orbital wall)特性的敘述，下列何者錯誤？ (A)淚囊(lacrimal sac)位於淚骨凹(lacrimal fossa)，下方接續鼻淚管(nasolacrimal canal)　(B)內壁為最薄的眼窩壁，幾乎呈現半透光狀(semitransparent)　(C)鼻竇炎的感染至內側眼窩的風險較大　(D)內壁前部緊鄰頜竇(maxillary sinus)，後部緊鄰蝶竇(sphenoidal sinus)　　　　　　　　　　　　　**（111 專高）**

（　）50. 上斜肌的功能為何？ (A)內旋，向上，向內　(B)外旋，向下，向內　(C)內旋，向下，向外　(D)外旋，向上，向外　　　　　　　　**（111 專高）**

（　）51. 有關結膜的結構，下列敘述何者錯誤？ (A)結膜按部位分三部分，分別為瞼結膜、球結膜、穹窿結膜　(B)鞏膜與角膜的交界為輪狀部(limbus)　(C)鞏膜維持眼球外型，將結膜包覆在內保護結膜　(D)結膜含有杯狀細胞(goblet cells)　　　　　　　　　　　　　　　　　　　　　　　　　　　　**（111 專高）**

（　）52. 有關眼外肌的解剖學及作用敘述，下列何者正確？ (A)四條直肌的起點在骨性眼眶的頂點尖端 Zinn 氏環，而上斜肌則起源於眼眶底層的前鼻側　(B)下斜肌的肌肉平面與視軸夾 51 度，主要運動是內旋(intorsion)　(C)各直肌的止點到輪部的距離皆不同，以內直肌的距離最短，在眼翳手術中應避免傷及　(D)長度最長的眼外肌為下斜肌　　　　　　　　　　　　　　　　　**（111 專高）**

（　）53. 關於人類的眼外肌，下列何者不是源自於眼窩頂部(orbital apex)？ (A)上直肌　(B)上斜肌　(C)下斜肌　(D)下直肌　　　　　　　　　**（111 專高）**

（　）54. 當病人眼球轉向右方 23 度注視時，可使左眼球上轉的眼外肌為下列何者？ (1)左上直肌　(2)左上斜肌　(3)左下直肌　(4)左下斜肌。 (A)(1)(2)　(B)(1)(4)　(C)(2)(3)　(D)僅(4)　　　　　　　　　　　　　　　　**（111 專高）**

（　）55. 下斜肌的運動功能不包括下列何者？(A)上舉(elevation)　(B)外展(abduction)
(C)內旋(intorsion)　(D)外旋(extorsion)　　　　　　　　　　　　**（111 專高）**

（　）56. 有關提上眼瞼肌(levator palpebrae superioris)神經支配的敘述，下列何者正
確？(A)提上眼瞼肌的骨骼肌部分是由顏面神經支配　(B)提上眼瞼肌的骨骼肌
部分是由三叉神經支配　(C)提上眼瞼肌的平滑肌部分是由上頸部交感神經節
的交感神經節前纖維支配　(D)提上眼瞼肌的平滑肌部分是由上頸部交感神經
節的交感神經節後纖維支配　　　　　　　　　　　　　　　　　**（111 專高）**

（　）57. 黃先生用力閉緊眼睛，此時傳遞閉眼命令到眼睛周圍肌肉的神經是哪一條？
(A)第二對腦神經　(B)第三對腦神經　(C)第五對腦神經　(D)第七對腦神經
　　　　　　　　　　　　　　　　　　　　　　　　　　　　　（111 專高）

（　）58. 約有多少比例的先天性鼻淚管阻塞病人無法在出生後一年內自行痊癒？
(A) 15%　(B) 30%　(C) 60%　(D) 90%　　　　　　　　　　　**（111 專高）**

（　）59. 下列何者是外展神經(CN VI)麻痺最可能的表現？(A)眼瞼下垂　(B)瞳孔放大
(C)內斜視　(D)眼球震顫　　　　　　　　　　　　　　　　　　**（111 專高）**

（　）60. 下列有關眼窩壁的骨頭結構之敘述，何者錯誤？(A)頂部由額骨和蝶骨小翼組
成　(B)基底由上頜骨、顴骨和顎骨組成　(C)外側壁由顴骨和蝶骨大翼組成
(D)內側壁由額骨、淚骨、篩竇和蝶骨體部組成　　　　　　　　**（112 專普）**

（　）61. 一位 60 歲的女性抱怨常會不自主的快速眨眼無法控制，影響到她閱讀及開車
的功能，醫師診斷為眼瞼痙攣症。有關此疾病之敘述，下列何者錯誤？(A)眨
眼是因為眼輪匝肌(orbicularis oculi)間歇性的過度收縮造成的　(B)治療的方法
可以用肉毒桿菌素(botulinum toxin)注射眼周　(C)肉毒桿菌素注射過度或過
深，可能會影響到提瞼肌(levator palpebrae superioris)的功能，進而造成眼瞼
外翻(ectropion)、溢淚(epiphora)　(D)病人大多是中老年人，常伴隨有乾眼症
　　　　　　　　　　　　　　　　　　　　　　　　　　　　　（112 專普）

（　）62. 關於結膜生理的敘述，下列何者錯誤？(A)杯狀細胞負責製造及分泌淚液膜的
黏液層　(B)杯狀細胞的數目隨著年齡增加而減少　(C)交感神經與副交感神經
不會介入杯狀細胞的分泌調節　(D)維生素 A 的缺乏會造成杯狀細胞的退化
　　　　　　　　　　　　　　　　　　　　　　　　　　　　　（112 專普）

（　）63. 下列關於眼球運動術語的敘述，何者錯誤？(A)眼球的原發位置意味著眼睛往
前直視時的位置，眼球的次發位置則表示當眼睛向上、向下、往外或往內時
的位置　(B)眼睛的所有運動都與角膜中心或瞳孔中心作為基準，根據橫向
(transverse)、縱向(vertical)或矢狀(sagittal)三個軸中的任何一個方向轉動　(C)

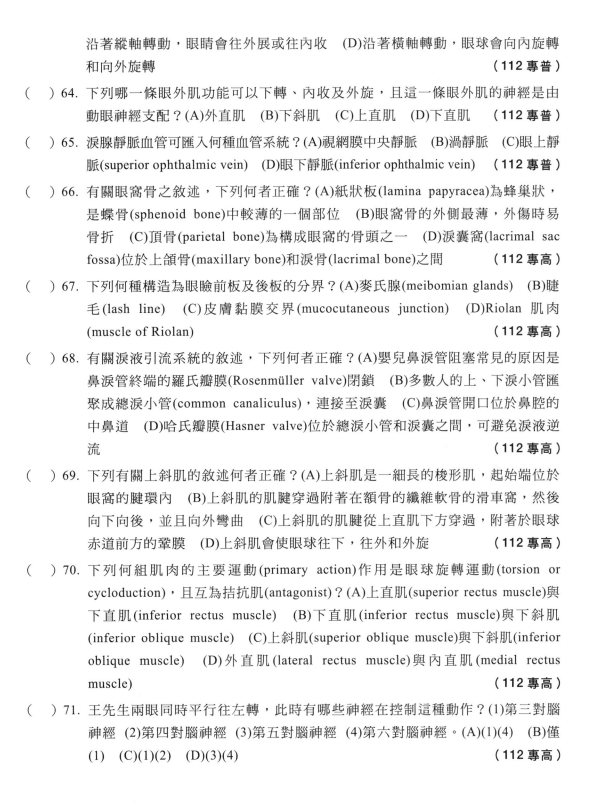

沿著縱軸轉動，眼睛會往外展或往內收　(D)沿著橫軸轉動，眼球會向內旋轉
和向外旋轉　　　　　　　　　　　　　　　　　　　　　　　　**（112 專普）**

（　）64. 下列哪一條眼外肌功能可以下轉、內收及外旋，且這一條眼外肌的神經是由
動眼神經支配？(A)外直肌　(B)下斜肌　(C)上直肌　(D)下直肌　　**（112 專普）**

（　）65. 淚腺靜脈血管可匯入何種血管系統？(A)視網膜中央靜脈　(B)渦靜脈　(C)眼上靜
脈(superior ophthalmic vein)　(D)眼下靜脈(inferior ophthalmic vein)　**（112 專普）**

（　）66. 有關眼窩骨之敘述，下列何者正確？(A)紙狀板(lamina papyracea)為蜂巢狀，
是蝶骨(sphenoid bone)中較薄的一個部位　(B)眼窩骨的外側最薄，外傷時易
骨折　(C)頂骨(parietal bone)為構成眼窩的骨頭之一　(D)淚囊窩(lacrimal sac
fossa)位於上頜骨(maxillary bone)和淚骨(lacrimal bone)之間　　**（112 專高）**

（　）67. 下列何種構造為眼瞼前板及後板的分界？(A)麥氏腺(meibomian glands)　(B)睫
毛(lash line)　(C)皮膚黏膜交界(mucocutaneous junction)　(D)Riolan 肌肉
(muscle of Riolan)　　　　　　　　　　　　　　　　　　　　**（112 專高）**

（　）68. 有關淚液引流系統的敘述，下列何者正確？(A)嬰兒鼻淚管阻塞常見的原因是
鼻淚管終端的羅氏瓣膜(Rosenmüller valve)閉鎖　(B)多數人的上、下淚小管匯
聚成總淚小管(common canaliculus)，連接至淚囊　(C)鼻淚管開口位於鼻腔的
中鼻道　(D)哈氏瓣膜(Hasner valve)位於總淚小管和淚囊之間，可避免淚液逆
流　　　　　　　　　　　　　　　　　　　　　　　　　　　**（112 專高）**

（　）69. 下列有關上斜肌的敘述何者正確？(A)上斜肌是一細長的梭形肌，起始端位於
眼窩的腱環內　(B)上斜肌的肌腱穿過附著在額骨的纖維軟骨的滑車窩，然後
向下向後，並且向外彎曲　(C)上斜肌的肌腱從上直肌下方穿過，附著於眼球
赤道前方的鞏膜　(D)上斜肌會使眼球往下，往外和外旋　　**（112 專高）**

（　）70. 下列何組肌肉的主要運動(primary action)作用是眼球旋轉運動(torsion or
cycloduction)，且互為拮抗肌(antagonist)？(A)上直肌(superior rectus muscle)與
下直肌(inferior rectus muscle)　(B)下直肌(inferior rectus muscle)與下斜肌
(inferior oblique muscle)　(C)上斜肌(superior oblique muscle)與下斜肌(inferior
oblique muscle)　(D)外直肌(lateral rectus muscle)與內直肌(medial rectus
muscle)　　　　　　　　　　　　　　　　　　　　　　　　**（112 專高）**

（　）71. 王先生兩眼同時平行往左轉，此時有哪些神經在控制這種動作？(1)第三對腦
神經　(2)第四對腦神經　(3)第五對腦神經　(4)第六對腦神經。(A)(1)(4)　(B)僅
(1)　(C)(1)(2)　(D)(3)(4)　　　　　　　　　　　　　　　　　**（112 專高）**

（　）72. 有關眼外肌發育的敘述，下列何者錯誤？(A)控制眼球運動的眼外肌共有 6 條，由間質層 (mesenchyme) 的同一塊組織分化而成　(B)下斜肌 (inferior oblique muscle) 由第三對腦神經支配運動　(C)提瞼肌 (levator palpebrae superioris) 與上斜肌 (superior oblique muscle) 同源，所以眼瞼下垂的病人常會合併上斜肌麻痺　(D)外直肌 (lateral rectus muscle) 由第六對腦神經支配運動

（112 專高）

（　）73. 有關動眼神經的敘述，下列何者錯誤？(A)是 12 對腦神經之中的第三對　(B)負責控制眼球的轉動及瞳孔的縮放　(C)支配上瞼提肌、上直肌、上斜肌、下斜肌及下直肌　(D)經由眶上裂 (supraorbital fissure) 進出顱腔　**（112 專高）**

（　）74. 關於淚液系統的敘述，下列何者正確？(1)淚腺被上眼瞼提肌 (levator palpebrae superioris) 的腱膜分為大的眼瞼部 (palpebral portion) 和小的眼窩部 (orbital portion)　(2)Hasner 瓣膜 (valve of Hasner) 分布在總淚管 (common canaliculus) 和淚囊 (lacrimal sac) 之間，防止淚液回流至總淚管　(3)淚腺的血液是由淚動脈 (lacrimal artery) 供應　(4)鼻淚管 (nasolacrimal duct) 的開口是位在下鼻道 (inferior meatus)，將淚液流入鼻腔。(A)(1)(2)(3)(4)　(B)僅 (2)(3)(4)　(C)僅 (1)(3)(4)　(D)僅 (3)(4)　**（113 專高）**

（　）75. 有關眼眶及鼻竇之敘述，下列何者錯誤？(A)眼眶的底層包含三塊骨頭：顎骨 (palatine)、顴骨 (zygoma) 及上頜骨 (maxilla)，在眼眶的底層下方是上頜竇 (maxillary sinus)　(B)淚囊 (lacrimal sac) 位在淚窩 (lacrimal fossa) 上，淚窩由淚骨 (lacrimal bone) 及上頜骨所組成　(C)眼眶的內側壁包含篩骨 (ethmoid)、淚骨及上頜骨。篩骨非常薄，炸出性骨折 (blow-out fracture) 最常見的骨折處在眼眶內壁　(D)篩竇感染可能造成眼窩感染，感染有可能藉由眼眶靜脈 (orbital vein) 進入腦部　**（113 專高）**

（　）76. 眶下裂 (inferior orbital fissure) 是由哪些骨構成？(1)額骨 (frontal bone)　(2)淚骨 (lacrimal bone)　(3)蝶骨 (sphenoid bone)　(4)上頜骨 (maxillary bone)　(5)顴骨 (zygomatic bone)　(6)篩骨 (ethmoid bone)。(A)(4)(6)　(B)(1)(3)　(C)(2)(5)　(D)(3)(4)　**（113 專高）**

（　）77. 下列何者不是產生眼球運動的自主眼外肌？(A)內直肌　(B)外直肌　(C)上眼瞼提肌　(D)下直肌　**（113 專高）**

（　）78. 有關結膜的敘述，下列何者正確？(A)結膜組織不負責眼表層免疫防治系統　(B)結膜組織內有淋巴系統，在眼表層的免疫防治系統扮演重要的角色　(C)結

膜組織內有淋巴系統，在眼表層的免疫防治系統僅負責主動免疫的功能　(D)
結膜組織內有淋巴系統，在眼表層的免疫防治系統僅負責被動免疫的功能

（**113 專高**）

（　）79. 上斜肌的長度很長，從眼窩尖(orbital apex)出發後會穿過眼窩壁內上方的滑車
(trochlea)，再向後、下行走，最後附著在眼球上方的後外側。有關上斜肌的
敘述，下列何者錯誤？(A)滑車處發炎也會引起斜視，此種症狀稱為布朗症候
群(Brown syndrome)　(B)上斜肌由第四對腦神經支配　(C)上斜肌的運動作用
方向包括下舉(depression)、內旋(incyclotorsion)以及內轉(adduction)　(D)上斜
肌最後附著在眼球上的位置，其肌肉路徑方向與第一眼位(primary position)的
視軸比較，夾角約為 55 度　（**113 專高**）

（　）80. 麻痺性斜視病人兩眼的偏移程度，常會隨著不同的注視(gaze)方位而不同，這
種斜視稱為下列何者？(A)隱斜視 (latent strabismus)　(B)顯斜視 (manifest
strabismus)　(C)非共同性斜視 (incomitant strabismus)　(D)共同性斜視
(concomitant strabismus)　（**113 專高**）

（　）81. 淚水反射 (tear reflex)其神經傳遞路徑不包含下列何者？(A)動眼神經
(oculomotor nerve)　(B)三叉神經(trigeminal nerve)　(C)淚神經(lacrimal nerve)
(D)大淺岩神經(greater superficial petrosal nerve)　（**113 專高**）

（　）82. 下列哪一條神經並無穿過肌腱總環(common tendinous ring)？(A)鼻睫神經
(nasociliary nerve)　(B)動眼神經　(C)滑車神經　(D)外旋神經　（**113 專高**）

（　）83. 有關淚膜的生理之敘述，下列何者錯誤？(A)瞼板腺功能障礙(meibomian gland
dysfunction)影響淚膜脂質層的穩定性　(B)黏蛋白(mucin)的調節分泌不受神經
支配　(C)淚膜穩定是由分泌(secretion)、排出(drainage)與蒸發(evaporation)多
重機制調整　(D)淚膜最內層為親膜性黏蛋白(membrane-bound mucins)與角膜
上皮緊密接觸　（**113 專普**）

（　）84. 病人右眼兩週前被拳頭打，爾後向右看產生複視，下列何者錯誤？(A)病人有
眼窩骨折　(B)最可能為紙狀板(lamina papyracea)破裂，其為蜂巢狀，是蝶骨
(sphenoid bone)中較薄的一個部位　(C)眼窩骨的外側最硬最厚，骨折不容易
發生在此病人　(D)此病人發生淚骨(lacrimal bone)破裂之狀況並不常見

（**113 專普**）

（　）85. 下列何者不是構成眼眶的七塊骨頭之一？(A)下頜骨(mandible bone)　(B)蝶骨
(sphenoid bone)　(C)額骨(frontal bone)　(D)淚骨(lacrimal bone)　（**113 專普**）

（　　）86. 下列哪一條神經不經由眶上裂進入眼球？(A)三叉神經　(B)動眼神經　(C)外展神經　(D)顏面神經　　　　　　　　　　　　　　　　　　**（113 專普）**

（　　）87. 上斜肌的作用不含下列哪一項？(A)內旋(intorsion)　(B)下轉(depression)　(C)內收(adduction)　(D)外展(abduction)　　　　　　　　　　　　　**（113 專普）**

📖 解答及解析

1. B　結膜的組織為多層非角質化鱗狀上皮和杯狀細胞所組成。

2. B　提上眼瞼肌由動眼神經(CN III)支配，淚腺分泌神經由顏面神經(CN VII)支配，眼瞼平滑肌由交感神經支配。

3. D　滑車神經(CN IV)因路徑長，頭部外傷容易導致滑車神經麻痺而造成垂直複視，病患為了中和此複視現象，常將頭部轉離患側肩膀處，故易有斜頸的現象。

4. A　複視就是將一個物像看成兩個的情況，其原因大多是眼外肌無力或麻痺所引起的斜視。而眼外肌是由腦神經所控制，故腦神經或大腦本身的疾病都有可能造成複視，例如核間性眼肌麻痺造成的水平眼睛運動異常，或如背中腦綜合徵造成的垂直運動異常，其病人眼位雖正常，但仍會抱怨雙眼複視。

5. C　穆勒氏肌功能為不自主地提起上眼瞼，例如眨眼。解剖位置就相當於下眼瞼的縮下眼瞼肌，穆勒氏肌和縮下眼瞼肌兩者是由頸交感神經支配。

6. D　眼窩底層包含上頜骨、顴骨和腭骨，在眼球受到鈍器等外力撞擊時，震盪性的壓力推擠容易造成此層和內側壁的爆裂性骨折，進而造成眼球內陷的症狀。

7. D　結膜跟角膜一樣為第五對三叉神經所支配，含有豐富的感覺神經末梢，可分辨多種感覺，如痛覺、溫覺、觸覺、癢感和乾燥感等。

8. A　提上眼瞼肌移行為腱膜之前，肌淺面的筋膜增厚形成一束橫行的緻密結締組織稱為 Whitnall 韌帶，經過此韌帶後改稱為提上眼瞼肌筋膜。該韌帶大致位於眼球赤道部正上方，其前緣下方為提上眼瞼肌肌腹與腱膜的移行部位，其主要作用普遍認為是限制上瞼提肌的過度活動，故又稱為節制韌帶。

9. A　上直肌：向上、內轉、內旋。

10. C　雙眼同時動作使用之眼外肌彼此互為共軛肌，例如眼球往左下方看時，主要作用的眼外肌為左眼下直肌與右眼上斜肌；往右上方看時，主要作用的眼外肌為右眼上直肌與左眼下斜肌。

11. B　除了下斜肌之外的其他五條眼外肌，共同起源於眼窩頂點的肌腱總環和肌肉圓錐，眼窩這個肌肉圓錐起源區域的肌腱總環，特別被稱為辛氏環。

12. B　淚膜從外至內由三部分組成，依次為脂質層、水樣層和黏液層。

13. C 淚囊位於淚骨的淚囊窩內，其上方為盲端，下方則與鼻淚管相連接，垂直長約 12 mm。鼻淚管位於骨性鼻淚管內，上接淚囊，向下後稍外分布，開口於下鼻甲覆蓋處的下鼻道側面，全長約 15 mm。

14. C 淚液所含的電解質成分和血漿大致相同，其中以鉀離子與血液中的差異最大。人體 95%的鉀元素位於細胞內，僅 5%位於血液中。細胞內正常鉀離子平均值為 146 mEq/L、血清正常血鉀值介於 3.5~5.5 mEq/L、血漿正常血鉀值則介於 3.5~5.0 mEq/L 之間，而淚液中之鉀離子濃度約為 36 mEq/L。

15. B 球結膜與鞏膜間有眼球筋膜疏鬆相連。

16. D 淚液具有屈光、保護、潤滑、營養角膜的作用，可促進眼角膜氧氣交換，且含有抗菌成分，對角膜和眼球外部的潤滑非常重要。

17. C 眼輪匝肌或稱眼環肌，由第 7 對顏面神經支配，附著於皮膚之下，主要功用是關閉眼瞼。

18. B 結膜直接與外界接觸，組織內有淋巴系統，負責眼表層的免疫功能。結膜的血液供應源自前睫狀動脈及眼瞼動脈，負責養分供應。

19. A 淚膜從外至內由三部分組成，依次為脂質層、水樣層和黏液層。

20. A 反射性分泌是由於外界刺激或情緒激動引起自主神經反射性的淚液分泌，用於清洗眼表組織，稀釋毒性物質等。

21. C 眼球四條外直肌在眼窩頂點連接在一起圍成一圈，構成肌腱總環，特別又被稱為辛氏環。

22. D 瞼板上肌又稱穆勒氏肌，功能為不自主地提起上眼瞼，是由頸交感神經支配。

23. B 雙眼同時動作使用之眼外肌彼此互為共軛肌。例如眼球往左下方看時，主要作用的眼外肌為左眼下直肌與右眼上斜肌；往右上方看時，主要作用的眼外肌為右眼上直肌與左眼下斜肌；往左上方看時，主要作用的眼外肌為左眼上直肌與右眼下斜肌；往右下方看時，主要作用的眼外肌為右眼下直肌與左眼上斜肌。

24. C 眶上裂位於蝶骨體部及大翼與小翼之間。

25. A 內眥垂直的皮膚折疊稱之為內眥贅皮，導致外觀上常像是內斜視，分辨的方法是以瞳孔光反射(Hirschberg corneal reflex test)來幫助鑑別。

26 C. 各條直肌的止點和角鞏膜緣的距離均不相同，內直肌最近為 5.5 mm、下直肌為 6.5 mm、外直肌為 6.9 mm、上直肌最遠為 7.7 mm。這個由上、外、下、內四條直肌呈螺旋形狀逐漸遞減的現象，特別稱之為蒂爾勞氏螺旋，是進行眼部斜視手術時重要的解剖界標。

27. C 閉眼時眼輪匝肌收縮會使淚囊擴張，同時眼瞼朝後淚脊拉去，這拉力作用於環繞淚囊的筋膜上，造成淚小管收縮而產生負壓將眼淚拉進淚囊中，然後因地心引力及組織彈力繼續流下。淚囊位於鼻側淚骨的淚囊窩內，下方則與鼻淚管相

連接。淚小管與淚囊垂直連接，兩者之間有羅氏瓣膜。鼻淚管開口於下鼻甲覆蓋處的下鼻道側面，下端開口處為具有閥門作用的黏膜摺疊，稱為哈氏瓣膜。

28. C 辛氏環再和上斜肌共同構成肌肉圓錐，乃四條眼直肌及上斜肌、提上眼瞼肌的共同起端。

29. B 瞼板腺產生淚液中的脂質層。

30. A 結膜組織的血管分布主要位於固有層中。球結膜覆蓋於眼球前部鞏膜表面，與角膜組織交界處是稱為輪部組織的角鞏膜緣，是結膜的最薄和最透明部分。

31. D 同第 23 題解析。

32. A 控制眼球的肌肉可分為直肌及斜肌，二者皆由橫紋肌(striated muscle)所構成。

33. B 分離性垂直偏向(DVD)為兩眼交替遮蓋時，被遮蓋患眼會上移及外旋轉，當移除遮蓋後患眼眼球會下移，但沒有相對應另一眼眼球下移現象，這是與一般斜視的神經支配法則相矛盾的一種眼球垂直運動異常。其真正原因不明，因為偏斜的角度不穩定經常有變化，故可排除肌肉組織結構異常，而且由於與軒立頓(Sherrington)和赫林(Hering)定律相違背，故可否定為神經支配異常所致。一般不須特別處理，若考量美觀問題可考慮手術治療。

34. B 眼眶尖部若損傷發炎易引起眼眶尖端部症候群，症狀包括視力喪失、視神經病變及眼肌麻痺。眼眶尖端部症候群也容易與上眶裂症候群、甲狀腺相關眼疾及頸動脈－海綿竇瘻管等疾病一樣，會同時造成雙眼複視與眼窩突出。

35. A 病人頭部會轉到眼外肌較弱的方向，使眼球自動轉到相反方向以使用較有力的眼外肌。例如若右眼外直肌麻痺，病人臉部將轉向右側，以利眼球向左視物。

36. B 上斜肌由滑車神經支配。

37. B 上直肌是由對側動眼神經的上部分枝所支配。

38. C 頸動脈－海綿竇瘻管引起顱神經麻痺或受傷，因第 5 對腦神經下頜分枝(V3)不在海綿竇內故不受影響。若海綿竇的外側壁受到病灶影響，外旋神經(CN VI)因不在外側壁，故外直肌的功能會比其他眼外肌相對正常。

39. B 內側壁是眼眶壁中最薄的，前部緊鄰篩竇，後部緊鄰蝶竇，由上頜骨、淚骨、篩骨和蝶骨等四塊骨頭所組成。其中篩骨非常薄而容易碎裂，且與鼻竇相鄰，導致鼻竇腔的感染容易經由破損或穿孔的篩骨進入眼窩。

40. D 上眼窩裂位於蝶骨體部及大翼與小翼之間，上眼靜脈及淚神經(CN V)、額神經(CN V)和滑車神經(CN IV)通過此裂的外側部且位於辛氏環的外面。

41. C 球結膜覆蓋於眼球前部鞏膜表面，與角膜組織交界處是稱為輪部組織的角鞏膜緣，是結膜的最薄和最透明部分。

42. C 上斜肌穿過滑車向後轉折，經上直肌下面到達眼球赤道部後方，附著於鞏膜的外上側靠近渦靜脈處。下斜肌附著於赤道部後方外下側靠近渦靜脈的鞏膜上。

43. B 視神經(CN II)、交感神經及眼動脈通過蝶骨小翼(ophthalmic artery)上的視神經管和視神經孔，而且位於辛氏環內。

44. C 同第 43 題解析。

45. B 上直肌為向上、向內、內旋；上斜肌為向下、外展、內旋；下直肌為向下、向內、外旋；下斜肌為向上、外展、外旋。

46. C 上眼眶裂位於蝶骨體部及大翼與小翼間，上眼靜脈(superior ophthalmic vein)及淚神經(CN V)、額神經(CN V)和滑車神經(CN IV)通過此裂外側部且位於辛氏環外面。動眼神經(CN III)之上、下分枝和外旋神經(CN VI)、鼻睫神經(CN V)通過此裂內側部且位於辛氏環內；視神經(CN II)、交感神經及眼動脈(ophthalmic artery)通過蝶骨小翼上的視神經管和視神經孔，位於辛氏環內。

47. A 眼窩底層(orbital floor)包含上頜骨、顴骨和腭骨三塊骨頭。在眼球受到鈍器等外力撞擊時，通常眼眶緣(orbital rim)是完整的，但震盪性的壓力推擠容易造成此底層和內側壁爆裂性骨折(blow-out fracture)。

48. D 淚液品質的評估為使用裂隙燈顯微鏡的鈷藍色濾光燈，加上在角結膜滴螢光染劑來觀察。

49. D 眼窩內壁(medial orbital wall)為眼眶壁中最薄，幾乎呈現半透光狀(semi-transparent)；前部緊鄰篩竇(ethmoidal sinus)，後部緊鄰蝶竇(sphenoidal sinus)。

50. C 上斜肌的作用力方向與視軸呈 54°角，肌肉收縮時主要使眼球內旋(intorsion)，亦可使眼球轉向下(infraversion)與向外(abduction)。

51. C 結膜是一層薄的、富含血管的半透明黏膜層，覆蓋在眼球前部和眼瞼內部表面，直接與外界接觸。

52. C 四條直肌及上斜肌的起點在骨性眼眶的頂點尖端 Zinn 氏環，而下斜肌則起源於眼眶底層的前鼻側。下斜肌的肌肉平面與視軸夾 51 度，主要運動是外旋(extorsion)。長度最長的眼外肌為上斜肌。

53. C 四條直肌及上斜肌的起點都在眼窩頂部(orbital apex)的 Zinn 氏環，而下斜肌則起源於眼眶底層的前鼻側。

54. B 上、下直肌收縮時除了使眼球上、下轉動的主要功能外，同時還有使眼球內轉內旋、內轉外旋的作用。上斜肌和下斜肌的肌肉收縮時主要分別使眼球內旋(intorsion)和外旋(extorsion)，上斜肌亦可使眼球轉向下(infraversion)與向外(abduction)，下斜肌亦可使眼球轉向上(supraversion)與向外(abduction)。

55. C 下斜肌的肌肉收縮時主要使眼球外旋(extorsion)，亦可使眼球轉向上(elevation)與向外(abduction)。

56. D 提上眼瞼肌的骨骼肌部分和上直肌的筋膜鞘(fascial sheath)，由同一束結締組織連接，由對側第 3 對動眼神經支配，以確保兩個肌肉的協同作用；提上眼瞼肌的平滑肌部分則是由上頸部交感神經節的交感神經節後纖維支配。

57. D 眼輪匝肌(orbicularis oculi muscle)或稱眼環肌，由第 7 對顏面神經支配，附著於皮膚下，主要功用是關閉眼瞼。當顏面神經麻痺時會出現眼瞼閉合不全。

58. A 鼻淚管下端開口處為具有閥門作用的黏膜摺疊，稱為哈氏瓣膜(Hasner valve)，此瓣膜大多數在出生前或出生後半年內會自行打開，但有大約 15%的新生兒無法在出生後一年內自行痊癒。若嬰兒期此瓣膜結構未開通，會造成先天性鼻淚管阻塞及慢性淚囊炎。

59. C 外旋神經(CN VI)負責支配外直肌，外直肌的主要功能是使眼球向外側的方向水平轉動，外旋神經麻痺則外直肌無法收縮，產生內斜視。

60. D 內側壁由上頜骨、淚骨、篩竇和蝶骨體部組成。

61. C 肉毒桿菌素注射過度或過深，可能會影響到提瞼肌(levator palpebrae superioris)的功能，進而造成眼瞼下垂。

62. C 杯狀細胞(goblet cells)分泌淚膜三層結構中的內側黏液層(mucus)，其分泌調節受交感神經與副交感神經介入支配。

63. D 沿著橫軸轉動，眼球會往外展或往內收；沿著縱軸轉動，眼球會向內旋轉和向外旋轉並伴隨著往外展或往內收。

64. D 同第 45 題解析。

65. C 淚腺的血液供應主要來自眼動脈的分支淚腺動脈(lacrimal artery)，靜脈血管可匯入眼上靜脈(superior ophthalmic vein)血管系統。

66. D 眼窩由 7 塊骨頭組成：額骨、蝶骨、篩骨、顎骨、淚骨、上頜骨和顴骨。內側壁是眼眶四個壁中最薄的，其中篩骨也稱為紙狀板(lamina papyracea)，為蜂巢狀且非常薄而容易碎裂。

67. D 灰線是位於眼瞼中間的分隔膜，為里歐蘭肌肉(muscle of Riolan)組成。

68. B 總淚小管與淚囊垂直連接，兩者之間有羅氏瓣膜(Rosenmüller valve)，可避免淚水自淚囊逆流回淚小管。鼻淚管位於骨性鼻淚管內，開口於下鼻甲覆蓋處的下鼻道側面，下端開口處為具有閥門作用的黏膜摺疊，稱為哈氏瓣膜(Hasner valve)，若嬰兒期此瓣膜結構未開通，會造成先天性鼻淚管阻塞及慢性淚囊炎。

69. B 上斜肌起源於眼眶尖部辛氏環旁蝶骨體的骨膜，肌腱穿過附著在額骨的纖維軟骨的滑車窩，然後向下向後，並且向外彎曲，經上直肌下方穿過到達眼球赤道後方，附著於鞏膜的外上側，可使眼球轉向下、向外和內旋(intorsion)。

70. C 拮抗肌(antagonist)是指兩條肌肉作方向互為相反的動作，上斜肌和下斜肌的肌肉收縮時主要分別使眼球內旋(intorsion)和外旋(extorsion)。

71. A 兩眼同時平行往左轉時主要用到右眼內直肌與左眼外直肌，內直肌由第三對腦神經控制，外直肌由第六對腦神經控制。

72. C 提上眼瞼肌的骨骼肌部分和上直肌的筋膜鞘(fascial sheath)同源，由同一束結締組織連接，並由對側第 3 對動眼神經支配，以確保兩個肌肉的協同作用，所以眼瞼下垂的病人常會合併上直肌麻痺。

73. C 上斜肌由第四對滑車神經支配。

74. D 提上瞼肌外側肌腱從淚腺中通過，將其分隔成較大的眼窩部和較小的眼瞼部淚腺。總淚小管與淚囊垂直連接，兩者之間有羅氏瓣膜(Rosenmüller valve)，可避免淚水自淚囊逆流回淚小管。

75. C 篩骨非常薄，並與鼻竇相鄰，導致鼻竇腔的感染容易經由破損或穿孔的篩骨進入眼窩，甚至藉由眼窩靜脈進入大腦。爆裂性骨折(blow-out fracture)最常見的骨折處在眼眶底部。

76. D 眶上裂位於蝶骨體部及大翼與小翼之間，上眼靜脈(superior ophthalmic vein)及淚神經(CN VI)、額神經(CN VI)和滑車神經(CN IV)通過此裂的外側部且位於辛氏環的外面；眶下裂則是由蝶骨和上頜骨所組成。

77. C 控制眼球運動的眼外肌共有 6 條，每個眼球各有 4 條直肌(rectus muscles)和 2 條斜肌(oblique muscles)，分別為上直肌、下直肌、內直肌、外直肌、上斜肌和下斜肌。

78. B 結膜組織內有淋巴系統，負責眼表層的免疫功能。

79. C 上斜肌的運動作用方向包括下舉(depression)、內旋(incyclotorsion)以及外轉(abduction)。

80. C 複視是指將一個物像看成兩個的情況，原因大多是眼外肌無力或麻痺引起的斜視。麻痺性斜視病人兩眼的偏移程度，常會隨著不同的注視(gaze)方位而不同，這種斜視稱為非共同性斜視(incomitant strabismus)；眼外肌由腦神經控制，故腦神經或大腦本身的疾病也都有可能造成複視。

81. A 淚液分泌分為基礎分泌和反射性分泌：基礎分泌不受外界刺激影響，也不受神經支配，呈持續性微量淚液分泌；反射性分泌又稱淚水反射(tear reflex)，是由於外界刺激或情緒激動引起自主神經反射性的淚液分泌，其神經傳遞路徑包括：三叉神經(trigeminal nerve)、顏面神經、膝狀神經節、大淺岩神經(greater superficial petrosal nerve)、翼管神經，及淚神經(lacrimal nerve)。反射性大量分泌淚液時，甚至可達基礎淚液量的 10 倍以上。

82. C 眶上裂(superior orbital fissure)位於蝶骨體部及大翼與小翼之間，上眼靜脈及淚神經、額神經和滑車神經通過此裂的外側部且位於辛(Zinn)氏環的外面；動眼神經之上、下分支和外旋神經、鼻睫神經通過此裂的內側部且位於辛氏環內。

83. B 淚液膜從外至內依次為脂質層、水層和黏液層，其調節分泌均受神經支配控制。

84. B 在眼球受到鈍器等外力撞擊時，震盪性的壓力推擠容易造成此底層和內側壁的爆裂性骨折(blow-out fracture)，進而造成眼球內陷(enophthalmos)的症狀，並常常會伴隨有複視及眼眶周圍皮膚感覺麻木的現象。若病人右眼被打，爾後向右看產生複視，表示右眼外直肌麻痺，故內側壁的紙狀板(lamina papyracea)並未受影響。

85. A 眼眶的 7 塊骨頭組成：額骨(frontal bone)、蝶骨(sphenoid bone)、篩骨(ethmoid bone)、顎骨(palatine bone)、淚骨(lacrimal bone)、上頜骨(maxilla bone)和顴骨(zygomatic bone)。

86. D 眶上裂位於蝶骨體部及大翼與小翼之間，上眼靜脈、滑車神經及三叉神經的淚神經、額神經兩分支通過此裂的外側部且位於辛氏環外；動眼神經之上、下分支和外展神經、三叉神經的鼻睫神經分支通過此裂的內側部且位於辛氏環內。

87. C 同第 50 題解析。

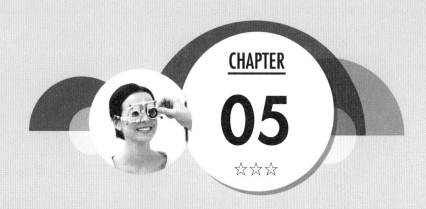

眼睛的神經

重|點|彙|整

5-1 視覺路徑

1. 視覺路徑(visual pathway)簡稱視路，是**視覺訊息從視網膜感光受器開始**，到**大腦枕葉**(occipital lobe)**視中樞的傳導路徑**。臨床上通常指從視神經開始，經視交叉、視徑、外側膝狀體、視放射到枕葉的視覺皮質的神經傳導路徑。

2. 光線刺激由眼睛的視網膜**感光細胞**(photoreceptors)接收後，首先將訊號**傳遞到雙極細胞**(bipolar cells)，之後傳到**視網膜節細胞**(ganglion cells)，**並經由視神經將訊息傳送出眼睛**。

3. 左、右兩眼的節細胞纖維形成左、右兩條視神經，兩條神經纖維在訊息傳遞到大腦的途中，會先形成視交叉，在此處，左及右側視野的神經纖維會匯集成右、左兩條視束，並將 **70~90%神經纖維傳到視丘兩側的外側膝狀體**，接著，再藉由視放射束傳到**枕葉的初級視覺皮質**。

4. 一般也將此路徑所經之神經元分為 3 級：

   (1) 1 級神經：雙極細胞。

   (2) 2 級神經：神經節細胞。視神經、視交叉及視束皆為神經節細胞的軸突(axon)所形成。視網膜神經節細胞一般又可分為 M 型細胞（Magno，與桿細胞功能較相關）、P 型細胞（Parvo，與錐細胞功能較相關）及 K 型細胞（Konio，混合型）。

   (3) 3 級神經：在外側膝狀體(LGB)內，往上會投射到視覺皮質(visual cortex)。

5. 除了視覺路徑之外，視覺系統還包含了大腦的其他部分，以進行影像辨別、解釋和眼睛運動的協調統合。

6. 部分的視束會將訊息傳遞到中腦的其他部位，如上丘(superior colliculus)與眼球跳視有關；下視丘的前頂蓋(pretectum)與瞳孔光反射有關；交叉上核(suprachiasmatic nucleus)與生物時鐘有關；腹外側視前核(ventrolateral preoptic nucleus)與睡眠調節有關等。

一、視神經(Optic Nerve)

1. 視網膜感光受器的神經衝動經外網狀層傳至雙極細胞，再經內網狀層傳至神經節細胞，由神經節細胞發出的神經纖維向視盤(optic disc)匯聚成視神經。

2. 視神經是第 2 對腦神經(CN II)，正常成年人從**視盤至視交叉前腳全長約 40~50 mm**，長度比眼窩提供的空間要長一些，使眼球在轉動時神經不會產生張力。依據部位可將之劃分為球內段(1 mm)、眶內段(24 mm)、管內段(約 9 mm)和顱內段(16 mm)四個部分，其中最長的部分是眶內段。

3. 球內段的視盤(optic disc)直徑約 1.5 mm，深度約 1 mm，位於黃斑部的內側約 3~4 mm 處，神經纖維成束穿過鞏膜篩板(lamina cribrosa)，且眼球內視神經盤直徑較球後視神經直徑稍細一些。視神經纖維在球內段部分沒有髓鞘包圍，約由 100~120 萬的無髓鞘軸突組成，90%是 1.5 mm 的小直徑，血液供應主要來自於短睫狀後動脈(short posterior ciliary arteries)；穿過篩板離開眼球之後則被包覆在由寡樹突膠質細胞(oligodendrocytes)纏繞形成的髓鞘(myelin sheath)裡，直徑由眼球附近的 1.6 mm 增加到眼眶附近的 3.5 mm，在顱腦空間時則會達到 4.5 mm。

4. 球內段位於眼球內，故支配球內段視覺路徑相關之血管問題可採用視網膜螢光血管攝影 (retinal fluorescein angiography) 或循血綠眼底血管攝影 (indocyanine green angiography)來評估。**視神經纖維在球內段沒有髓鞘包圍，穿過篩板離開眼球之後，被包覆在由寡突膠質細胞(oligodendrocytes)纏繞形成的髓鞘(myelin sheath)裡，故眼球內視神經盤直徑較球後視神經直徑稍細一些。**

5. **視神經**在眼窩頂端(orbital apex)通過辛氏環(annulus of Zinn)，**然後穿入視神經管(optic canal)，通過大腦外層堅硬的硬腦膜，進入顱腔中。**顱內段已進入大腦內，故支配顱內段視覺路徑相關之血管問題可採用腦部斷層掃描血管造影 (computed tomography angiography, CTA) 或核磁共振血管造影 (magnetic resonance angiography, MRA)來評估。

6. 神經膠細胞目前已發現四種不同類型，包括室管膜細胞，星狀膠細胞 (astrocyte)，寡突膠細胞(oligodendrocyte)及微膠細胞(microglia)（表 5-1）。

▶ 表 5-1　神經膠細胞

神經膠細胞	說　明
星狀膠細胞	負責中樞神經系統之營養與支持，並與微血管形成血腦障壁(blood-brain barrier)，提供中樞神經系統中穩定而不受干擾之微環境
寡突膠細胞	主要在中樞神經系統內形成髓鞘，提供神經電位傳導上之絕緣；一個寡突膠細胞可同時與多條神經軸突形成多個髓鞘
微膠細胞	中樞神經系統內之巨噬細胞，主要功能在吞噬壞死或不正常之組織或細胞

7. 人類視神經的發育在 6 歲左右幾乎 100%完成，大腦視覺區則約在 6~10 歲間發育完成。若視覺發展過程中大腦未受到適當刺激，造成視力進展受阻撓，便可能出現弱視現象，故 2~6 歲間一般為弱視預防治療的黃金時期，必須在這段年齡期間針對視力減弱的原因，進行矯正治療。

二、視交叉(Optic Chiasm)

1. 視交叉是兩條視神經在腦下垂體(pituitary body)上方的交會處，此處的神經纖維分兩組，**來自兩眼視網膜鼻側的 53%纖維交叉至對側的視神經束**(optic tract)，**來自顳側的 47%纖維不交叉。**

2. **鼻側的神經纖維**負責顳側視野，**經過視交叉之後便進入到對側的大腦半球，**這個交叉現象在立體視覺上扮演了重要角色。

3. 視交叉是整個視覺路徑中，**受到傷害時會造成雙眼視野缺損的最前面組織。**

三、視神經束(Optic Tract)

1. 視神經束又稱視索或視徑，為視神經纖維離開視交叉後，新結合的鼻側和顳側神經纖維，分成左右兩組繞大腦腳至外側膝狀體(lateral geniculate body)。

2. 來自下半部視網膜的神經纖維（包括交叉和不交叉的）位於視索的腹外側(ventrolateral portion)，而來自上半部視網膜的神經纖維（包括交叉和不交叉的）位於視索的背內側(dorsomedial portion)，黃斑部神經纖維起初位於中央，之後移向視索的背外側。

四、外側膝狀體(Lateral Geniculate Body)

1. 外側膝狀體位於大腦腳外側，是由外側膝狀體的細胞核所組成的一個隆起，接受並整合由左右兩眼經視交叉和視徑傳來的視網膜神經纖維，其血液循環主要由內頸動脈的分枝前脈絡叢動脈(anterior choroidal artery)支配供應。

2. 由視網膜神經節細胞發出的神經纖維，約 70~90%在此與外側膝狀體的節細胞形成突觸，交換神經元後進入視放射，再連結大腦的視覺皮質。

3. 外側膝狀體具有 6 層組織結構，其中第 1、4、6 接受來自對側眼的視神經纖維（鼻側的視野影像），**第 2、3、5 接受來自同側眼的視神經纖維**（顳側的視野影像）。

4. 其中第 1、2 層（M 型細胞層）接受來自 M 型視網膜節細胞的神經纖維，其他層（P 型細胞層）則主要接受來自 P 型視網膜節細胞的神經纖維。

5. 在各層腹側間還有一些小細胞，則接受來自 K 型視網膜節細胞的神經纖維。

6. 外側膝狀體亦接受大量來自視覺皮質第 6 層的回饋連結。

五、視放射(Optic Radiation)

1. 視放射即側膝核距束(geniculocalcarine pathway)，是聯繫外側膝狀體和枕葉皮質的神經纖維結構。視放射之神經纖維將視覺訊息投射至視覺皮質上，其細胞本體位於外側膝狀體。

2. 交換神經元後的神經纖維，通過內囊和豆狀核的後下方呈扇形散開，分成背側、外側及腹側三束。其中，背側、外側兩束均經顳葉、頂葉髓質，向後止于枕葉，但腹側束負責下半部視網膜視覺傳遞之視放射神經纖維則向前經側腦室抵達顳葉前端，形成一凸面向外稱為邁爾氏環(Meyer's loop)，再向後繞側腦室下角到達枕葉。

3. 來自視網膜上方的神經纖維居於背側、下方纖維居於腹側、黃斑部區域的神經纖維居於中部。視放射近內囊部供血來自前脈絡膜動脈，後部血液供應來自大腦中動脈(middle cerebral artery)分出的輻射動脈，此動脈易形成血栓。

六、視覺皮質(Visual Cortex)

1. **視覺皮質位於枕葉的禽距溝**(calcarine fissure)**周圍**，主要包括初級視覺皮質及外紋狀皮質(extrastriate visual cortex)。

2. Brodmann 氏數列圖中，將大腦皮質以組織學角度劃為 52 個區域，稱為布羅德曼區(Brodmann area)。禽距溝位於大腦半球內側面，始於胼胝體後端下方，向後延伸至枕葉，為視覺皮質的重要標記。

3. 初級視覺皮質又稱紋狀皮質(striate cortex)，主要**位於大腦枕葉皮質布羅德曼分區的第 17 號區域**(area 17)，即禽距裂上、下唇和枕葉紋狀區，是大腦皮質中最薄的區域，**由大腦後動脈**(posterior cerebral artery)**血液供應養分**。初級視覺皮質主要能夠分析物體的顏色、動作及形狀。

4. **每側紋狀皮質與雙眼同側一半的視網膜相關聯**，如左側視皮質與左眼顳側和右眼鼻側視網膜相關。紋狀皮質的最前部與頂葉(parietal lobe)相鄰之處負責鼻側周邊視網膜的視覺訊息投射，其對應到的視野區，稱為**顳側新月形視野**(temporal crescent)。

5. 視網膜上部的神經纖維經上視放射，終止於禽距裂上方的紋狀皮質，接受來自上部視網膜區的視覺訊息投射；視網膜下部的纖維，終止於下方的紋狀皮質；黃斑部纖維則終止於枕葉紋狀區後極的後外側方，並占據大部分的大腦視覺皮質。

6. 視覺皮質可以再細分為 6 層，其中所有視放射束的神經纖維，皆會連結到初級視覺皮質的第 4 層（又分 a、b、c 三個亞層）。來自外側膝狀體 M 型細胞層纖維終止於 $4c\alpha$、P 型細胞層纖維終止於 $4c\beta$、K 型細胞層纖維終止於 4a。

7. 人類視網膜所得自外界的訊息中，70~80%會傳到外側膝狀體與大腦枕葉的紋狀皮質，另外 20~30%訊息會傳到中腦的上丘；中腦上丘是視覺或其他刺激所引起的眼球運動的反射中樞。

8. 由於視神經纖維在視覺傳導路徑的各個部位排列不同，所以在神經系統某部位發生病變或損害時，對視覺纖維的損害各異，表現為特定的視野異常，這在臨床診斷中具有重要意義（圖 5-1、表 5-2）。

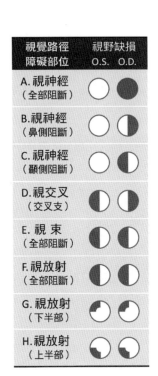

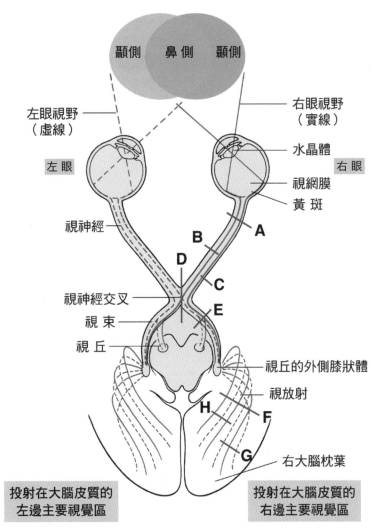

▶圖 5-1　視覺路徑與視野缺損

▶表 5-2　視野缺損的原因

視野缺損	原　因
中心盲點	視神經炎影響黃斑部區域的神經纖維
右側單眼視野半盲或全盲	右側眼窩動脈瘤若壓迫到視神經(A~C)
雙眼顳側半盲	腦下垂體腫瘤侵犯**視交叉**的部位(D)
兩眼左側同側半盲	右側視神經束病灶(E)
雙眼同側上方視野 1/4 缺損 (Pie in the sky)	對側大腦下方頂葉(inferior parietal lobe)、顳葉的視放射(inferior optic radiating fibers)或邁爾氏環(Meyer's loop)受傷害

▶ 表 5-2　視野缺損的原因（續）

視野缺損	原　因
雙眼同側下方視野 1/4 缺損 (Pie in the bottom)	對側大腦上方頂葉的視放射(superior optic radiating fibers)受傷害
雙眼同側上方視野 1/2 缺損 (Pie on the floor)	對側大腦前方及下方頂葉的大部分視放射纖維(most anterior and inferior optic radiating fibers)，包含邁爾氏環(Meyer's loop)受傷害
雙眼上方視野 1/4 同向性偏盲 (homonymous hemianopia)**且伴有黃斑部保留**(macular-sparing)	對側大腦頂(parietal lobe)、顳葉(temporal lobe)下半部視放射的後端受傷害(G)
雙眼下方視野 1/4 同向性偏盲 (homonymous hemianopia)**且伴有黃斑部保留**(macular-sparing)	對側大腦頂(parietal lobe)、顳葉(temporal lobe)上半部視放射的後端受傷害(H)
雙眼同側對稱性半側偏盲	腦傷位置在對側枕葉的視覺皮質區域(visual cortex)

5-2　眼的神經支配

　　眼的神經支配非常豐富，人體 12 對腦神經中，共有 6 對(CN II~VII)與眼睛有關。聽神經(CN VIII)的前庭系統和動眼神經系統互相連繫，能讓頭部旋轉時保持眼睛注視在一個影像上，如果也算在內則共 7 對與眼睛有關。除此之外，與眼睛有關的還有交感神經與副交感神經系統。

一、腦神經(Cranial Nerves, CNs)

　　人體 12 對腦神經皆發源於大腦，是周邊神經系統的一部分。周邊神經系統有別於大腦的腦脊髓中樞神經系統，包括腦神經和脊神經(spinal nerves)。這 12 對腦神經是根據起源的前後位置來編號，最前面 2 對起源於前腦，剩下的起源於腦幹。除迷走神經延伸進入腹腔外，其餘的 11 對僅支配頭部和頸部的構造。

　　送訊息到大腦的神經被稱為感覺神經，從大腦送訊息到肌肉的稱為運動神經，大部分腦神經具有感覺和運動功能，而所有含有運動功能的腦神經，都有自體感覺接受器（表 5-3）。

▶表 5-3　12 對腦神經

神經		起源	孔洞	神經支配
I 嗅神經		鼻腔	篩板嗅孔	・傳遞嗅覺
II 視神經		視網膜	視神經孔	・傳遞視覺
III 動眼神經		中腦腹面	眶上裂	・運動：對側上分枝支配提上眼瞼肌和上直肌；同側下分枝支配下直肌、內直肌、下斜肌 ・副交感：瞳孔虹膜括約肌、睫狀肌
IV 滑車神經		中腦背面	眶上裂	・運動：上斜肌
V 三叉神經	眼枝	橋腦	眶上裂	感覺： ・淚腺神經、額神經和鼻睫神經：頭骨、鼻子、鼻腔、角膜、虹膜、睫狀體、脈絡膜、上眼瞼和淚腺 ・長睫狀神經：角膜 ・長、短睫狀神經：虹膜、睫狀體和脈絡膜
	上頜枝		圓孔	・感覺：臉部表面、鼻腔、嘴巴硬軟顎、上唇和下眼瞼的感覺
	下頜枝		卵圓孔	・感覺：舌頭、下齒和下巴
VI 外旋神經		下橋腦	眶上裂	・運動：外直肌
VII 顏面神經		橋腦	莖乳突孔	・五個分枝：顳枝、顴枝、頰枝、下頜枝和頸枝 ・運動：臉部表情、眼輪匝肌 ・感覺：舌前 2/3 的味覺 ・副交感：淚腺、鼻腺、腭腺、舌下唾腺、頜下唾腺
VIII 聽覺神經		橋腦	內耳聽道	・運動：聽覺、平衡覺
IX 舌咽神經		延腦	頸靜脈孔	・運動：咽部肌肉 ・感覺：咽喉、耳朵、舌頭後 1/3 的味覺、腦脊髓膜 ・副交感：腮腺分泌
X 迷走神經		延腦	頸靜脈孔	・說話、消化、心跳速率、味覺、呼吸
XI 副神經		延腦	頸靜脈孔	・運動：頭部、頸部
XII 舌下神經		延腦	舌下神經管	・運動：舌外肌、內肌，調控說話、咀嚼

（一）嗅神經(CN I)

1. 嗅覺神經起源於鼻腔，與嗅球形成突觸。

2. 氣味→鼻腔→直接送到大腦的邊緣系統（嗅覺皮質），這是一條通往大腦情緒中心的快速道路，會引起強烈地關於情緒的回憶。

3. 我們對一個氣味的喜好，決定於跟這個氣味聯結在一起的記憶。

（二）視神經(CN II)

1. 視神經通常被認為是中樞神經系統的一部分，起源於視網膜的視神經節細胞(retinal ganglion cells)。人類每眼視神經節細胞大約有 100~120 萬，其軸索(axon)共同匯集至視神經盤，穿過含有約 200~300 個孔道的篩板，再穿過鞏膜向後延伸至視束交叉。

2. 可見光線→眼角膜和水晶體折射聚焦→成倒影落在視網膜上→感光細胞將光波轉換成電波→視神經→視束交叉→側膝核→大腦皮質枕葉的視覺中樞。

3. 視神經純粹是感覺神經，不含運動神經，主要**負責視覺**。視神經血流來自中央視網膜動脈、短後睫狀動脈及眼動脈、內頸動脈等的分枝。

（三）動眼神經(CN III)

　　動眼神經起源於中腦腹面，其神經核位於中腦上丘部位的 E-W 核(Edinger-Westphal nucleus)，**在海綿竇(cavernous sinus)分成上下分枝，通過眶上裂進入眼窩**，而到達眼睛。

1. **支配提上眼瞼肌、部分眼外肌：**
   (1) 提上眼瞼肌的骨骼肌部分和上直肌(SR)的筋膜鞘(fascial sheath)，由同一束結締組織連接，受對側動眼神經的**上分枝支配**，以確保兩個肌肉的協同作用。
   (2) 同側動眼神經的**下分枝支配下直肌(IR)、內直肌(MR)和下斜肌(IO)**。支配下斜肌的神經分支，也進入睫狀神經節，該分支包含副交感神經纖維，支配瞳孔括約肌和睫狀肌。
   (3) 眼睛可以保持穩定地注視一個物體，主要是靠以上肌肉和神經的精密協調。在頭部或外在環境轉動時，為了保持視網膜上的影像能穩定對準，人眼必須啟動視動系統(optokinetic system)或稱為視動震顫(optokinetic

nystagmus)。視動震顫屬於正常的眼生理震顫，當一連續物體在眼前向右移動時，眼球會向右慢速追隨性運動，再向左側快速反射性運動，屬於雙眼不對稱型水平震顫。在嬰兒時期，視動震顫為評估視覺發育的方式之一。

(4) **赫林氏定律(Hering's law)**：眼睛可以保持穩定地注視一個物體，主要是靠以上肌肉和神經的精密協調。當某一條眼外肌受到神經支配收縮時，它的共軛肌（對側眼的協同肌）會受到相等的支配收縮共同轉動眼球。

(5) **軒立頓氏定律(Sherrington's law)**：當某一條眼外肌受到支配收縮時，同一隻眼的相反肌肉（拮抗肌）會受到相等的脈波放鬆。

(6) **眼睛輻輳反射路徑**（又稱眼球會聚或聚合）：光線→視網膜→視神經→視交叉→視徑→外側膝狀體→視覺皮質→通過聯合纖維至額葉皮質的眼球區→皮層腦幹束→中腦→E-W (Edinger-Westphal)核→動眼神經→兩眼內直肌收縮→兩眼球會聚。

3. **支配虹膜括約肌（控制瞳孔大小）和睫狀肌（調視）：**

(1) 虹膜括約肌：負責縮小瞳孔，由第三對動眼神經的副交感神經核(Edinger-Westphal nucleus)之神經纖維支配，**屬於併入下分枝的副交感神經纖維系統，通常因受傷、動脈瘤(aneurysm)等外科疾病所造成的第三對動眼神經損傷會影響瞳孔(pupil)的反應**。動眼神經的副交感神經在睫狀神經節(ciliary ganglion)中發生突觸後，節後纖維透過睫狀神經傳遞到眼球。睫狀神經節屬於副交感神經節，位於眼窩尖部的肌肉圓錐(muscle cone)內，內有自主神經纖維通過，為短睫狀神經的混合纖維，司虹膜睫狀體、角膜和鞏膜的感覺。

(2) 虹膜擴大肌：負責開大瞳孔，由交感神經控制。虹膜括約肌由動眼神經副交感神經核 E-W 核(Edinger-Westphal nucleus)之神經纖維支配，副交感神經在睫狀神經節中發生突觸後，節後纖維透過睫狀神經傳遞到眼球

(3) 睫狀肌：虹膜擴張肌由上頸部的交感神經節後纖維支配，透過短睫狀神經和長睫狀神經到達眼球：

　　A. **短睫狀神經**：其交感與副交感神經纖維，**主要來自動眼神經**。

　　B. 長睫狀神經：支配角膜的感覺刺激，與短睫狀神經共同支配虹膜、睫狀體和脈絡膜。

(3) **瞳孔對光反射途徑**：光線→**視網膜**→**視神經**→**視交叉**→**視徑**→通過上丘臂進入中腦（對光反射中樞）的**頂蓋前核**(pretectal nucleus)發生突觸並再度交叉→**第二神經元**（連接性）→**雙側動眼神經 E-W 核**發生突觸→**第三神經元**（節前運動神經元）→**睫狀神經節**發生突觸→**由短睫狀神經到瞳孔括約肌令瞳孔收縮和睫狀肌收縮**。有時也將此光反射途徑分成四級：

A. 第一級傳導：為感覺(sensory)，連接視網膜和中腦。

B. 第二級傳導：為核間(internuncial)，於中腦的核間連接。

C. **第三級傳導：為神經節前運動**(preganglionic motor)，**連接中腦與睫狀神經節**(ciliary ganglion)。

D. 第四級傳導：為神經節後運動(postganglionic motor)，連接睫狀神經節到虹膜。

(4) 射向某一眼的光線會引起該眼的瞳孔直接光反射(direct pupillary light reflex)，同時也會產生另一眼立即性的非直接交感性反應，即使失明，瞳孔仍會有反應。

(5) 若某一眼有視神經病變存在，則刺激此眼的直接光反射，會比刺激另一正常眼而產生此眼的交感性反應明顯弱許多，此稱為相對傳入性瞳孔缺陷(relative afferent pupillary defect, RAPD)。

(6) **眼睛調節**(accommodation)**反射路徑**：光線→視網膜→視神經→視交叉→視徑→**外側膝狀體**→**視覺皮質**→通過聯合纖維至**額葉皮質的眼球區**→皮層腦幹束→中腦→E-W(Edinger-Westphal)核→動眼神經節前纖維→睫狀神經節→節後神經纖維→瞳孔括約肌和睫狀肌收縮，懸韌帶放鬆及水晶體變凸變厚，故看近物時瞳孔會縮小。

4. 動眼神經支配的肌肉很多，若腦部腫瘤或動脈瘤壓迫、頭部外傷造成神經麻痺或損傷，外觀上會產生**眼瞼下垂、眼球往外往下轉、眼球無法向上下看、瞳孔收縮功能受損**等症狀，**進而影響眼睛調節及看近反射**。發生單一第三對腦神經麻痺的病灶，通常位於神經的基底部 (basilar portion)。**若動眼神經麻痺，有時會由三叉神經的眼分枝來支配提上眼瞼肌，產生聯帶運動**(oculomotor synkinesis)現象，常見於**先天性動眼神經麻痺或腫瘤慢性壓迫**所造成。

（四）滑車神經(CN IV)

1. 滑車神經是唯一**起源於中腦背面的腦神經**，起於中腦下丘平面對側的滑車神經核，神經纖維在腦幹後交叉，繞過大腦腳外側前行，穿經海綿竇外側壁向前，**通過眶上裂進入眼窩**，而到達眼睛。神經核支配對側眼球的**上斜肌**(SO)。

2. 病變原因常見為血管性、後天機能減退、先天性或外傷性，**可以檢查舊的相片來排除先天性原因**，其他病因包括多發性硬化症、腦幹之動靜脈畸形、眼窩偽腫瘤及重症肌無力等。先天性第 4 對腦神經麻痺所導致的上斜肌麻痺，雖然其症狀常常到成年才出現，但早期即有可能出現補償性的頭位異常。

3. 滑車神經因為路徑長，頭部撞擊特別容易導致神經麻痺而造成垂直**複視**，病人常為了中和此複視，易有斜頸現象。若右側滑車神經麻痺，影響的眼外肌為右眼上斜肌，因此肌肉負責右眼的向下、向外及內旋動作，故病人**右眼眼位較左眼高**；又因正常人頭部若右傾時，右眼球會因前庭眼睛反射產生內旋(intorsion)轉動，以保持眼球穩定，為避免動用到此肌肉，病人會**習慣性頭往對側傾斜**，遠離患側肩膀的方向，以修正失去了拮抗的下斜肌所引發的外旋(extorsion)。往左或左下看時因為也動用到此肌肉，病人的**垂直複視距離會增加**。

4. 若有旋轉性斜視(cyclotropia)，可用**雙馬竇氏鏡測驗**(double Maddox rod test)加以測量，特別是**上斜肌功能異常**者。若是雙側滑車神經麻痺，即雙眼的上斜肌均受影響，**往右看時**因動到左眼上斜肌，故**左眼眼位較高**，**往左看時**動到右眼上斜肌故**右眼眼位較高**，以雙馬竇氏鏡檢查(double Maddox rod test)**旋轉斜視**(cyclodeviation)的**角度會大於 10 度**，且病人易有 **V 型**(V pattern)眼位。

（五）三叉神經(CN V)

1. 三叉神經是最大的腦神經，起源於橋腦(pons)，**通過眶上裂穿出頭骨到臉部**，有**眼枝、上頜枝和下頜枝**三個分枝，具感覺和運動兩種神經。
   (1) 感覺神經：支配大部分的頭部皮膚、前額、面部、眼瞼、眼睛、淚腺、眼外肌、耳朵、硬腦膜和舌頭的感覺。
   (2) 運動神經：通過下頜分枝(V3)支配咀嚼肌。

2. 三叉神經因分布廣，故一旦鼻尖或鼻側發生帶狀疱疹的水泡等哈欽森氏徵象 (Hutchinson's sign)，會增加眼睛發病的機會。

3. **眼枝**(ophthalmic, V1)：再細分出淚腺神經(lacrimal nerve)、額神經(frontal nerve)和鼻睫神經(nasociliary nerve)三條細分枝，**負責頭骨、鼻子、鼻腔、角膜、虹膜、睫狀體、脈絡膜、上眼瞼和淚腺的感覺。**

   (1) **鼻睫神經**(nasociliary nerve)：長睫狀神經支配角膜；長、短睫狀神經支配虹膜、睫狀體和脈絡膜。

   (2) **角膜反射**(corneal reflex)：又稱眨眼反射(blink reflex)，指角膜受刺激引起的**不自主眨眼**，反射的速率為 0.1 秒。鼻睫神經分枝感應到角膜、眼瞼或結膜的刺激，經延腦中樞的橋腦接受傳入信號，並產生反饋信號，再由雙側顏面神經控制眼輪匝肌收縮作出眨眼反應。

   (3) **淚腺神經**：輸入系統以感覺神經為主，**輸出系統包含交感與副交感神經。**神經纖維連接到圍繞淚腺旁的結膜和皮膚組織，並藉由所攜帶節後神經的副交感神經纖維，來促進腺體分泌。淚腺反射分泌主要由眼枝(V1)及上頜枝(V2)支配，角結膜乾燥感覺刺激經由三叉神經傳入中腦，再經由顏面神經、副交感神經刺激淚腺，**分泌淚液。**

   (4) **上頜枝**(maxillary, V2)：經過蝶骨大翼底部的圓孔(foramen rotundum)到達眼窩的下眼眶裂(inferior orbital fissure)，轉為下眼窩神經(infraorbital nerve)行走於眼窩邊緣的下眼眶溝(infraorbital groove)，再由下眼眶孔(infraorbital foramen)出來支配臉部表面，傳遞來自鼻腔、嘴巴硬軟腭、上唇和下眼瞼的訊息。

   (5) **下頜枝**(mandibular, V3)：分布到舌頭、下齒和下巴。

   (6) 若神經根本身內部感覺纖維的髓鞘損失，如多發性硬化症、中風、外傷、**岩狀顳骨炎**(osteitis of the petrous temporal bone)或血管壓迫神經節等，會造成三叉神經痛(trigeminal neuralgia)，其中 80~90%的病例是由三叉神經的血管受壓迫引起。三叉神經痛也稱抽動性抽搐(tic douloureux)，通常發生在中年或中年後，**最常影響的區域是上頜神經**(V2)，**較少影響的區域是眼部神經**(V1)，但也可能影響雙重區域。

（六）外旋神經(CN VI)

1. 外旋（外展）神經起源於橋腦與延腦間的**下橋腦**，外行至枕骨斜坡後穿過硬腦膜及海綿竇，**通過眶上裂進入眼窩到達眼睛，支配眼球外直肌(LR)**。

2. 由於外旋神經在顱內的行經路程較長，相對較容易受到海綿竇或頭部外傷、發炎影響，若神經麻痺會導致外直肌跟著麻痺，產生麻痺性內斜視與水平複視，為減少使用外直肌頭會習慣性轉向麻痺的同側。此常見於全身性高血壓或糖尿病的病人，或是**中樞神經系統腫瘤、發炎，亦可見於頭部外傷者**。

3. 由於外旋神經與顏面神經的起源非常接近，**若造成麻痺的原因在腦幹的神經核，會伴隨顏面神經麻痺**。

（七）顏面神經(CN VII)

1. 顏面神經既是運動神經又是感覺神經，起源於**橋腦**接近外旋神經處，具有三個核：主運動核、副交感神經核及感覺核，有五個主要分枝：顳枝、顴枝、頰枝、下頜枝和頸枝，分布於整個耳朵、臉部、顎和舌頭。主要是**負責臉部的表情及眨眼**、舌頭前 2/3 的味覺，以及**淚腺、鼻腺、腭腺、舌下唾腺、頜下唾腺等的自主神經脈波。淚腺的分泌運動神經起源於顏面神經的副交感神經核，通過翼腭神經節**(pterygopalatine ganglion)，負責流淚反射。

2. 眼輪匝肌(orbicularis oculi muscle)或稱眼環肌，是由顏面神經支配，**主要功用是關閉眼瞼，當神經麻痺時，會出現眼瞼閉合不全**。

3. 由於顏面神經與外旋神經的起源非常接近，當眼睛因外旋神經麻痺無法作外展動作時，需檢查與顏面神經相關之組織，例如檢查鼻咽部病變和其他鼻部症狀，以排除鼻咽癌；檢查聽力損失或角膜敏感性，以排除聽神經瘤的因素；檢查視神經盤型態，以排除因腦壓高造成視乳突水腫。在兒童和年輕人發生時，更需進一步腦部影像詳細檢查。

4. **貝爾氏麻痺症**(Bell's palsy)是由於**顏面神經功能障礙所引起的面部癱瘓，通常為單側神經短暫失去功能**，受影響的同側眼瞼常不能閉合，必須預防角膜乾燥，否則可能永久損壞，導致視力受損。真正原因不明，有些人認為是一種炎症性疾病導致的顏面神經腫脹。顏面神經由耳朵下方一個狹窄的骨腔穿過顳骨，在狹窄的骨腔裡神經腫脹、被壓迫，可能會導致神經抑制、損傷或死亡。通常會自己痊癒，且大多數人可恢復正常或接近正常功能。

（八）聽神經(CN VIII)

1. 又稱前庭耳蝸神經，起源於橋腦和延腦的接合處，經內耳聽道進入內耳，分為前庭枝和耳蝸枝兩部分。

2. 聲波→兩耳→聽神經，每一邊聽神經都將所攜帶的聲音訊息分成兩個不均等的部分，訊息多的路徑通往對面大腦皮質的聽覺中樞。

3. 正常人若頭向右側傾斜(tilt)時，右眼球會產生內旋轉動(introsion)，而左眼球會產生外旋轉動(extrosion)，以保持眼球穩定，此稱為前庭眼睛反射(vestibulo-ocular reflex)。

（九）舌咽神經(CN IX)

1. 舌咽神經起源於延腦，分布到咽喉、耳朵、腦脊髓膜、舌頭後 1/3 和腮（唾液）腺。

2. 舌咽神經有 6 條分枝：頸動脈、鼓室、咽喉、舌頭、扁桃體和赫林氏竇神經，負責味覺、吞食、嘔吐反射、分泌唾液和血壓調節的角色。

3. 五味（酸苦甘辛鹹）→舌（味蕾）→大腦皮質的味覺中樞。

（十）迷走神經(CN X)

起源於延腦，延伸到頸部、胸腔和腹部，調控說話、消化、心跳速率、味覺和呼吸，是所有腦神經當中分布範圍最廣的。

（十一）脊副神經(CN XI)

由脊柱和頭顱兩個部分所組成，頭顱的部分連接迷走神經，脊柱部分負責頭部和頸部的運動。

（十二）舌下神經(CN XII)

起源於延腦，分布到舌頭的外肌和內肌，負責控制說話、吞食和咀嚼時食物的混合。

二、交感神經與副交感神經系統

　　人體的神經系統包括兩部分：腦脊髓中樞神經系統(CNS)和周邊神經系統(PNS)，也包括在這周邊神經系統中的交感神經（胸與腰椎）和副交感神經（腦神經與薦椎），這些交感神經和副交感神經是自主神經系統(ANS)的一部分。

　　自主神經系統又稱自律神經系統，顧名思義它不受意識控制，為自發性地協調體腔內許多器官和肌肉，負責身體非意識的功能，例如調整平滑肌組織、心臟和各種腺體等。大多數情況下，我們無法察覺自律神經系統的運作。

（一）交感神經

1. 交感神經主要負責血壓上升、心跳加快、產生緊張及消化作用減慢。刺激交感神經纖維會造成瞳孔擴張、毛髮豎立、汗流浹背、分泌少量濃稠唾液、胃腸蠕動和尿道活動減少，因而得以因應「戰鬥或逃跑」之類的「危險、生氣、興奮」等須付出能量消耗的緊張狀態。

2. 交感神經系統的神經節突觸以乙醯膽鹼(acetylcholine)作為神經傳導素，而投射至目標器官上的節後神經元突觸，則利用**正腎上腺素**(norepinephrine)為神經傳導素，例如**睜開眼瞼的自主神經部分，便是由交感神經節之節後神經支配**。正腎上腺素可說是交感神經系統中最主要的神經傳導物質，但有一個例外，就是投射至汗腺的節後神經元，其所釋放的神經傳導素仍為乙醯膽鹼。

（二）副交感神經

1. 副交感神經主要負責血壓降低、**心跳減緩**、代謝減緩、啟動消化作用和器官修復，因而得以儲存能量。**刺激副交感神經纖維會使瞳孔收縮**、血管擴張、分泌大量清稀唾液、**鼻腔黏液**和增加胃腸蠕動，與交感神經系統相互拮抗。

2. 副交感神經系統來自延腦或脊髓的節前神經纖維，會投射到非常靠近標的器官的神經節並形成突觸，這些神經節前的神經纖維，通過動眼神經(CN III)、顏面神經(CN VII)、舌咽神經(CN IX)和迷走神經(CN X)，再加上第 2、3、4 薦椎神經，它們與位在標的器官附近的自主神經神經節後神經元形成突觸。這個突觸所使用的神經傳導素，也同樣是乙醯膽鹼，而節後神經元則由這種神經節投射到標的器官，並在末端釋放出乙醯膽鹼。**乙醯膽鹼是副交感神經系統唯一的神經傳導物質**。

（三）自律神經的作用

1. 瞳孔大小由虹膜的括約肌和擴張肌控制。括約肌呈環狀，位於虹膜靠近瞳孔的位置，負責縮小瞳孔，減少周圍光線進入視網膜，由動眼神經控制，屬於副交感神經系統；擴張肌呈放射狀，負責開大瞳孔，由交感神經控制。（記憶口訣：「交大附小」，**交感神經讓瞳孔放大，副交感讓瞳孔縮小**）

2. 參與淚液產生之調控神經主要為：(1)三叉神經眼分枝之感覺神經；(2)頸內動脈叢之交感神經；(3)顏面神經之副交感神經。淚腺神經對外界刺激反射的輸出神經以副交感神經為主。

3. 睫狀體內有睫狀肌(ciliary muscle)，其神經支配主要來自第 3 對腦神經通過短睫狀神經的副交感神經纖維，其中大約 97%被導向用於調節睫狀肌，約 3%被導向虹膜括約肌。此外，還有少量的交感神經纖維可能在放鬆睫狀肌方面發揮作用。

4. 自律神經系統一直處於運作狀態，它不是只有在抵禦、潰逃或是休息、消化時才運作，它還會和軀體的神經系統交互作用，使身體的生理機能得以正常運作。交感、副交感這二類的神經纖維，分別由腦神經及脊髓神經離開腦及脊髓，以供應器官及其他內部的構造。

歷屆試題

( ) 1. 若有一人單眼視野缺損，最可能是哪一個視覺路徑受損所導致？(A)視交叉之前 (B)視交叉之後 (C)視交叉之上 (D)枕葉紋狀區 （109 特生一）

( ) 2. 調節反射路徑(accommodation reflex)將視覺皮質收到的影像傳導到以下大腦的哪一個位置，之後才傳到第三對腦神經核(oculomotor nuclei)？(A)顳葉皮質 (B)枕葉皮質 (C)頂葉皮質 (D)額葉皮質 （109 專高）

( ) 3. 下列何者不是支配淚腺、並與淚液分泌相關的神經？(A)視神經 (B)交感神經 (C)副交感神經 (D)三叉神經 （109 專普）

( ) 4. 下列何者不是組成視覺路徑(visual pathway)的構造？(A)視網膜 (B)脈絡膜 (C)視神經交叉 (D)大腦視覺皮質 （109 特生二）

( ) 5. 有關視覺皮質位置之敘述，下列何者正確？(A)位於大腦顳葉 (B)位於大腦頂葉 (C)位於大腦額葉 (D)位於大腦枕葉 （109 特生二）

( ) 6. 下列何者不支配眼球的眼外肌？(A)動眼神經 (B)滑車神經 (C)外旋神經 (D)視神經 （109 特生二）

( ) 7. 當顏面神經麻痺時，會出現下列哪一個症狀？(A)眼瞼閉合不全 (B)上眼瞼下垂 (C)上眼瞼內翻 (D)眼裂縮小 （109 特生二）

( ) 8. 視覺途徑不包含下列何者？(A)桿細胞 (B)錐細胞 (C)柯蒂氏器(organ of Corti's) (D)雙極神經細胞 （109 特生二）

( ) 9. 視野檢查出現雙眼顳側半盲時，則其病變位置可能為：(A)左側視放射 (B)右側視放射 (C)視交叉 (D)右視神經 （109 特生二）

( ) 10. 何者血管系統可支配視覺皮質區的循環？(1)前脈絡叢動脈(anterior choroidal artery) (2)後脈絡叢動脈(posterior choroidal artery) (3)大腦後動脈(posterior cerebral artery)。(A)僅(1) (B)(1)(2) (C)(2)(3) (D)僅(3) （109 特生二）

( ) 11. 下列何者比較不會引起視野缺損？(A)白內障 (B)腦中風 (C)腦下垂體腫瘤 (D)青光眼 （109 特生二）

( ) 12. 關於三叉神經痛(tic douloureux)，下列何者錯誤？(A)三叉神經痛可能原因為岩狀顳骨炎(osteitis of the petrous temporal bone)或血管壓迫神經節 (B)只可能影響單一區域 (C)三叉神經痛最常見影響的區域是上頜神經(maxillary nerve, V2) (D)較少影響的區域是眼部神經(ophthalmic nerve, V1) （109 專高）

( ) 13. 眼睛可以穩定的注視一個物體，主要是靠肌肉與神經的協調控制，當某一條眼外肌受到神經支配收縮時，它的共軛肌會受到相等的支配收縮共同轉動眼

球之定律為：(A) Sherrington 氏定律(Sherrington's law)　(B) Hering 氏定律(Hering's law)　(C) Weber 氏定律(Weber's law)　(D) Snell 氏定律(Snell's law)

（109 專普）

(　) 14. 有關動眼神經的敘述何者錯誤？(A)動眼神經在海綿竇(cavernous sinus)分成上下分枝　(B)上分枝支配提瞼肌(levator muscle)　(C)副交感神經纖維併入上分枝　(D)下分枝支配內直肌 （109 專普）

(　) 15. 睫狀神經節(ciliary ganglion)構造內有與眼睛相關的自主神經纖維通過，其位於下列何處？(A)睫狀體(ciliary body)　(B)頸動脈竇(carotid sinus)旁　(C)眼肌錐(muscle cone)內　(D)海綿竇(cavernous sinus)內 （109 專普）

(　) 16. 有關副交感神經(parasympathetic nerve)之主要作用，下列何者錯誤？(A)控制調焦作用(accommodation)　(B)刺激鼻腔黏液腺(mucous gland)之分泌　(C)刺激淚腺(lacrimal gland)之分泌　(D)散瞳(mydriasis) （109 專普）

(　) 17. 何者有三叉神經分枝支配？(1)脈絡膜　(2)淚腺　(3)虹膜　(4)角膜　(5)視網膜。(A)(1)(2)(3)(4)　(B)(2)(3)(4)(5)　(C)(1)(3)(4)(5)　(D)僅(1)(2)(5)（109 專普）

(　) 18. 有關滑車神經麻痺之敘述，下列何者最正確？(A)我們可以檢查舊的相片來排除先天性原因　(B)因為神經短而纖細，特別易受頭部撞擊影響　(C)糖尿病病人很少發生　(D)須及時排除常見的腫瘤壓迫 （109 專普）

(　) 19. 有關視覺傳導途徑由前到後的順序，下列何者正確？(1)視神經　(2)視徑(3)視交叉　(4)視放射　(5)外側膝狀體(lateral geniculate nucleus, LGN)　(6)視覺皮質。(A)(1)(2)(3)(4)(5)(6)　(B)(1)(2)(3)(5)(4)(6)　(C)(1)(5)(3)(4)(2)(6)(D)(1)(3)(2)(5)(4)(6) （109 特師一）

(　) 20. 68 歲的人，有高血壓病史，左側中大腦動脈(middle cerebral artery)出血送到急診室，發現有右半側肢體麻痺與視野缺損的現象。最有可能的視野缺損表現為何？傷到視覺路徑的哪個位置？(A) 兩眼顳側偏盲 (bitemporal hemianopia)；視交叉　(B)右半側偏盲(right hemianopia)；視放射　(C)左半側偏盲(left hemianopia)；視放射　(D)兩眼顳側偏盲；視神經 （109 特師一）

(　) 21. 有關三叉神經分枝之敘述，下列何者錯誤？(A)第一分枝的長、短睫狀神經(long and short ciliary nerves)支配視網膜　(B)第一分枝及第二分枝支配淚腺分泌反射　(C)第一分枝的長、短睫狀神經支配虹膜　(D)第一分枝的長睫狀神經支配角膜 （109 特師一）

(　) 22. 單眼之光刺激會激起雙眼反應的原因為何？(A)因單眼之訊息傳導到雙側間腦(B)因單眼之訊息傳導到雙側橋腦　(C)因單眼之訊息傳導到雙側 Edinger-Westphal 核　(D)因單眼之訊息傳導到雙側下視丘 （109 特師一）

（　）23. 下列哪兩條腦神經與瞳孔對光反射(pupillary light reflex)有關？(A)視神經與動眼神經　(B)動眼神經與外展神經　(C)外展神經與顏面神經　(D)顏面神經與視神經 （109 特師一）

（　）24. 下列何者不是人類第三對腦神經麻痺之症狀？(A)眼瞼下垂　(B)瞳孔收縮功能受損　(C)眼球無法向外側看　(D)眼球無法向上下看 （109 專高）

（　）25. 下列哪一種情形造成的動眼神經麻痺最不會影響到瞳孔縮放？(A)腦部腫瘤壓迫　(B)動脈瘤壓迫　(C)頭部外傷　(D)糖尿病血管病變 （109 專高）

（　）26. 角膜反射(corneal reflex)與哪兩對腦神經最有關係？(A)第二對及第五對　(B)第三對及第五對　(C)第五對及第七對　(D)第二對及第七對 （109 專高）

（　）27. 關於視神經節細胞層，何者錯誤？(A)為一級傳遞神經元　(B)會產生動作電位傳遞訊號的細胞　(C)雙極細胞與視神經節細胞的樹突形成突觸　(D)視神經節細胞的軸突離開鞏膜時形成的小洞稱篩板(lamina cribrosa) （109 專高）

（　）28. 視神經(optic nerve)是中樞神經系統的一部分，成人從視盤起至視交叉前腳全長大約多少 mm？(A) 21~30　(B) 31~40　(C) 41~50　(D) 51~60 （109 專高）

（　）29. 下列何種眼生理反射反應輸出，其傳導路徑需通過 Edinger-Westphal 核作用？(1)直接瞳孔光反射(direct pupillary light reflex)　(2)交互協調瞳孔光反射(consensual pupillary light reflex)　(3)眨眼反射(blink reflex)　(4)光誘導反射流淚(light-induced reflex lacrimation)。(A)僅(1)　(B)(1)(2)　(C)(1)(3)　(D)(3)(4) （109 專高）

（　）30. 在右側大腦視皮質區域(visual cortex)的傷害，會造成何種視野缺損？(A)雙眼左側不對稱的同名半盲(left incongruous homonymous hemianopia)　(B)雙眼右側不對稱的同名半盲(right incongruous homonymous hemianopia)　(C)雙眼右側對稱性的同名半盲(right congruous homonymous hemianopia)　(D)雙眼左側對稱性的同名半盲(left congruous homonymous hemianopia) （109 專高）

（　）31. 病人右眼眼瞼下垂(ptosis)，最可能是哪條神經有問題？(A)第二腦神經　(B)第三腦神經　(C)第四腦神經　(D)第六腦神經 （109 特師二）

（　）32. 下列何者不是視覺傳導路徑的構造？(A)視神經　(B)視徑　(C)視丘　(D)視放射 （109 特師二）

（　）33. 關於視神經(optic nerve)的敘述，下列何者正確？(A)視神經最長的部分是顱內部(intracranial portion)　(B)視神經不含網膜組織，所以在視野檢查中會產生所謂盲點(blind spot)　(C)視神經血液僅由中心視網膜動脈(central retinal artery)的分枝供應　(D)眼內部(intraocular portion)視神盤(optic disc)的神經具有髓鞘 （109 特師二）

( ) 34. 下列哪一眼外肌的運動功能，不是由動眼神經支配？(A)上直肌　(B)下直肌
(C)上斜肌　(D)下斜肌　　　　　　　　　　　　　　　　　　　**（109 特師二）**

( ) 35. 關於滑車神經的敘述，下列何者錯誤？(A)滑車神經起源於中腦背面　(B)滑車
神經通過上眼眶裂進入眼窩　(C)滑車神經支配下斜肌　(D)滑車神經受損會導
致複視　　　　　　　　　　　　　　　　　　　　　　　　　　**（109 特師二）**

( ) 36. 與眼睛有關的腦神經敘述，下列何者正確？(A)第二對腦神經麻痺造成眼皮閉
合不全　(B)第三對腦神經麻痺造成斜視　(C)第四對腦神經麻痺造成的角膜感
覺神經喪失　(D)第六對腦神經麻痺造成的眼皮下垂　　　　　　**（109 特師二）**

( ) 37. Edinger-Westphal 核於中樞神經系統的位置鄰近於下列何者？(A)動眼神經核
(oculomotor nucleus)　(B)滑車神經核(trochlear nucleus)　(C)外展神經核
(abducens nucleus)　(D)顏面神經核(facial nucleus)　　　　　　**（109 特師二）**

( ) 38. 驗光時若以視標執行聚合近點評估(near point of convergence, NPC)，有關近物
反射反應之路徑說明，下列何者正確？(1)傳入路徑通過外側膝狀體(lateral
geniculate body)　(2)傳入路徑通過視覺皮質(visual cortex)　(3)傳出路徑通過
Edinger-Westphal 核　(4)傳出路徑通過頸上神經節(superior cervical
ganglion)。(A)僅(1)　(B)(1)(4)　(C)(1)(2)(3)　(D)僅(4)　　　　**（109 特師二）**

( ) 39. 關於上頜神經區域(maxillary nerve branch)，哪些正確？(1)經過圓孔 foramen
rotundum 到達下眼眶裂(inferior orbital fissure)　(2)轉為下眼窩神經(infraorbital
nerve)行走於眼窩邊緣的下眼眶溝(infraorbital groove)　(3)再由下眼眶孔
(infraorbital foramen)出來支配臉部表面　(4)鼻腔及硬軟顎不屬上頜神經支配區
域。(A)(1)(2)(3)　(B)(1)(2)(4)　(C)(2)(3)(4)　(D)(1)(3)(4)　　　**（109 特師二）**

( ) 40. 若動眼神經麻痺，眼睛最不會出現何種症狀？(A)瞳孔縮小　(B)眼皮下垂
(C)外斜視　(D)上斜視　　　　　　　　　　　　　　　　　　　**（109 特師一）**

( ) 41. 一位 70 歲女性主訴視力不良，尤其是右下方的視野看不清處，不管單眼看或
雙眼看都是一樣的情形。下列何者是最可能的病因？(A)腦中風　(B)白內障
(C)老年性黃斑部退化　(D)顳部動脈炎(temporal arteritis)　　　**（109 特師二）**

( ) 42. 下列何者不是病人呈現「鬥雞眼」眼位向內偏斜的可能原因？(A)內斜視
(B)顏面神經麻痺　(C)腦神經麻痺　(D)內眥贅皮　　　　　　　**（109 特師一）**

( ) 43. 有關乾眼症的敘述，下列何者錯誤？(A)乾眼症常見的角膜病變可見點狀上皮
糜爛(punctate corneal erosion)及角膜細絲(corneal filament)　(B)評估乾眼症的
方法包括淚液破裂時間(break up time)、孟加拉紅(Rose bengal)染色及 Schirmer
試驗　(C)孟加拉紅染色可染失去生命活性(devitalized)的上皮細胞及黏液，同

時角膜細絲也可以染上　(D)乾眼症病人常主訴乾燥且併有流淚症狀，此乃因角結膜乾燥感覺刺激經由三叉神經傳入中腦，再經由動眼神經、副交感神經刺激淚腺分泌淚液 （110 專高）

( ) 44. 關於視放射(optic radiations)之敘述，下列何者正確？(A)可經由觀察視神經萎縮來診斷視放射的病灶　(B)視放射的血液供應只由大腦後動脈(posterior cerebral artery)供應　(C)前頂視放射(anterior parietal radiations)的病灶會造成派在空中(pie in the sky)型態的視野缺損　(D)大腦後動脈阻塞可能導致黃斑部保留狀(macular-sparing)同向性偏盲(homonymous hemianopia) （110 專高）

( ) 45. 有關視覺路徑(visual pathway)的敘述，下列何者正確？(A)視神經纖維透過視神經離開眼睛，視神經纖維乃雙極細胞的一部分　(B)視網膜神經纖維層之髓鞘由寡突膠細胞(oligodendrocyte)所構成，可加快神經傳導速率　(C)視放射之神經纖維將視覺訊息投射至視覺皮質上，其細胞本體位於外側膝狀體(lateral geniculate body)　(D)人腦的視覺區在 16~20 歲之間發育完全，故必須在這年齡前針對視力減弱的原因進行矯正治療，否則將來有可能產生弱視 （110 專高）

( ) 46. 若視野呈現雙顳側半盲(bitemporal hemianopia)，其病灶為下列何者？(A)視神經(optic nerve)　(B)視徑(optic tract)　(C)視放射(optic radiations)　(D)視神經交叉(optic chiasm) （110 專高）

( ) 47. 眼外肌由許多對腦神經控制，下列哪一對腦神經與眼外肌運動控制無關？(A)第三對　(B)第二對　(C)第四對　(D)第六對 （110 專高）

( ) 48. 有關眼外肌及其神經控制之敘述，下列何者錯誤？(A)外旋神經(abducens nerve)損傷會導致外直肌麻痺，出現內斜視(esotropia)　(B)第四對腦神經損傷，病人頭部會傾斜遠離患側肩膀的方向，以修正失去了拮抗的下斜肌所引發的外旋(extorsion)　(C)當眼睛往下看時下直肌收縮，上直肌放鬆，同時提上眼瞼肌放鬆而眼瞼垂下，此乃遵循海利氏定律(Hering's law)　(D)第四對腦神經麻痺可以 Park's 三步驟測試(Park's 3-step test)來評估 （110 專高）

( ) 49. 下列何者並未受到副交感神經(parasympathetic nerve)所支配？(A)淚腺　(B)鞏膜　(C)虹膜　(D)睫狀體 （110 專高）

( ) 50. 有關調節反射(accommodation reflex)的敘述，下列何者錯誤？(A)當眼睛從遠處移向近處物體時，光波的傳入衝動穿過視神經、視交叉、視覺皮層到達額葉皮層的眼球區　(B)額葉皮質纖維下行到中腦的動眼神經核，使內直肌收縮，帶來內聚　(C)下降的皮質纖維與兩側動眼神經的副交感神經核（Edinger-Westphal 核）突觸，節前纖維到達睫狀神經節　(D)節後副交感神經纖維作用使睫狀肌放鬆和瞳孔收縮來增加其屈光力 （110 專高）

（　）51. 人類由視神經到枕葉的視覺傳導路徑不包括下列何種組織？(A)下視丘　(B)視交叉　(C)外側膝狀核　(D)視徑　　　　　　　　　　　　　　（110 專普）

（　）52. 晚上突然發生停電時，眼睛需產生下列何種調節作用，才能在黑暗中看見東西？(A)交感神經興奮，瞳孔括約肌(pupillary sphincter)收縮　(B)副交感神經興奮，瞳孔括約肌收縮　(C)交感神經興奮，瞳孔放射狀肌(radial fiber)收縮　(D)副交感神經興奮，瞳孔放射狀肌收縮　　　　　　　　　　　　（110 專普）

（　）53. 上眼瞼(superior palpebra)皮膚之感覺由何神經傳遞？(A)眼神經(ophthalmic nerve)　(B)視神經(optic nerve)　(C)動眼神經(oculomotor nerve)　(D)面神經(facial nerve)　　　　　　　　　　　　　　　　　　　　　　　　（110 專普）

（　）54. 下列有關第四對腦神經之敘述何者錯誤？(A)起源於中腦腹面　(B)與動眼神經一起進入眼眶　(C)支配上斜肌　(D)第四對腦神經損傷會造成複視，同時眼睛喪失部分向下及向內旋轉能力　　　　　　　　　　　　　　　　（110 專普）

（　）55. 有關三叉神經相關疾病的敘述，下列何者正確？(1)因三叉神經分枝廣，故一旦帶狀疱疹發生鼻尖的 Hutchinson's sign，會增加眼睛發病的機會　(2)三叉神經痛最常見影響的區域是下頜神經區(V3)　(3)三叉神經痛可能影響雙重區域　(4)三叉神經痛可能原因為血管壓迫神經節。(A)(1)(2)(3)　(B)(1)(3)(4)　(C)(2)(3)(4)　(D)(1)(2)(4)　　　　　　　　　　　　　　　　　　　　　　（110 專普）

（　）56. 有關先天性上斜肌麻痺之敘述，下列何者正確？(A)原因可能是肌肉筋膜異常　(B)原因僅為第四對腦神經麻痺　(C)為兒童上斜視，不會直到成年才會出現　(D)不會出現補償性的頭位異常　　　　　　　　　　　　　　　　　　（110 專普）

（　）57. 有關瞳孔的反應，下列何者錯誤？(A)瞳孔對光的反應要經過大腦枕葉皮質(occipital cortex)　(B)看近物時瞳孔會縮小　(C)嚴重的白內障雖然視力已很模糊但並不影響瞳孔對光的反應　(D)光照向正常眼時，失明的眼睛瞳孔仍會有反應　　　　　　　　　　　　　　　　　　　　　　　　　　（110 專高）

（　）58. 下列哪一條不是控制眼瞼運動（包括打開、閉合）的神經？(A)顏面神經（第七對腦神經）　(B)三叉神經（第五對腦神經）　(C)動眼神經（第三對腦神經）　(D)交感神經　　　　　　　　　　　　　　　　　　　　　　　（111 專普）

（　）59. 下列哪個部位的病變會導致雙顳側偏盲(bitemporal hemianopia)？(A)眼窩視神經　(B)視交叉(optic chiasma)　(C)丘腦的外側膝狀核(lateral geniculate nucleus)　(D)視覺皮質區 V1　　　　　　　　　　　　　　　　　　（111 專普）

（　）60. 有關眼瞼運動的敘述，下列何者錯誤？(A)眼瞼閉合由眼輪匝肌(orbicularis oculi muscle)收縮所致　(B)眼瞼閉合由提上眼瞼肌(levator palpebrae superioris muscle)收縮所致　　(C)眼瞼板(tarsal plate)於眼瞼活動時，維持眼瞼結構穩定　(D)眼瞼活動除了受制於第七對與第三對腦神經控制，交感神經也有其角色

（111 專高）

（　）61. 視覺傳遞路徑中，外側膝狀體直接和下列何處神經元細胞產生連結？(1)前頂蓋區(pretectum)　(2)視網膜神經節細胞　(3)大腦視覺皮質區　(4) E-W 核(Edinger-Westphal nucleus)。(A)(1)(3)　(B)(1)(4)　(C)(2)(3)　(D)(2)(4)　　**（111 專普）**

（　）62. 有關顏面神經之敘述，下列何者錯誤？(A)顏面神經既是運動神經又是感覺神經　(B)顏面神經支配虹膜、臉部、頭皮和耳廓的肌肉　(C)顏面神經具有三個核：主運動核、副交感神經核以及感覺核　(D)淚腺的分泌運動神經起源於顏面神經的副交感神經核　　**（111 專普）**

（　）63. 關於第七對腦神經敘述，下列何者正確？(A)為感覺神經　(B)主要是負責流淚反射、面部表情及眨眼　(C)顏面神經跟味覺無關　(D)不含到鼻、腭腺的自律(autonomic)神經的衝動　　**（111 專普）**

（　）64. 有關光反射傳導的敘述，下列何者錯誤？(A)第一級傳導為感覺(sensory)，連接視網膜和中腦　(B)第二級傳導為核間(internuncial)，於中腦的核間連接　(C)第三級傳導為神經節前感覺(preganglionic sensory)，連接中腦與睫狀神經節(ciliary ganglion)　(D)第四級傳導為神經節後運動(postganglionic motor)，連接睫狀神經節到虹膜　　**（111 專普）**

（　）65. 支配淚腺(lacrimal gland)功能之自律神經通過下列何種神經節組織？(A)下頜下神經節(submandibular ganglion)　(B)三叉神經節(trigeminal ganglion)　(C)翼腭神經節(pterygopalatine ganglion)　(D)睫狀神經節(ciliary ganglion)　**（111 專普）**

（　）66. 有關脈絡膜神經分布的敘述，下列何者錯誤？(A)脈絡膜主要由長及短睫狀神經(long and short ciliary nerves)直接支配　(B)長睫狀神經(long ciliary nerves)也負責傳導眼角膜、虹膜及睫狀體的感覺刺激　(C)短睫狀神經(short ciliary nerves)所含的交感與副交感神經纖維主要是來自於三叉神經　(D)短睫狀神經與睫狀神經結(ciliary ganglion)有連結　　**（111 專高）**

（　）67. 有關視放射(optic radiation)與紋狀皮質(striate cortex)的敘述，下列何者正確？(1)上視放射終止於禽距裂(calcarine fissure)上方的紋狀皮質，接受來自上部視網膜區的視覺訊息投射　(2)大多數的紋狀皮質都被包覆於禽距裂內只有一小部分位於枕葉後極的後外側方　(3)視網膜黃斑區(macula)之視覺訊息經視放射投射在枕葉後極的後外側方之紋狀皮質　(4)紋狀皮質的最前部與頂葉(parietal lobe)相鄰之處負責鼻側周邊視網膜的視覺訊息投射，其對應到的視野區稱為

顳側新月形視野(temporal crescent)。(A)(1)(2)(3)(4)　(B)僅(1)(3)　(C)僅(2)(3)
(D)僅(1)　　　　　　　　　　　　　　　　　　　　　　　　　　　　**（111 專高）**

( ) 68. 左右兩眼來的視網膜神經纖維，在大腦視覺路徑的哪個組織整合？(A)視交叉
(optic chiasma)　(B)視徑(optic tract)　(C)外側膝狀體(lateral geniculate body)
(D)視放射(optic radiation)　　　　　　　　　　　　　　　　　　　**（111 專高）**

( ) 69. 有關光線由眼球進入大腦的視覺路徑的順序，下列何者正確？(A)視網膜→視
神經(optic nerve)→視交叉(optic chiasma)→視徑(optic tract)→外側膝狀體
(lateral geniculatebody)→視放射(optic radiation)→視覺皮質(visual cortex)　(B)
視網膜→視神經→視徑→視交叉→外側膝狀體→視放射→視覺皮質　(C)視網
膜→視神經→視交叉→外側膝狀體→視徑→視放射→視覺皮質　(D)視網膜→
視神經→視徑→外側膝狀體→視交叉→視放射→視覺皮質　　　**（111 專高）**

( ) 70. 下列何者不是由動眼神經所支配的眼外肌？(A)提上眼瞼肌　(B)上斜肌
(C)上直肌　(D)下直肌　　　　　　　　　　　　　　　　　　　　**（111 專高）**

( ) 71. 有關瞳孔直接光反射的反應路徑順序，下列何者正確？(1)視徑(optic tract)
(2)動眼神經的副交感神經核(Edinger-Westphal nucleus)　(3)前頂蓋核(pretectal
nucleus)　(4)眼眶的睫狀神經節(ciliary ganglion)　(5)瞳孔收縮肌。
(A)(1)(2)(3)(4)(5)　(B)(1)(3)(2)(4)(5)　(C)(1)(4)(2)(3)(5)　(D)(2)(1)(3)(4)(5)
　　　　　　　　　　　　　　　　　　　　　　　　　　　　　　（111 專高）

( ) 72. 關於雙側滑車神經麻痺的表現，下列何者錯誤？(A)往左看時右眼眼位較高
(B)往右看時左眼眼位較高　(C)以雙馬寶氏鏡檢查(double Maddox rod test)旋
轉斜視(cyclodeviation)的角度大於 10 度　(D)病人會有 A 型(A pattern)眼位
　　　　　　　　　　　　　　　　　　　　　　　　　　　　　　（111 專高）

( ) 73. 腦下垂體腫瘤造成的視野缺損，最常見的是下列哪種型態？(A)兩眼對側偏盲
(contralateral homonymous hemianopia)　(B)兩眼全盲(bilateral blindness)　(C)
兩眼同側偏盲(ipsilateral homonymous hemianopia)　(D)兩眼顳側偏盲
(bitemporal hemianopia)　　　　　　　　　　　　　　　　　　　**（112 專普）**

( ) 74. 瞳孔光反射所需要的視覺路徑，不包括下列何者？(A)視網膜　(B)眼窩視神經
(C)視交叉　(D)丘腦的外側膝狀核　　　　　　　　　　　　　　　**（112 專普）**

( ) 75. 有關支配淚腺分泌的副交感神經，與下列哪一條腦神經有關？(A)第三對腦神
經　(B)第五對腦神經　(C)第七對腦神經　(D)第九對腦神經　　**（112 專普）**

( ) 76. 有關光反射神經傳導路徑，與下列何者無關？(A)視網膜　(B)中腦　(C) E-W
核(Edinger－Westphal nucleus)　(D)下視丘　　　　　　　　　　**（112 專普）**

( ) 77. 下列有關動眼神經之敘述，何者錯誤？(A)動眼神經的上支支配上直肌　(B)動眼神經的下支分為三個分支，支配內直肌和下直肌和下斜肌　(C)支配下斜肌的神經分支，進入睫狀神經節。該分支包含交感神經纖維　(D)支配下斜肌的神經分支也支配瞳孔括約肌和睫狀肌　　　　　　　　　　　　　　**（112 專普）**

( ) 78. 下列哪一條神經損害會造成複視且同時喪失眼睛向下和向內旋轉的能力？(A)視神經　(B)動眼神經　(C)外展神經　(D)滑車神經　　　　　　　　**（112 專普）**

( ) 79. 有關壓迫性第三對腦神經病變的敘述，下列何者錯誤？(A)病患的瞳孔散大　(B)可能併有內眼肌麻痺及眼瞼下垂　(C)瞳孔無直接光反射　(D)瞳孔仍保有近反射　　　　　　　　　　　　　　　　　　　　　　　　　　　　**（112 專普）**

( ) 80. 一個在大腦左後上枕葉(occipital lobe)的病灶，最可能造成右眼哪一區塊視野缺損？(A)鼻側上方　(B)鼻側下方　(C)顳側上方　(D)顳側下方　　**（112 專高）**

( ) 81. 以下何種檢查可用來評估支配顱內段視覺路徑相關之血管問題？(1)腦部斷層掃描血管造影(computed tomography angiography) (2)視網膜螢光血管攝影(retinal fluorescein angiography) (3)循血綠眼底血管攝影(indocyanine green angiography) (4)核磁共振血管造影(magnetic resonance angiography)。(A)僅(1)(4)　(B)僅(1)(2)　(C)(2)(3)　(D)(1)(2)(4)　　　　　　　　**（112 專高）**

( ) 82. 有關視覺的傳導途徑，下列何者正確？(A)視神經→視徑→視交叉→外側膝狀體→視覺皮質　(B)視神經→視交叉→視徑→外側膝狀體→視覺皮質　(C)視神經→視交叉→外側膝狀體→視徑→視覺皮質　(D)視神經→視交叉→視徑→視覺皮質→外側膝狀體　　　　　　　　　　　　　　　　　　　　**（112 專高）**

( ) 83. 下列有關第三對腦神經的支配，何者錯誤？(A)控制內直肌和外直肌　(B)控制虹膜括約肌　(C)控制下斜肌　(D)控制上直肌和下直肌　　　**（112 專高）**

( ) 84. 下列何者與眼部的交感神經(sympathetic nerves)之功能相關？(A)負責脈絡膜血管擴張(choroidal vasodilation)　(B)負責瞳孔收縮(pupil constriction)　(C)協助眼調節(accommodation)　(D)協助眼瞼收縮(lid retraction)　　　**（112 專高）**

( ) 85. 淚腺神經對外界刺激反射的輸出神經以下列何者為主？(A)副交感神經　(B)交感神經　(C)第五對腦神經　(D)第九對腦神經　　　　　　　**（112 專高）**

( ) 86. 關於第三對腦神經，下列敘述何者正確？(A)神經核位於中腦(midbrain)的下丘(inferior colliculus)　(B)通常受傷、動脈瘤(aneurysm)等外科疾病所造成的第三對腦神經損傷，不太會影響瞳孔(pupil)的反應　(C)第三對腦神經受傷的病患眼睛會無法緊閉　(D)發生單一第三對腦神經麻痺的病灶，通常位於神經的基底部(basilar portion)　　　　　　　　　　　　　　　　　　　　　　**（112 專高）**

（　）87. 有關視野的敘述，下列何者錯誤？(A)從視野缺損的形式可看出視覺傳導途徑受損的可能部位　(B)視神經疾病造成的視野變化可能造成中心盲區(central scotoma)　(C)視野呈現雙顳側（外側）偏盲(bitemporal hemianopia)有可能是腦下垂體腫瘤造成的　(D)同側偏盲(homonymous hemianopia)通常是同側的大腦損害造成的　　　　　　　　　　　　　　　　　　　　　　　**（112 專高）**

（　）88. 上方象限視野缺損(pie in the sky)通常與視路徑的哪一部分病變有關？(A)視神經　(B)視交叉　(C)頂葉的視放射　(D)顳葉的視放射　　　　　**（113 專高）**

（　）89. 有關視放射(optic radiation)的敘述，下列何者正確？(1)右側大腦頂葉(parietal lobe)視放射區域受到傷害可能會造成雙眼視野左側上象限盲(pie in the sky) (2)負責下半部視網膜視覺傳遞之視放射神經纖維會形成梅耶氏迴路(Meyer's loop) (3)左側大腦顳葉視放射區域受到傷害會造成雙眼視野右側下象限盲(pie on the floor)。(A)(1)(2)(3)　(B)僅(1)(3)　(C)僅(1)(2)　(D)僅(2)　　**（113 專高）**

（　）90. 有關視網膜神經傳導訊息的先後順序，下列何者正確？(A)感光細胞(photoreceptor cell)→神經節細胞(ganglion cell)→雙極細胞(bipolar cell)　(B)雙極細胞→感光細胞→神經節細胞　(C)感光細胞→雙極細胞→神經節細胞　(D)神經節細胞→感光細胞→雙極細胞　　　　　　　　　　　　　　**（113 專高）**

（　）91. 有關眼外肌的神經支配的敘述，下列何者正確？(A)外直肌是由第六對腦神經（外展神經，abducens nerve, CN Ⅵ）支配，右側的第六對腦神經核支配左側的外直肌　(B)內直肌是由第四對腦神經（滑車神經，trochlear nerve, CN Ⅳ）支配，右側的第四對腦神經核支配右側的內直肌　(C)下斜肌是由第三對腦神經（動眼神經，oculomotor nerve, CN Ⅲ）支配，右側的第三對腦神經核支配左側的下斜肌　(D)上斜肌是由第四對腦神經（滑車神經，trochlear nerve, CN Ⅳ）支配，右側的第四對腦神經核支配左側的上斜肌　　　　**（113 專高）**

（　）92. 關於第四對腦神經的特性，下列敘述何者錯誤？(A)是唯一由腦背部(dorsal side)發出的神經　(B)也會產生交叉、支配神經核對側的上斜肌(superior oblique muscle)　(C)路徑長，因而脆弱易受傷　(D)在所有腦神經中，含有最多軸索(axon)　　　　　　　　　　　　　　　　　　　　　　**（113 專高）**

（　）93. 關於視動震顫(optokinetic nystagmus)的敘述，下列何者錯誤？(A)屬於正常的眼生理震顫　(B)在嬰兒時期，視動震顫為評估視覺發育的方式之一　(C)當一連續物體在眼前向右移動，眼球會向右慢速運動，再向左側快速運動　(D)視動震顫屬於雙眼對稱型水平震顫　　　　　　　　　　　　　　**（113 專高）**

( ) 94. 有關視神經之敘述，下列何者錯誤？(A)可分為眼球內、眼窩內、管內和顱內四個部分　(B)眼球內部分的血液供應來自於短睫狀後動脈(short posterior ciliary arteries)　(C)由 1,200,000 髓鞘軸突(myelinated axons)組成，約 90%是大直徑（2 到 10 微米）　(D)眼球內部分的視盤(optic disc)直徑約 1.5 毫米，位於黃斑部的內側約 3 毫米處　　　　　　　　　　　（113 專普）

( ) 95. 有關視覺路徑，下列敘述何者錯誤？(A)光線由視網膜接收，往後經由視束(optic tract)直接連接到達外側膝狀體(lateral geniculate body)　(B)光線由視網膜接收，往後經由視放射(optic radiation)直接連接到達視覺皮質(visual cortex)　(C)光線由視網膜接收，往後經由視交叉(optic chiasm)直接連接到達視放射　(D)光線由視網膜接收，往後經由視神經直接連接到達視交叉(optic chiasm)　　　　　　　　　　　　　　　　　　　（113 專普）

( ) 96. 睫狀神經節(ciliary ganglion)之敘述，下列何者正確？(A)睫狀神經節中有副交感神經纖維突觸(synapse)傳導　(B)交感神經纖維來自頸上神經節的節後，也在此突觸(synapse)傳導　(C)來自三叉神經節細胞體的感覺纖維傳遞來自眼睛、眼眶和面部的感覺訊息，也在此突觸(synapse)傳導　(D)顏面神經，也在此突觸(synapse)傳導　　　　　　　　　　　　　　　　　　（113 專普）

( ) 97. 下列何者支配淚腺的分泌？(A)舌咽神經中的副交感神經纖維　(B)顏面神經中的副交感神經纖維　(C)交感神經幹的節後神經纖維　(D)迷走神經中的副交感神經纖維　　　　　　　　　　　　　　　　　　　　　（113 專普）

( ) 98. 有關第三對腦神經之敘述，下列何者正確？(1)起源於間腦腹面　(2)通過上眶裂而到達眼睛，動眼神經支配眼直肌（上直肌、下直肌、內直肌）　(3)右側動眼神經損傷會造成向左看時有複視現象　(4)動眼神經損傷也可能發生調焦能力喪失及上眼瞼下垂。(A)(1)(2)(3)　(B)(2)(3)(4)　(C)(1)(2)(4)　(D)(1)(3)(4)　　　　　　　　　　　　　　　　　　　　　　　　　　（113 專普）

( ) 99. 有關顏面神經之敘述，下列何者錯誤？(A)起源於橋腦　(B)分布於整個耳朵、臉部、顎和舌頭　(C)負責臉部表情、來自舌頭後面 2/3 味覺　(D)負責到淚腺、鼻腺的自律(autonomic)神經衝動　　　　　　　　　　　　（113 專普）

📖 解答及解析

1. A 單側視交叉前的視神經受損，可能會引起單眼同側視野半盲或全盲。腦下垂體腫瘤易侵犯視交叉的部位，造成雙眼顳側半盲；單側視神經束病灶之視野缺損為兩眼對側同側半盲。

2. D 眼睛調節反射路徑：光線→視網膜→視神經→視交叉→視徑→外側膝狀體→視覺皮質→通過聯合纖維至額葉皮質→皮層腦幹束→中腦→雙側動眼神經 E-W 核→動眼神經→睫狀神經節→短睫狀神經→瞳孔括約肌和睫狀肌收縮，懸韌帶放鬆及水晶體變凸變厚。

3. A 參與淚液產生之調控神經主要為：(1)三叉神經眼分枝之感覺神經；(2)頸內動脈叢之交感神經；(3)顏面神經之副交感神經。

4. B 視覺路徑簡稱視路，是視覺訊息從視網膜感光受器開始到大腦枕葉視中樞的傳導路徑。從視神經開始，經視交叉、視徑、外側膝狀體、視放射到枕葉的視覺中樞的神經傳導路徑。

5. D 視覺皮質位於大腦枕葉的禽距溝周圍。

6. D 動眼神經支配眼球的上直肌、下直肌、內直肌和下斜肌。滑車神經支配對側眼球的上斜肌，外旋神經支配眼球外直肌。

7. A 眼輪匝肌或稱眼環肌是由顏面神經支配，主要功用是關閉眼瞼，當神經麻痺時會出現眼瞼閉合不全的症狀。

8. C 視覺路徑簡稱視路，是視覺訊息從視網膜感光受器包括桿細胞和錐細胞，經雙極細胞和視神經細胞，再由視神經纖維組成視神經，經視交叉、視徑、外側膝狀體、視放射到到大腦枕葉視覺中樞的傳導路徑。

9. C 視神經炎主要影響到的是黃斑部區域的神經纖維，其視野變化為出現中心盲點；眼窩動脈瘤若壓迫到視神經，可能會引起同側單眼視野半盲或全盲；腦下垂體腫瘤易侵犯視交叉的部位，造成雙眼顳側半盲；右側視神經束病灶之視野缺損為兩眼左側同側半盲；右側大腦頂葉下半部的視放射受到傷害，會造成雙眼左側上方的視野缺損；上半部的視放射受到傷害，會造成雙眼左側下方的視野缺損；若腦傷的位置在右側的枕葉則會造成雙眼左側半側偏盲。

10. D 視覺皮質主要位於大腦枕葉皮質布羅德曼分區的第 17 號區域，即禽距裂上、下唇和枕葉紋狀區，由大腦後動脈血液供應養分。

11. A 從視網膜感光受器開始到大腦枕葉視覺中樞的傳導路徑中，由於視神經纖維在視覺傳導路徑的各個部位排列不同，所以在神經系統某部位發生病變或損害時，對視覺纖維的損害各異，表現為特定的視野異常。白內障是水晶體的混濁，主要的表現症狀是視力模糊。

12. B 三叉神經內部感覺纖維的髓鞘損失，多發性硬化症、中風、外傷，或是岩狀顳骨炎、血管壓迫神經節，可能會造成三叉神經痛。最常見影響的區域是上頜神經(V2)，較少影響的區域是眼部神經(V1)。

13. B 眼睛可以保持穩定地注視一個物體，主要是靠以上肌肉和神經的精密協調。當某一條眼外肌受到神經支配收縮時，它的共軛肌（對側眼的協同肌）會受到相等的支配收縮共同轉動眼球，這是所謂的赫林氏定律。

14. C 動眼神經起源於中腦腹面，在海綿竇分成上下分枝，通過眶上裂進入眼窩而到達眼睛。提上眼瞼肌和上直肌的筋膜鞘由同一束結締組織連接，由動眼神經對側的上分枝支配，以確保兩個肌肉的協同作用；下直肌、內直肌和下斜肌則由同側的下分枝支配。瞳孔大小由虹膜括約肌和擴大肌控制，括約肌負責縮小瞳孔，由第 3 對動眼神經控制，屬於併入下分枝的副交感神經纖維系統；擴大肌負責開大瞳孔，由交感神經控制。

15. C 睫狀神經節屬於副交感神經節，位於眼窩尖部的肌肉圓錐內，其內有自主神經纖維通過，為短睫狀神經的混合纖維，司虹膜睫狀體、角膜和鞏膜的感覺。

16. D 記憶口訣：「交大副小」，交感神經讓瞳孔放大，副交感讓瞳孔縮小。

17. A 三叉神經眼分枝(V1)負責來自頭骨、鼻子、鼻腔、角膜、虹膜、睫狀體、脈絡膜、上眼瞼和淚腺的感覺。

18. A 病變原因常見為血管性、後天機能減退、先天性或外傷性，可以檢查舊的相片來排除先天性原因。其他病因包括多發性硬化症、腦幹之動靜脈畸形、眼窩偽腫瘤及重症肌無力等。滑車神經因為路徑長，頭部撞擊特別容易導致神經麻痺而造成垂直複視，病人常為了中和此複視而易有斜頸的現象。糖尿病者易患血管性病變亦常發生。

19. D 視覺傳導途徑指從視神經開始，經視交叉、視徑、外側膝狀體、視放射到枕葉的視覺皮質的神經傳導路徑。

20. B 左側大腦頂葉下半部的視放射受到傷害，會造成雙眼右側上方的視野缺損；上半部的視放射受到傷害，會造成雙眼右側下方的視野缺損。

21. A 三叉神經的第一分枝眼枝(V1) 又再細分出三條細分枝：淚腺神經、額神經和鼻睫神經，負責來自頭骨、鼻子、鼻腔、角膜、虹膜、睫狀體、脈絡膜、上眼瞼和淚腺的感覺。長睫狀神經支配角膜，長、短睫狀神經支配虹膜、睫狀體和脈絡膜。

22. C 人類眼睛瞳孔對光的反射途徑為：光線→視網膜→視神經→視交叉→視徑→通過上丘臂進入中腦（對光反射中樞）的頂蓋前核發生突觸並再度交叉→第二神經元（連接性）→雙側動眼神經 E-W 核發生突觸→第三神經元（節前運動神經元）→睫狀神經節發生突觸→由短睫狀神經到瞳孔括約肌令瞳孔收縮和睫狀肌收縮。

23. A 同第 22 題解析。

24. C 動眼神經支配上直肌、下直肌、內直肌和下斜肌，另外還支配提上眼瞼肌、虹膜括約肌（瞳孔收縮）和睫狀肌（調視）。若腦部腫瘤或動脈瘤壓迫、頭部外傷造成神經麻痺或損傷，外觀上會產生眼瞼下垂、眼球往外往下轉、眼球無法向上下看、瞳孔收縮功能受損等症狀。

25. D 同第 24 題解析。

26. C 角膜反射又稱眨眼反射，其機轉為三叉神經第一眼支(V1)的鼻睫神經分枝感應到角膜、眼瞼或結膜的刺激，經延腦中樞的橋腦接受傳入信號並產生反饋信號，再由雙側顏面神經控制眼輪匝肌收縮作出眨眼反應。

27. A 一級神經元為視網膜的雙極細胞，二級神經元為神經節細胞，三級神經元在外側膝狀體(LGB)內，往上會投射到視覺皮質。

28. C 視神經是第 2 對腦神經(CN II)，正常成年人從視盤至視交叉前腳全長約 41~50 mm，長度比眼窩提供的空間要長一些，使眼球在轉動時神經不會產生張力。

29. B 同第 22 題解析。

30. D 腦傷位置在右側枕葉視覺皮質區域，則會造成雙眼左側對稱性半側偏盲。

31. B 動眼神經支配的肌肉很多，若神經麻痺或損傷，外觀上會產生眼瞼下垂、眼球往外往下轉、眼球無法向上下看、瞳孔收縮功能受損等症狀。

32. C 視覺傳導路徑通常指從視神經開始，經視交叉、視徑、外側膝狀體、視放射到枕葉的視覺中樞的神經傳導路徑。

33. B 視神經依據部位可以將之劃分為球內段、眶內段、管內段和顱內段四個部分，其中最長的部分是眶內段。視神經纖維在球內段沒有髓鞘包圍，穿過篩板離開眼球之後被包覆在由寡突膠質細胞纏繞形成的髓鞘裡，故眼球內視神經盤直徑較球後視神經直徑稍細一些。

34. C 上斜肌由滑車神經支配。

35. C 滑車神經支配上斜肌。

36. B 第 7 對腦神經麻痺會造成眼皮閉合不全；第 5 對腦神經麻痺造成角膜感覺神經喪失；第 3 對腦神經麻痺造成眼皮下垂。

37. A E-W 核於中樞神經系統的位置鄰近動眼神經核。

38. C 執行聚合近點評估(NPC)視近物時，眼睛會作調節反射及輻輳反射。調節反射路徑：光線→視網膜→視神經→視交叉→視徑→外側膝狀體→視覺皮質→通過聯合纖維至額葉皮質→皮層腦幹束→中腦→雙側動眼神經 E-W 核→動眼神經→睫狀神經節→短睫狀神經→瞳孔括約肌和睫狀肌收縮，懸韌帶放鬆及水晶體變凸變厚。輻輳反射（又稱為眼球會聚或聚合）路徑：光線→視網膜→視神經→視交叉→視徑→外側膝狀體→視覺皮質→中腦→雙側動眼神經 E-W 核→動眼神經→兩眼內直肌收縮→兩眼球會聚。

39. A 三叉神經的第二分枝(V2)上頜枝經過蝶骨大翼底部的圓孔到達眼窩的下眼眶裂，轉為下眼窩神經行走於眼窩邊緣的下眼眶溝，再由下眼眶孔出來支配臉部表面，傳遞來自鼻腔、嘴巴硬軟腭、上唇和下眼瞼的訊息。

40. A 動眼神經支配眼球的上直肌、下直肌、內直肌和下斜肌，另外還支配提上眼瞼肌、虹膜括約肌（瞳孔收縮）和睫狀肌（調視）。若神經麻痺或損傷，外觀上會產生眼瞼下垂、外斜視、眼球無法向上或下看、瞳孔收縮功能受損等症狀。

41. A 左側大腦上半部的視放射受到傷害，會造成雙眼右側下方的視野缺損。

42. B 顏面神經支配眼輪匝肌或稱眼環肌，主要功用是關閉眼瞼，當神經麻痺時會出現眼瞼閉合不全的症狀。若第 6 對腦神經麻痺會導致外直肌跟著麻痺而產生麻痺性內斜視與水平複視。內眥贅皮易導致外觀上常像是內斜視，分辨的方法是以瞳孔光反射來幫助鑑別。

43. D 淚腺反射分泌主要由三叉神經眼分枝(V1)及上頜分枝(V2)支配，角結膜乾燥感覺刺激經由三叉神經傳入中腦，再經由顏面神經、副交感神經刺激淚腺分泌淚液。

44. D 視放射近內囊部血供來自前脈絡膜動脈，後部血液供應來自大腦中動脈(middle cerebral artery)分出的輻射動脈。對側大腦頂葉(parietal lobe)下方視放射(inferior optic radiating fibers)或邁爾氏環(Meyer's loop)受到傷害會造成雙眼同側上方視野 1/4 缺損(Pie in the sky)。若是對側大腦頂葉前方及下方大部分視放射纖維(most anterior and inferior optic radiating fibers)包含邁爾氏環(Meyer's loop)受到傷害，則會造成雙眼同側上方視野 1/2 缺損(Pie on the floor)。

45. C 視神經纖維乃神經節細胞的軸突部分，視神經纖維在球內段沒有髓鞘包圍，穿過篩板離開眼球之後被包覆在由寡突膠質細胞(oligodendrocyte)纏繞形成的髓鞘內。人類視神經的發育在 6 歲左右幾乎就 100%完成，大腦視覺區則大約在 6~10 歲間發育完成。若視覺發展過程中大腦未受到適當刺激，造成視力進展受阻撓便可能出現弱視現象，故 2~6 歲間一般為弱視預防治療的黃金時期。

46. D 雙眼顳側半盲(bitemporal hemianopia)為腦下垂體腫瘤侵犯視交叉的部位容易形成的視野缺損。

47. B 負責眼睛運動的 6 對眼外肌是受到 3 對腦神經所支配：動眼神經(CN III)、滑車神經(CN IV)和外旋神經(CN VI)。

48. C 當下直肌受到支配收縮時，同一隻眼的上直肌（拮抗肌）會受到相等的脈波放鬆，這是所謂的軒立頓氏定律(Sherrington's law)。

49. B 眼睛瞳孔的大小由虹膜的括約肌和擴張肌控制，括約肌位由動眼神經控制，屬於副交感神經系統；擴張肌由交感神經控制。參與淚液產生之調控神經主要為：(1)三叉神經眼分枝之感覺神經；(2)頸內動脈叢之交感神經；(3)顏面神經之副交感神經。睫狀體內有睫狀肌(ciliary muscle)，其神經支配主要來自第 3 對腦神經通過短睫狀神經的副交感神經纖維，其中大約 97%被導向用於調節睫狀肌，約 3%被導向虹膜括約肌。此外，還有少量的交感神經纖維可能在放鬆睫狀肌方面發揮作用。

50. D 節後副交感神經纖維使瞳孔括約肌和睫狀肌收縮，懸韌帶放鬆及水晶體變凸、變厚，以增加其屈光力。

51. A 視覺傳導路徑指從視神經開始，經視交叉、視徑、外側膝狀體、視放射到枕葉的視覺中樞的神經傳導路徑。

52. C 瞳孔大小由虹膜括約肌和擴張肌控制，括約肌呈環狀位於虹膜靠近瞳孔的位置，負責縮小瞳孔減少周圍光線進入視網膜，由動眼神經控制，屬於副交感神經系統；擴張肌呈放射狀，負責開大瞳孔，由交感神經控制。記憶口訣：「交大附小」，交感神經讓瞳孔放大，副交感讓瞳孔縮小。

53. A 三叉神經有眼枝(V1)、上頜枝(V2)和下頜枝(V3)三個主要分枝，眼枝(V1)又再細分出三條細分枝：淚腺神經、額神經和鼻睫神經，負責來自頭骨、鼻子、鼻腔、角膜、虹膜、睫狀體、脈絡膜、上眼瞼和淚腺的感覺。

54. A 滑車神經是唯一起源於中腦背面的腦神經，起於中腦下丘平面對側的滑車神經核，神經纖維在腦幹後交叉，穿經海綿竇外側壁向前，通過眶上裂進入眼窩而到達眼睛，神經核支配對側眼球的上斜肌(SO)。

55. B 三叉神經因分布廣，故一旦鼻尖或鼻側發生帶狀疱疹的水泡等哈欽森氏徵象會增加眼睛發病機會。若神經根本身內部感覺纖維的髓鞘損失，如多發性硬化症、中風、外傷或是岩狀顳骨炎、血管壓迫神經節等，則會造成三叉神經痛，其中 80~90%的病例是由三叉神經的血管受壓迫引起。三叉神經痛最常見影響的區域是上頜神經(V2)，較少影響的區域是眼部神經(V1)，但也可能影響雙重區域。

56. A 先天性第 4 對腦神經麻痺所導致的上斜肌麻痺，雖然其症狀常常直到成年才會出現，但早期就有可能出現補償性的頭位異常。

57. A 瞳孔對光的反應不須要經過大腦枕葉皮質(occipital cortex)，只有調節(accommodation)反射和輻輳反射（又稱眼球會聚或聚合反射）才會經過。

58. B 提上眼瞼肌由對側動眼神經的上分枝支配，負責張開眼睛。另外睜開眼瞼的自主神經部分，則是由交感神經節之節後神經支配。在眨眼反射(blink reflex)中，三叉神經的鼻睫神經分枝感應到角膜、眼瞼或結膜的刺激並迅速作出反應，經延腦中樞的橋腦接受傳入信號並產生反饋信號，再由雙側顏面神經控制眼輪匝肌收縮作出閉眼反應。

59. B 雙眼顳側半盲可能為腦下垂體腫瘤侵犯視交叉的部位。

60. B 眼輪匝肌(orbicularis oculi muscle)或稱眼環肌，是由顏面神經支配，主要功用是關閉眼瞼，當神經麻痺時會出現眼瞼閉合不全。

61. C 由視網膜神經節細胞發出的神經纖維，約 70~90%在此與外側膝狀體的節細胞形成突觸，交換神經元後進入視放射，再連結大腦的視覺皮質。

62. B 顏面神經既是運動神經又是感覺神經，起源於橋腦接近外旋神經處，具有 3 個核：主運動核、副交感神經核以及感覺核，有 5 個主要分枝：顳枝、顴枝、頰枝、下頜枝的和頸枝，負責臉部的表情、舌頭前 2/3 的味覺，以及淚腺、鼻腺、腭腺、舌下唾腺、頜下唾腺等的自主神經脈波。

63. B 顏面神經既是運動神經又是感覺神經，主要是負責臉部的表情及眨眼、舌頭前 2/3 的味覺，以及淚腺、鼻腺、腭腺、舌下唾腺、頜下唾腺等的自主神經脈波。淚腺的分泌運動神經起源於顏面神經的副交感神經核，負責流淚反射。

64. C 有時也將光反射途徑分成四級：第一級傳導為感覺(sensory)，連接視網膜和中腦；第二級傳導為核間(internuncial)，於中腦的核間連接；第三級傳導為神經節前運動(preganglionic motor)，連接中腦與睫狀神經節(ciliary ganglion)；第四級傳導為神經節後運動(postganglionic motor)，連接睫狀神經節到虹膜。

65. C 淚腺的分泌運動神經起源於顏面神經的副交感神經核，通過翼腭神經節(pterygopalatine ganglion)，負責流淚反射。

66. C 短睫狀神經(short ciliary nerves)所含的交感與副交感神經纖維，主要來自於動眼神經。

67. A 每側紋狀皮質與雙眼同側一半的視網膜相關聯，如左側視皮質與左眼顳側和右眼鼻側視網膜相關。紋狀皮質的最前部與頂葉(parietal lobe)相鄰之處，負責鼻側周邊視網膜的視覺訊息投射，其對應到的視野區稱為顳側新月形視野(temporal crescent)。視網膜上部的神經纖維經上視放射終止於禽距裂上方的紋狀皮質，接受來自上部視網膜區的視覺訊息投射；視網膜下部的纖維終止於下方的紋狀皮質，黃斑部纖維則終止於枕葉紋狀區後極的後外側方，並占據大部分大腦視覺皮質。

68. C 外側膝狀體位於大腦腳外側，是由外側膝狀體的細胞核所組成的一個隆起，接受並整合由左右兩眼經視交叉和視徑傳來的視網膜神經纖維。

69. A 視覺路徑簡稱視路，是視覺訊息從視網膜感光受器開始到大腦枕葉(occipital lobe)視中樞的傳導路徑。臨床上通常指從視神經開始，經視交叉、視徑、外側膝狀體、視放射到枕葉的視覺皮質的神經傳導路徑。

70. B 動眼神經支配提上眼瞼肌、虹膜括約肌（瞳孔收縮）和睫狀肌（調視）。同時下分枝支配上直肌(SR)、下直肌(IR)、內直肌(MR)和下斜肌(IO)。

71. B 同第 22 題解析。

72. D 雙側滑車神經麻痺即雙眼的上斜肌均受影響，往右看時因動到左眼上斜肌，故左眼眼位較高，往左看時動到右眼上斜肌，故右眼眼位較高，以雙馬竇氏鏡檢查(double Maddox rod test)旋轉斜視(cyclodeviation)的角度會大於 10 度，且病人易有 V 型(V pattern)眼位。

73. D 視交叉是兩條視神經在腦下垂體(pituitary body)上方的交會處，鼻側的神經纖維負責顳側視野，經過視交叉之後便進入到對側的大腦半球，受到傷害時會造成雙眼視野顳側偏盲缺損。

74. D 人類眼睛瞳孔對光的反射途徑為：光線→視網膜→視神經→視交叉→視徑→通過上丘臂進入中腦（對光反射中樞）的頂蓋前核(pretectal nucleus)發生突觸並

再度交叉→第二神經元（連接性）→雙側動眼神經 E-W 核發生突觸→第三神經元（節前運動神經元）→睫狀神經節發生突觸→由短睫狀神經到瞳孔括約肌令瞳孔收縮和睫狀肌收縮。

75. C 參與淚液產生之調控神經主要為：(1)三叉神經眼分枝之感覺神經；(2)頸內動脈叢之交感神經；(3)顏面神經之副交感神經。

76. D 同第 74 題解析。

77. C 支配下斜肌的神經分支，進入睫狀神經節，該分支包含副交感神經纖維。

78. D 滑車神經負責右眼的向下、向外及內旋動作。

79. D 第三對腦神經動眼神經支配的肌肉很多，若腦部腫瘤或動脈瘤壓迫、頭部外傷造成神經麻痺或損傷，外觀上會產生眼瞼下垂、眼球往外往下轉、眼球無法向上下看、瞳孔收縮功能受損等症狀，進而影響眼睛調節及看近反射。

80. D 雙眼右顳側下方對稱性偏盲：腦傷位置在左後上枕葉(occipital lobe)的視覺皮質區域(visual cortex)。

81. A 視神經在眼窩頂端(orbital apex)通過辛氏環(annulus of Zinn)，然後穿入視神經管(optic canal)，之後通過大腦外層堅硬的硬腦膜進入顱腔中。顱內段已進入大腦內，故支配顱內段視覺路徑相關之血管問題可採用腦部斷層掃描血管造影(computed tomography angiography, CTA) 或核磁共振血管造影(magnetic resonance angiography, MRA)來評估。

82. B 同 69 題解析。

83. A 外直肌由第 6 對外展神經負責。

84. D 眼部的交感神經(sympathetic nerves) 負責脈絡膜血管收縮並協助眼瞼收縮(lid retraction)，副交感神經負責瞳孔收縮(pupil constriction)並協助眼調節(accommodation)。

85. A 參與淚液產生之調控神經主要為：(1)三叉神經眼分枝之感覺神經；(2)頸內動脈叢之交感神經；(3)顏面神經之副交感神經。淚腺神經對外界刺激反射的輸出神經以副交感神經為主。

86. D 動眼神經麻痺或損傷時，外觀上會產生眼瞼下垂、眼球往外往下轉、眼球無法向上下看、瞳孔收縮功能受損等症狀。瞳孔的大小由虹膜括約肌和擴大肌控制，括約肌負責縮小瞳孔，由動眼神經控制，通常因受傷、動脈瘤(aneurysm)等外科疾病所造成的第三對動眼神經損傷會影響瞳孔(pupil)的反應。動眼神經起源於中腦腹面，其神經核位於中腦上丘部位的 Edinger-Westphal nucleus。

87. D 同側偏盲(homonymous hemianopia)通常是對側的大腦損害造成的，例如右側視束病灶之視野缺損為兩眼左側同側半盲。

88. D 雙眼同側上方視野缺損(Pie in the sky)為對側大腦頂葉(parietal lobe)下方、顳葉的視放射(inferior optic radiating fibers)或邁爾氏環(Meyer's loop)受到傷害。

89. D 右側大腦頂葉(parietal lobe)視放射區域受到傷害可能會造成雙眼視野左側下象限盲(pie on the floor)；左側大腦顳葉視放射區域受到傷害會造成雙眼視野右側上象限盲(pie in the sky)。

90. C 視網膜感光受器的神經衝動經外網狀層傳至雙極細胞，再經內網狀層傳至神經節細胞。

91. D 外直肌是由同側第六對腦神經（外展神經）支配，右側的第六對腦神經核支配右側的外直肌；內直肌是由第三對腦神經（動眼神經）支配；第三對腦神經（動眼神經）支配眼球的上直肌、下直肌、內直肌和下斜肌，上直肌由對側動眼神經的上分枝支配，下直肌、內直肌和下斜肌則由同側的下分枝支配。

92. D 在所有腦神經中，含有最多軸索(axon)的是視神經，人類每眼視神經節細胞大約有 100~120 萬，其軸索共同匯集至視神經盤，穿過含有約 200~300 個孔道的篩板，再穿過鞏膜向後延伸至視束交叉。

93. D 在頭部或外在環境轉動時，為了保持視網膜上的影像能穩定對準，人眼必須啟動視動系統或稱為視動震顫，當一連續物體在眼前向右移動時，眼球會向右慢速追隨性運動，再向左側快速反射性運動，屬於雙眼不對稱型水平震顫。

94. C 視神經纖維在球內段部分沒有髓鞘包圍，約由 100~120 萬的無髓鞘軸突組成，90%是 1.5 mm 的小直徑。

95. C 光進入瞳孔之後先被視網膜的感光受體所吸收，視覺傳導路徑從視神經(optic nerve)開始，經視交叉(optic chiasm)、視束(optic tract)、外側膝狀體(lateral geniculate body)、視放射(optic radiation)到枕葉的視覺皮質(visual cortex)。

96. A 虹膜括約肌負責縮小瞳孔，由第三對動眼神經的副交感神經核 (Edinger-Westphal nucleus)之神經纖維支配，動眼神經的副交感神經在睫狀神經節 (ciliary ganglion)中發生突觸後，節後纖維透過睫狀神經傳遞到眼球。

97. B 同 85 題解析。

98. B 動眼神經起源於中腦腹面。

99. C 顏面神經既是運動神經又是感覺神經，起源於橋腦接近外旋神經處，有五個主要分枝：顳枝、顴枝、頰枝、下頷枝和頸枝，分布於整個耳朵、臉部、頸和舌頭。主要是負責臉部的表情及眨眼、舌頭前 2/3 的味覺，以及淚腺、鼻腺、腭腺、舌下唾腺、頷下唾腺等的自主神經脈波。

MEMO

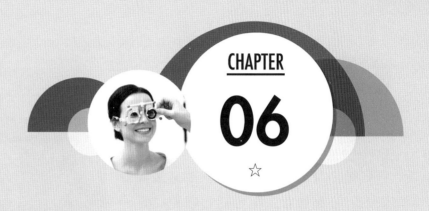

CHAPTER

06

☆

眼睛的血管供給和淋巴系統

重｜點｜彙｜整

6-1 眼睛的血管供給

　　全身的血管都是由心臟血管系統 (cardiovascular system)分枝而來，眼睛血管則是全身血管中唯一可以被直接觀察到的。心臟血管系統包括心臟和血管，血管分為動脈、靜脈和微血管；動脈將血液帶離心臟，傳送氧氣和營養到組織細胞，藉由微血管網與細胞排出的廢物進行交換，之後再由靜脈將血液帶回心臟（圖 6-1）。

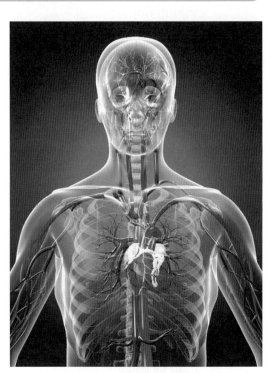

▶圖 6-1　眼睛的血液供應

一、眼睛的動脈

1. **眼睛的血液供應**：**主動脈(arota)→總頸動脈→內頸動脈→眼動脈**。若這些動脈的血流不足，例如貧血、腦壓升高、偏頭痛、低血壓及視網膜血栓等，都可能會讓眼睛血液供給暫時減少，造成突然短暫性視力喪失，稱為暫時性黑矇症(amaurosis fugax)。

2. 心臟主動脈所分枝的臂腦叢動脈(brachiocephalic artery)再分枝為總頸動脈，**左右各自的總頸動脈**(common carotid artery)在喉嚨的上面邊緣分開，形成頭頸部的左右兩側均有一組**內頸動脈**(internal carotid artery)**和外頸動脈**(external carotid artery)。

3. 眼的血液供應主要來自內頸動脈的分枝，少部分來自外頸動脈系統。
    (1) **內頸動脈**：支配眼睛的**眼動脈**(ophthalmic artery)是**由內頸動脈的第一分枝負責**，供給血液給眼窩內及其周圍構造，也提供給鼻腔和前頭蓋。

A. 眼動脈(ophthalmic artery)：由視神經下方和視神經一同穿過視神經孔，進入眼窩後，先位於視神經外側，再經其上方與上直肌之間至眼窩內側。**在眼眶內的主要分枝為中央視網膜動脈**(central retinal artery)**系統和睫狀動脈**(ciliary artery)**系統**，此外還有淚腺動脈(lacrimal artery)供應淚腺及上眼瞼；肌肉分枝負責眼眶的各種肌肉；軟腦膜循環(pial circulation)供應眼窩及視神經孔內的**視神經**（表 6-1）。

B. 眼動脈分枝分為眼球組、眶內組及眶外組。眼球組分為中央視網膜動脈、睫狀動脈及眼球的脈絡叢；眶內組分為淚腺動脈和眼外肌動脈；眶外組分為篩後動脈、篩前動脈、眶上動脈、瞼內側動脈、背側鼻動脈（終末枝）。

(2) **外頸動脈：支配外眼的角動脈**(angular artery)**來自於外頸動脈及顏面動脈**(facial artery)。

▶表 6-1　眼睛的動脈分枝

動　脈		分　枝	
內頸動脈	眼動脈	眼球組	**中央視網膜動脈、睫狀動脈**及眼球的脈絡叢
		眶內組	**淚腺動脈**和眼外肌動脈
		眶外組	篩後動脈、篩前動脈、**眶上動脈**、瞼內側動脈、**背側鼻動脈**（終末枝）

（一）中心視網膜動脈(Central Retinal Artery)系統

1. 中心視網膜動脈離開眼動脈後，在眼球後 10~15 mm 處從內下或下方進入視神經，伴隨中心視網膜靜脈一起經視神經乳頭穿出，先在視盤上分成上、下兩枝，每一分枝再分出鼻側與顳側分枝，因而成為顳上、鼻上、顳下、鼻下四條視網膜動脈，**分布於視網膜神經纖維層內**，逐級分枝達周邊部分，**支配視網膜的內 2/3 層、眼神經的最前部（表皮神經纖維層），以及某部分視神經的後板層。**

2. 中心視網膜動靜脈分支與視網膜組織層區域的細胞具有血液-視網膜屏障(blood-retinal barrier, BRB)的特徵，中心視網膜動脈管壁由外層(the adventitia)、內彈性膜層(the internal elastic lamina)和內層(the intima)這三層解剖構造所組成，視網膜血管外膜細胞(pericytes)也參與微血管循環的自體調節(autoregulation)。

3. 視網膜的營養和廢物的排除是由兩個系統來負責，內 **2/3** 層包括內核層及視神經細胞層，是由中心視網膜動脈支配，而外 **1/3** 層包括感光細胞和視網膜色素上皮細胞，則主要是由脈絡膜的微血管網負責。位於黃斑部中心小窩區域的脈絡膜血管流速最快，且自律神徑可支配脈絡膜血管系統的運作。

（二）睫狀動脈(Ciliary Artery)系統

1. 後睫狀動脈(posterior ciliary artery)：自眼動脈分出，共有兩條，分布在視神經的內外兩側，每一條後睫狀動脈會再分出一條長後睫狀動脈(long posterior ciliary artery)，及 7~10 條短後睫狀動脈(short posterior ciliary artery)。

    (1) **短後睫狀動脈**：又稱脈絡膜動脈，分布在眼球後視神經周圍，**與視神經血管環(circle of Zinn-Haller)共同支配視神經於鞏膜篩板(lamina cribosa)區的血管循環系統**，是脈絡膜血流的主要供應者，也是視交叉前的視覺路徑中最主要的動脈血液供應，**若阻塞容易造成前缺血性視神經病變**(anterior ischemic optic neuropathy)。短後睫狀動脈由視神經盤的顳側邊緣附近穿過鞏膜後方進入眼球，於脈絡膜內逐漸分出細枝，形成脈絡血管網，與黃斑部附近的視網膜形成睫狀視網膜動脈(cilioretinal artery)，可供應視神經乳頭周邊、黃斑部附近包含感光細胞的視網膜外 **1/3** 層，以及赤道部後方的脈絡膜。而較前方的脈絡膜與睫狀體，則由長後睫狀動脈和前睫狀動脈支配。

    (2) **長後睫狀動脈**：又稱虹膜動脈，在離視神經比短後睫狀動脈稍遠處的**內、外兩側，分別斜行穿入鞏膜**，於鞏膜與脈絡膜間的脈絡膜上腔水平位置前行，直達睫狀體及虹膜後緣，**與前睫狀動脈吻合，形成虹膜動脈大環**(major arterial circle of iris)。虹膜動脈大環再發出分枝呈輻射狀，走向瞳孔遊離緣吻合形成虹膜小環，少數分枝返回脈絡膜前部，主要供應鞏膜、虹膜、睫狀體和脈絡膜前部及視網膜外層，虹膜動脈小環(minor arterial circle of the iris)分支被拉扯破壞滲漏是造成前房出血的原因之一。位於虹彩的虹膜動脈與靜脈的吻合處(anastomoses)形成虹膜小血管環(minor vascular circle of the iris)。

2. **前睫狀動脈**(anterior ciliary artery)：由四條眼外直肌的肌動脈分枝而來，為眼外肌提供最重要的血液供應，除**外直肌為單一條血管供應眼前段**，其他三條

直肌均有兩條血管供應眼前段（表 6-2）。七條前睫狀動脈分枝，沿著鞏膜表面**跟隨直肌的肌腱到眼前部**，在結膜下形成結膜前動脈及角膜緣血管網，供應結膜動脈血管，然後穿過鞏膜，最後形成虹彩血管網，**參與組成虹膜動脈大環**。

▶ 表 6-2　眼外肌血液供應

動　脈	供　應
眼動脈外分枝	外直肌、上直肌、上斜肌和提上眼瞼肌
眼動脈內分枝	較為粗大，供應內直肌、下直肌和下斜肌
淚腺動脈	外直肌
眶下動脈	下直肌和下斜肌

二、眼睛的靜脈

1. 眼的靜脈回流主要有三個途徑：

   (1) **中心視網膜靜脈**(central retinal vein)：視網膜靜脈的直徑大約比動脈大 1/3，四條視網膜靜脈最後匯集成上分枝靜脈和下分枝靜脈，在篩板附近接合成中心視網膜靜脈，與同名動脈並行，貫穿硬膜動脈的後面，之後**流入眼上靜脈**(superior ophthalmic vein)，**經眶上裂流到海綿體靜脈竇**(cavernous sinus)。

   (2) **渦靜脈**(vortex vein)：位於眼球赤道部後方，共有 4~7 條，**匯集脈絡膜及部分虹膜、睫狀體的血液，經上、下眼靜脈**(superior and inferior ophthalmic vein)**回流到海綿竇**(cavernous sinus)。

   (3) **前睫狀靜脈**(anterior ciliary vein)：由上鞏膜集合靜脈形成，收集來自前結膜、邊緣拱體、前上鞏膜靜脈和穿孔鞏膜靜脈的血液，越過直肌離開眼球。

2. 眼靜脈流到海綿竇的血液被帶往內頸靜脈(internal carotid vein)，內頸靜脈和鎖骨下靜脈結合形成臂腦叢靜脈(brachiocephalic vein)，左右兩條臂腦叢靜脈會合成上腔靜脈，之後直接回到心臟。

6-2　眼睛的淋巴系統

1. 淋巴系統(lymphatic system)包括淋巴微管、淋巴結、淋巴血管和淋巴管，淋巴系統從組織捕獲淋巴液，並將它送回到血液中。

2. 淋巴液是一種鹼性液體，分布在身體的所有組織空間。人體的心臟血管系統如果沒有淋巴系統就不能正常運作，而免疫系統如果沒有淋巴系統將會快速被破壞。

3. 淋巴結是由淋巴組織堆積而成，尺寸從小於 1 釐米到好幾釐米大小不一，主要產生淋巴細胞和單核白血球。淋巴結可以單獨存在或群聚在一起，身體幾個較大的群聚是頸部淋巴結、腋下淋巴結和腹股溝淋巴結，**在淋巴液通過時將細菌、病毒等微生物過濾阻擋**，避免侵入感染身體深部重要的組織器官。**當淋巴結變得疼痛或可觸摸到時**，通常可用來當一種**相應對部位感染**的指標。

4. 上眼瞼、結膜和外眥部的淋巴排泄系統匯流至**耳前淋巴結**(preauricular lymph node)，下眼瞼和內眥部則回流到**下頜淋巴結**(mandibular lymph node)，有時眼瞼和結膜**受病毒感染**急性發炎時，會伴隨此**淋巴結的腫大**。

5. 淋巴系統和心臟血管系統共同組成身體的免疫系統(immune system)，保護身體免於外來物質（抗原）侵入。免疫系統分成專一（特異性）和非專一的（非特異性）兩種抗體，專一的抗體只抵抗特定抗原，非專一的抗體抵抗所有外來物質。

6. 人類免疫系統三大功能為免疫防禦、免疫穩定及免疫監視。人類抵抗病原微生物感染的免疫機制，包括先天性免疫(innate immunity)和後天性免疫(adaptive immunity)。

   (1) 先天性免疫：乃長期生物進化過程中逐漸形成，特徵是個體出生時即具備，起始快及作用範圍廣，非針對特定抗原，故亦稱為非特異性免疫。低等動物僅具有先天性免疫功能，至脊椎動物才出現特異性免疫。先天性免疫在人類防禦機制中具有重要意義，可看作抵禦致病微生物感染的第一道防線。

   (2) 後天性免疫：與先天性免疫相反，是人類在生活過程中逐步獲得的，針對某一特定致病微生物而發生的一種免疫反應，故又稱為特異性免疫。

A. 後天性免疫的重要特徵之一是記憶性，針對重複接觸同一微生物發生更為劇烈的反應。後天性免疫具有特異性，能夠區分不同的微生物和大分子，主要成分是淋巴球及其產物。誘導後天性免疫反應或作為該反應目標物質的外源性物質被稱為抗原。

B. 後天性免疫反應有兩種，即體液免疫和細胞免疫。淋巴球是特異性識別外來抗原並對其發生反應的細胞，是體液免疫和細胞免疫的媒介者。根據識別抗原的不同方式和不同的反應功能，將其分為 T 淋巴球和 B 淋巴球。

　　a. 體液免疫：是由循環在體液內的 B 淋巴細胞(B-cells)所產生的抗體提供，特異性 B 淋巴球與相對應抗原接觸後，會活化並轉化為漿細胞，合成抗體並釋放到循環系統，這些抗體可特異性識別微生物，且透過多種反應機制將其去除。

　　b. 細胞免疫：是由胸腺所產生不會生產抗體的 T 淋巴細胞(T-cells)，受抗原刺激後分化增殖形成致敏淋巴球，可產生各種淋巴因子，主要殺死與循環性抗體不相接觸的胞內微生物，如病毒和某些細菌。

7. 免疫系統會誤解移植器官是侵入物而產生排斥作用，但接受角膜移植的病人，因為角膜無血管及淋巴管組織，故能達到幾乎九成的成功率。此外，因角膜緣富含朗格漢氏細胞、淋巴球及免疫活性因子，使得角膜周邊部易發生免疫性角膜病變，而一些感染性角膜病則較易發生於角膜中央區。

歷屆試題

( ) 1. 有關眼循環系統(ocular circulation)的敘述，下列何者錯誤？(A)眼循環系統來自於眼動脈(ophthalmic artery)　(B)眼動脈屬於外頸動脈(external carotid artery)的分枝　(C)睫狀前動脈(anterior ciliary artery)來自於眼動脈的眼外肌分枝　(D)中央視網膜動脈來自於眼動脈或睫狀後動脈的分枝　　**（107 特師）**

( ) 2. 有關眼循環系統的敘述，下列何者錯誤？(A)中央視網膜動脈(central retinal artery)可供應視網膜內側(inner side)的血流　(B)中央視網膜動脈來自於眼動脈　(C)睫狀視網膜動脈(cilioretinal artery)可供應睫狀體的血流　(D)脈絡膜血管可供應視網膜外側(outer side)的血流　　**（107 特師）**

( ) 3. 下列何種血管系統經過直肌(rectus muscle)進入眼球？(A)淚腺動脈(lacrimal artery)　(B)睫狀後長動脈(long posterior ciliary arteries)　(C)睫狀前動脈(anterior ciliary artery)　(D)視網膜睫狀動脈(ciliary retinal artery)　**（108 特生）**

( ) 4. 渦靜脈(vortex vein)在眼球的出口位於何處？(A)眼前房　(B)眼後房　(C)眼球前表面　(D)眼球後表面　　**（108 特生）**

( ) 5. 視交叉前的視覺路徑中最主要的動脈血液供應來自於下列何者？(A)肋頸幹(costocervical trunk)　(B)椎動脈(vertebral artery)　(C)甲狀腺頸幹(thyrocervical trunk)　(D)總頸動脈(common carotid artery)　　**（108 專高）**

( ) 6. 結膜動脈血管供應主要來自於？(A)上眼眶動脈(supraorbital artery)　(B)睫狀後長動脈(long posterior ciliary arteries)　(C)睫狀前動脈(anterior ciliary artery)　(D)淚腺動脈(lacrimal artery)　　**（108 專普）**

( ) 7. 眼外肌手術時需保持眼前部血液供應，以避免眼球前段缺血(anterior segment ischemia)，大部分外眼直肌上都有兩條動脈供應眼前段，但何者只有一條動脈供應眼前段？(A)內直肌　(B)外直肌　(C)上直肌　(D)下直肌　**（108 專高）**

( ) 8. 下列有關眼瞼部淋巴系統，何者正確？(1)上眼瞼和外眥部(lateral canthus)回流到耳後淋巴結(retroauricular lymph node) (2)下眼瞼和內眥部(medial canthus)回流到下頜淋巴結(mandibular lymph node) (3)下眼瞼和內眥部回流到耳下淋巴結(infra-auricular lymph node) (4)上眼瞼和外眥部回流到耳前淋巴結(preauricular lymph node)。(A)(1)(3)　(B)(2)(4)　(C)僅(1)　(D)僅(4)　　**（108 專高）**

( ) 9. 脈絡膜富含血管，其中後睫狀動脈(posterior ciliary arteries)由何處進入眼球內？(A)視神經　(B)輪部　(C)鋸齒緣(oraserrata)　(D)黃斑部　　**（108 專高）**

( ) 10. 視神經(optic nerve)於鞏膜篩版(lamina cribosa)區的血管循環系統由何者支配？(1)視神經血管環(circle of Zinn-Haller) (2)睫狀後短動脈(short posterior ciliary arteries) (3)睫狀後長動脈(long posterior ciliary arteries) (4)大腦中動脈(middle cerebral artery)。(A)僅(1) (B)僅(1)(2) (C)僅(2)(3) (D)(1)(2)(4) （108 專普）

( ) 11. 眼球赤道後方的脈絡膜之血管供應主要由下列何者負責？(A)前睫狀動脈 (anterior ciliary artery) (B)長後睫狀動脈(long posterior ciliary artery) (C)短 後睫狀動脈 (D)中心視網膜動脈 （109 特生一）

( ) 12. 何種眼血管系統位於眼前段(anterior segment of eye)？(1)視神經血管環(circle of Zinn) (2)虹膜動脈大環(major arterial arcade of iris) (3)虹膜動脈小環(minor arterial arcade of iris) (4)睫狀視網膜動脈(ciliary retinal artery)。(A)僅(1) (B)(2)(3) (C)(2)(4) (D)(2)(3)(4) （109 專普）

( ) 13. 何種眼部血管分枝可匯入視神經血管環(circle of Zinn-Haller)？(1)睫狀後短動 脈(short posterior ciliaryArteries) (2)睫狀後長動脈(long posterior ciliary arteries) (3)睫狀前動脈(anterior ciliary artery) (4)中心視網膜動脈。(A)僅(1) (B)(1)(2) (C)(1)(4) (D)(2)(3) （109 專普）

( ) 14. 有關視神經組織的血液供應，下列何者錯誤？(A)視網膜感光細胞是由中心視 網膜動脈(central retinal artery)所供應 (B)視網膜神經節細胞是由中心視網膜 動脈所供應 (C)眼窩的視神經是由軟腦膜循環(pial circulation)所供應 (D)視 神經孔內的視神經是由軟腦膜循環所供應 （109 專普）

( ) 15. 有關眼球血管供應系統之敘述，下列何者錯誤？(A)由中央視網膜動脈供應之 血流遍布全視網膜內 2/3 層，尤以黃斑部中央小凹密度最高，以應付視覺所需 之大量營養供應 (B)在正常情況下視網膜桿細胞及錐細胞所在之處是不含血 管的 (C)脈絡膜之血流供應來自於睫狀動脈系統 (D)睫狀動脈系統與中央視 網膜動脈皆來自於眼動脈，眼動脈為內頸動脈的分枝 （109 特師一）

( ) 16. 有關中心視網膜靜脈血液流徑走向，下列何者正確？(A)中心視網膜靜脈→渦 靜脈→眼上靜脈→視神經孔→海綿竇 (B)中心視網膜靜脈→眼上靜脈→視神 經孔→海綿竇 (C)中心視網膜靜脈→眼下靜脈→眶下裂→海綿竇 (D)中心視 網膜靜脈→眼上靜脈→眶上裂→海綿竇 （109 特師一）

( ) 17. 有關視網膜各分層之血液供應，下列何者不是由中心視網膜動脈(central retinal artery)所供應？(A)感光細胞(photoreceptor layer) (B)神經纖維層(nerve fiber layer) (C)雙極細胞層(bipolar cell layer) (D)神經節細胞層(ganglion cell layer) （109 專高）

( ) 18. 何種眼部血管末梢匯入虹膜動脈大環(major arterial circle of iris)？(1)後短睫狀 動脈(short posterior ciliary arteries) (2)後長睫狀動脈(long posterior ciliary arteries) (3)前睫狀動脈(anterior ciliary artery) (4)睫狀視網膜動脈(ciliary retinal artery)。(A)僅(1) (B)(2)(3) (C)(2)(4) (D)(2)(3)(4) **（109 專高）**

( ) 19. 眼角動脈(angular artery)來自於下列何者？(1)內頸動脈(internal carotid artery) (2)外頸動脈(external carotid artery) (3)顏面動脈(facial artery) (4)前睫狀動脈。(A)僅(2)(3) (B)(1)(2)(4) (C)僅(1)(4) (D)(2)(3)(4) **（109 專高）**

( ) 20. 視神經盤(optic nerve head)的血液由多個來源供應，包括下列何者？(1)中心視網膜動脈(central retinal Artery) (2)後短睫狀動脈 (3)後長睫狀動脈 (4)前睫狀動脈。(A)(1)(3) (B)(1)(2) (C)(2)(3) (D)(3)(4) **（109 專高）**

( ) 21. 眼角膜本身雖無血管，但其周圍的輪部卻密布微血管叢。這些微血管主要是從眼動脈(ophthalmic artery)的哪一個分枝過來的？(A)前睫狀動脈(anterior ciliary artery) (B)後睫狀動脈(posterior ciliary artery) (C)上睫狀動脈(superior ciliary artery) (D)下睫狀動脈(inferior ciliary artery) **（109 特師二）**

( ) 22. 前缺血性視神經變病(anterior ischemic optic neuropathy)是因為負責供應視神經盤血液的動脈阻塞所造成，可能是下列何者阻塞？(1)眼動脈 (2)前睫狀動脈 (3)後睫狀動脈 (4)中心視網膜動脈。(A)僅(1)(2)(4) (B)(1)(2)(3)(4) (C)僅(3)(4) (D)僅(3) **（109 特師二）**

( ) 23. 虹彩血管血液供應主要來自哪幾條血管？(1)中心網膜動脈(central retinal artery) (2)短後睫狀動脈(short posterior ciliary artery) (3)長後睫狀動脈(long posterior ciliary artery) (4)前睫狀動脈(anterior ciliary artery)。(A)(1)(4) (B)(2)(3) (C)(3)(4) (D)(2)(4) **（110 專高）**

( ) 24. 眼外直肌的血液供應通常由來自眼動脈(ophthalmic artery)的前睫狀動脈(anterior ciliary artery)，下列何外眼直肌的前睫狀動脈是來自淚動脈(lacrimal artery)？(A)內直肌 (B)外直肌 (C)上直肌 (D)下直肌 **（110 專高）**

( ) 25. 眼動脈(ophthalmic artery)為下列何者的分枝？(A)基底動脈(basilar artery) (B)椎動脈(vertebral carotid artery) (C)外頸動脈(external carotid artery) (D)內頸動脈(internal carotid artery) **（110 專高）**

( ) 26. 眼球透過眼部血管的供給提供養分，主要供給養分給虹膜和睫狀體的是哪一種血管？(A)短後睫狀動脈(short posterior ciliary artery) (B)長後睫狀動脈(long posterior ciliary artery) (C)前睫狀動脈(anterior ciliary artery) (D)渦靜脈(vortex vein) **（110 專普）**

( ) 27. 下列何者不是引起暫時性視力喪失(transient visual loss)的原因？(A)視網膜血栓 (B)貧血 (C)偏頭痛 (D)高血壓 **（110 專普）**

( ) 28. 下列何者不是造成暫時性視覺障礙的原因？(A)黑矇症(amaurosis fugax) (B)偏頭痛　(C)腦壓升高　(D)視網膜剝離　　　　　　　　　　**（110 專高）**

( ) 29. 有關視網膜血管敘述，下列何者正確？(A)內側 1/3 由視網膜血管供應　(B)外側 2/3 由脈絡膜血管(choriocapillaris)供應　(C)視網膜血管供應不包括內核層 (inner nuclear layer)　(D)血管外膜細胞(pericytes)參與微血管循環的自體調節 (autoregulation)　　　　　　　　　　　　　　　　　　　　　　　　**（111 專普）**

( ) 30. 關於睫狀視網膜動脈(cilioretinal artery)匯入視網膜黃斑區域的敘述，下列何者正確？(A)由視神經盤的鼻側邊緣進入　(B)由視神經盤的顳側邊緣進入 (C)由中心小凹的鼻側邊緣進入　(D)由中心小凹的顳側邊緣進入　**（111 專普）**

( ) 31. 視神經的動脈血液供應主要為下列那條動脈？(A)內頸動脈(internal carotid artery)　(B)椎動脈(vertebral artery)　(C)前大腦動脈(anterior cerebral artery) (D)中大腦動脈(middle cerebral artery)　　　　　　　　　　　　　**（111 專普）**

( ) 32. 有關視網膜的血液供應，下列何者錯誤？(A)主要來自視網膜中央動脈與後睫狀動脈　(B)視網膜中央動脈供應視網膜外層以及視神經　(C)少數人中有自睫狀動脈發出的睫狀視網膜動脈　(D)眼動脈為內頸動脈的分枝　**（111 專高）**

( ) 33. 有關視網膜神經節細胞層及感光細胞層之動脈血液供應路徑，下列何者為可能之路徑？(1)主動脈(arota)→內頸動脈(internal carotid artery)→眼動脈 (ophthalmic artery)→中央視網膜動脈(central retinal artery) (2)主動脈→外頸動脈(external carotid artery)→眼動脈→短後睫狀動脈(short posterior ciliary artery) →睫狀視網膜動脈(cilioretinal artery) (3)主動脈→內頸動脈→眼動脈→短後睫狀動脈→睫狀視網膜動脈 (4)主動脈→外頸動脈→眼動脈→中央視網膜動脈。 (A)(1)(3)　(B)(2)(4)　(C)僅(1)　(D)僅(4)　　　　　　　　　　**（111 專高）**

( ) 34. 負責虹彩(iris)血液供應的主動脈環(major arterial circle)，主要由下列何者支配？(1)中心視網膜動脈(central retinal artery) (2)眼角動脈(angular artery) (3)長後睫狀動脈(long posterior ciliary artery) (4)前睫狀動脈(anterior ciliary artery)。 (A)僅(1)(3)(4)　(B)僅(2)(3)　(C)僅(3)(4)　(D)僅(4)　　　　　**（112 專普）**

( ) 35. 有關眼睛淋巴系統之敘述，下列何者錯誤？(A)眼部淋巴系統從血管攜帶淋巴液到組織中，當組織發炎的時候，這些淋巴微管也輸送細胞碎屑和病原體 (B)淋巴液通過淋巴結的時候，微小的病原體會被過濾出來　(C)眼瞼和結膜的淋巴排泄系統匯流至耳前淋巴結和下頜下淋巴結　(D)當淋巴結變得疼痛或可觸摸到時，通常可用來當一種相應對部位感染的指標　　　　**（112 專高）**

( ) 36. 睫狀視網膜動脈(ciliary retinal artery)由下列哪條眼部血管分支而來？(A)睫狀後短動脈(short posterior ciliary artery) (B)睫狀後長動脈(long posterior ciliary artery) (C)睫狀前動脈(anterior ciliary artery) (D)中心視網膜動脈(central retinal artery) **（112 專高）**

( ) 37. 下列何者不是眼動脈(ophthalmic artery)的分支？(A)淚腺動脈(lacrimal artery) (B)眶下動脈(infraorbital artery) (C)眶上動脈(supraorbital artery) (D)鼻背動脈(dorsal nasal artery) **（112 專高）**

( ) 38. 中央視網膜動脈(the central retinal artery)由三層解剖構造組成，這三層解剖構造不包括下列何者？(A)表層(the superficial layer) (B)內層(the intima) (C)內彈性膜層(the internal elastic lamina) (D)外層(the adventitia) **（113 專高）**

( ) 39. 有關視網膜循環系統之敘述，下列何者正確？(1)糖尿病患者的血管病變可能發生在中心視網膜動靜脈分支末梢 (2)虹膜動脈小環(minor arterial circle of the iris)的分支被拉扯破壞滲漏是造成玻璃體出血原因 (3)位於小窩（fovea）區域匯出的中心視網膜動脈分支內徑大且流速最快 (4)位於小窩區域的脈絡膜血管流速最快，且自律神經可支配脈絡膜血管系統的運作 (5)中心視網膜動靜脈分支與視網膜組織層區域的細胞具有血液視網膜屏障(blood-retinal barrier, BRB)特徵。(A)僅(1)(2)(3) (B)僅(1)(4)(5) (C)僅(2)(4) (D)僅(1)(5) **（113 專高）**

( ) 40. 有關眼循環系統之敘述，下列何者錯誤？(A)眼球赤道後方的脈絡膜之血管供應主要來自短後睫狀動脈(short posterior ciliary artery) (B)睫狀體(ciliary body)的血液供應主要來自長後睫狀動脈(long posterior ciliary artery) (C)虹膜大動脈環(major arterial circle of the iris)是由前睫動脈(anterior ciliary artery)與長後睫狀動脈匯集而成,位於虹膜根部(iris root) (D)虹膜小血管環(minor vascular circle of the iris)位於虹彩，是虹彩動脈與靜脈的吻合處(anastomoses) **（113 專高）**

( ) 41. 眼動脈有許多分支，但不包括下列何者？(A)睫狀動脈(ciliary artery) (B)視網膜中央動脈(central retinal artery) (C)淚腺動脈(lacrimal artery) (D)上頜動脈(maxillary artery) **（113 專高）**

( ) 42. 關於視網膜血流供應，下列敘述何者正確？(A)視網膜內層 2/3 組織由視網膜血流供應，外層 1/3 則由脈絡膜血流供給 (B)脈絡膜血流供應主要源自前睫狀動脈(anterior ciliary artery) (C)視網膜血流供應主要源自睫後長動脈(long posterior ciliary artery) (D)血液供應主要源自於外頸動脈(external carotid artery) **（113 專普）**

( ) 43. 脈絡膜的血液供應主要直接來自於那條血管？(A)中心視網膜動脈(central retinal artery) (B)前睫動脈(anterior ciliary artery) (C)後睫動脈(posterior cilliary artery) (D)分枝視網膜眼動脈(branch retinal artery) （113 專普）

( ) 44. 下列何種系統通過鞏膜後方(posterior sclera)進出眼球？(1)視神經 (2)睫狀後短動脈(short posterior ciliaryarteries) (3)睫狀前動脈(anterior ciliary artery) (4)短睫狀神經(short ciliary nerves) (5)中心視網膜動脈(central retinal artery) (6)淚腺動脈(lacrimal artery)。 (A) 僅 (1)(2) (B)(1)(2)(3)(4) (C)(1)(2)(4)(5) (D)(1)(2)(5)(6) （113 專普）

解答及解析

1. B 眼動脈屬於內頸動脈的分枝。

2. C 短後睫狀動脈在黃斑部附近的視網膜形成睫狀視網膜動脈，可供應視神經乳頭周邊、黃斑部及赤道部後方的脈絡膜，而較前方的脈絡膜與睫狀體則由長後睫狀動脈和前睫狀動脈支配。

3. C 前睫狀動脈分枝沿著鞏膜表面跟隨直肌的肌腱到眼前部，在結膜下形成結膜前動脈及角膜緣血管網。

4. D 渦靜脈位於眼球赤道部後方。

5. D 總頸動脈分枝為內頸動脈和外頸動脈。眼動脈是內頸動脈的分枝，分枝為中央視網膜動脈系統和睫狀動脈系統。睫狀動脈系統中的短後睫狀動脈與視神經血管環是視交叉前的視覺路徑中最主要的動脈血液供應。

6. C 前睫狀動脈沿著鞏膜表面跟隨直肌的肌腱到眼前部，在結膜下形成結膜前動脈及角膜緣血管網，供應結膜動脈血管。

7. B 前睫狀動脈是由四條眼外直肌的肌動脈分枝而來，除了外直肌為單獨一條血管供應，其他三條直肌均有兩條血管供應。

8. B 上眼瞼和外眥部的淋巴液回流到位在耳朵前面的耳前淋巴結，有時在眼瞼和結膜有病毒感染急性發炎時會伴隨此淋巴結的腫大。下眼瞼和內眥部則回流到下頜淋巴結。

9. A 短後睫狀動脈在視神經附近穿過鞏膜進入眼球，長後睫狀動脈在離視神經比短後睫狀動脈稍遠處的內、外兩側分別斜行穿入鞏膜。

10. B 短後睫狀動脈又稱為脈絡膜動脈，分布在眼球後視神經周圍，與視神經血管環共同支配視神經於鞏膜篩板區的血管循環系統。

11. C 短後睫狀動脈分布在眼球後視神經周圍，可供應視神經乳頭周邊、黃斑部及赤道部後方的脈絡膜。

12. B 臨床上將眼球分為眼前段和眼後段，水晶體平面以前為眼前段，其後為眼後段。長後睫狀動脈在睫狀體及虹膜後緣與前睫狀動脈吻合形成虹膜動脈大環，虹膜動脈大環再發出分枝呈輻射狀走向瞳孔遊離緣吻合形成虹膜小環，此兩者均位於眼前段。

13. A 短後睫狀動脈又稱脈絡膜動脈，分布在眼球後視神經周圍，與視神經血管環共同支配視神經於鞏膜篩板區的血管循環系統。

14. A 視網膜內 2/3 層包括神經節細胞和雙極細胞是由中心視網膜動脈支配，而外 1/3 層包括感光細胞和視網膜色素上皮細胞，主要是由脈絡膜的微血管網負責。

15. A 黃斑部中央小凹附近沒有血管，血液供應主要由短後睫狀動脈，又稱脈絡膜動脈在視神經附近穿過鞏膜進入眼球，在脈絡膜內逐漸分出細枝形成脈絡血管網，在黃斑部附近的視網膜形成睫狀視網膜動脈，供應視神經乳頭周邊、黃斑部及赤道部後方的脈絡膜。較前方的脈絡膜與睫狀體由長後睫狀動脈和前睫狀動脈支配。

16. D 四條視網膜靜脈最後匯集成上分枝靜脈和下分枝靜脈，在篩板附近接合成中心視網膜靜脈，與同名動脈並行貫穿硬膜動脈的後面，之後流入眼上靜脈，經眶上裂流到海綿體靜脈竇。

17. A 視網膜的營養和廢物的排除是由兩個系統來負責，內 2/3 層由中心視網膜動脈支配，而外 1/3 層包括感光細胞和視網膜色素上皮細胞，主要是由脈絡膜的微血管網負責。

18. B 長後睫狀動脈又稱虹膜動脈，在離視神經比短後睫狀動脈稍遠處的內、外兩側分別斜行穿入鞏膜，於鞏膜與脈絡膜之間的脈絡膜上腔水平位置前行直達睫狀體及虹膜後緣，與前睫狀動脈吻合形成虹膜動脈大環。

19. A 眼的血液供應主要來自內頸動脈的分枝，少部分來自外頸動脈系統。支配外眼的角動脈來自於外頸動脈及顏面動脈。

20. B 中心視網膜動脈支配視網膜的內 2/3 層、眼神經的最前部（表皮神經纖維層），以及某部分視神經的後板層。短後睫狀動脈與視神經血管環共同支配視神經於鞏膜篩板區的血管循環系統，是視交叉前的視覺路徑中最主要的動脈血液供應。

21. A 前睫狀動脈分枝沿著鞏膜表面跟隨外直肌的肌腱到眼前部，在結膜下形成結膜前動脈及角鞏膜緣血管供應結膜動脈血管，然後穿過鞏膜最後形成虹彩的血管網，參與組成虹膜動脈大環。

22. D 短後睫狀動脈分布在眼球後視神經周圍，與視神經血管環共同支配視神經於鞏膜篩板區的血管循環系統，是視交叉前的視覺路徑中最主要的動脈血液供應，若阻塞易造成前缺血性視神經病變。

23. C 長後睫狀動脈於鞏膜與脈絡膜之間的脈絡膜上腔水平位置前行直達睫狀體及虹膜後緣，與前睫狀動脈吻合形成虹膜動脈大環。虹膜動脈大環再發出分枝呈輻射狀走向瞳孔遊離緣吻合形成虹膜小環，少數分枝返回脈絡膜前部，主要供應鞏膜、虹膜、睫狀體和脈絡膜前部及視網膜外層。

24. B 眼動脈的肌肉分枝形成前睫狀動脈為眼外肌提供最重要的血液供應：(1)外側的分枝供應外直肌、上直肌、上斜肌和提上眼瞼肌。(2)內側的分枝較為粗大，供應內直肌、下直肌和下斜肌。(3)外直肌由淚腺動脈供應，下直肌和下斜肌由眶下動脈供應。

25. D 眼的血液供應主要來自內頸動脈的分枝，少部分來自外頸動脈系統。

26. B 長後睫狀動脈又稱為虹膜動脈，與前睫狀動脈吻合形成虹膜動脈大環，主要供應鞏膜、虹膜、睫狀體和脈絡膜前部及視網膜外層。

27. D 眼睛的血液供應由共同頸動脈→內頸動脈→眼動脈。若這些動脈的血流不足，例如貧血、腦壓升高、偏頭痛、低血壓及視網膜血栓等，都可能會讓眼睛的血液供給暫時減少，造成突然短暫性的視力喪失，稱為暫時性黑矇症。

28. D 視網膜剝離會引起永久性局部視野缺損，嚴重者甚至會失明。

29. D 視網膜的營養和廢物的排除是由兩個系統來負責，內 2/3 層包括內核層及視神經細胞層是由中心視網膜動脈支配，而外 1/3 層包括感光細胞和視網膜色素上皮細胞，主要是由脈絡膜的微血管網負責。

30. B 短後睫狀動脈由視神經盤的顳側邊緣附近穿過鞏膜進入眼球，於脈絡膜內逐漸分出細枝形成脈絡血管網，與黃斑部附近的視網膜形成睫狀視網膜動脈 (cilioretinal artery)，可供應視神經乳頭周邊、黃斑部及赤道部後方的脈絡膜。而較前方的脈絡膜與睫狀體，則由長後睫狀動脈和前睫狀動脈支配。

31. A 支配眼睛的眼動脈(ophthalmic artery)是由內頸動脈的第一分枝負責，供給血液給眼窩內及其周圍的構造，也提供給鼻腔和前頭蓋。

32. B 同第 29 題解析。

33. A 眼睛的血液供應：主動脈(arota)→總頸動脈→內頸動脈→眼動脈(ophthalmic artery)。眼動脈在眼眶內的主要分枝為中央視網膜動脈(central retinal artery)系統和睫狀動脈(ciliary artery)系統。中心視網膜動脈支配視網膜的內 2/3 層、眼神經的最前部（表皮神經纖維層），以及某部分視神經的後板層。短後睫狀動脈於脈絡膜內逐漸分出細枝形成脈絡血管網，與黃斑部附近的視網膜形成睫狀視網膜動脈(cilioretinal artery)，可供應視神經乳頭周邊、黃斑部附近包含感光細胞的視網膜外 1/3 層及赤道部後方的脈絡膜。

34. C 同第 23 題解析。

35. A 淋巴系統從組織捕獲淋巴液，並將它送回到血液中。

36. A 同第 33 題解析。

37. B 眼動脈分枝分為眼球組、眶內組及眶外組。眼球組分為中央視網膜動脈、前睫狀動脈及眼球的脈絡叢；眶內組分為淚腺動脈和眼外肌動脈；眶外組分為篩後動脈、篩前動脈、眶上動脈、瞼內側動脈、背側鼻動脈（終末枝）。眶下動脈是頭部的一條動脈，從上頜動脈分支並通過眼眶下方的眶下孔。

38. A 中心視網膜動脈由外層(the adventitia)、內彈性膜層(the internal elastic lamina)和內層(the intima)這三層解剖構造所組成，視網膜血管外膜細胞(pericytes)也參與微血管循環的自體調節(autoregulation)。

39. B 虹膜動脈小環(minor arterial circle of the iris)分支被拉扯破壞滲漏是造成前房出血的原因之一；黃斑部中心小窩(fovea)區域沒有視網膜動靜脈分支。

40. C 虹膜大大動脈環(major arterial circle of the iris)位於睫狀體及虹膜後緣，由長後睫狀動脈與前睫狀動脈(anterior ciliary artery)匯集形成。

41. D 眼動脈分枝分為眼球組、眶內組及眶外組。眼球組分為中央視網膜動脈、睫狀動脈及眼球的脈絡叢；眶內組分為淚腺動脈和眼外肌動脈；眶外組分為篩後動脈、篩前動脈、眶上動脈、瞼內側動脈、背側鼻動脈（終末枝）。

42. A 脈絡膜血流供應主要源自短後睫狀動脈(short posterior ciliary artery)；視網膜血流供應主要源自中心視網膜動脈(central retinal artery)；眼睛的血液供應主要源自於內頸動脈(internal carotid artery)。

43. C 同 42 題解析。

44. C 眼動脈的分支一般分為眼球組、眶內組及眶外組，淚腺動脈(lacrimal artery)屬於眶內組未進出眼球。短後睫狀動脈在視神經盤的顳側邊緣附近穿過鞏膜後方進入眼球，而較前方的脈絡膜與睫狀體則由長後睫狀動脈和前睫狀動脈支配。

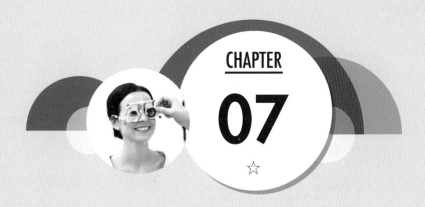

CHAPTER

07

☆

眼睛常見疾病（一）

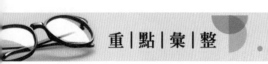

重|點|彙|整

7-1 眼瞼疾病

　　眼瞼較常見的疾病為感染與發炎，如麥粒腫、霰粒腫、前眼瞼緣炎及後眼瞼緣炎。眼瞼之解剖學異常以眼瞼內翻、外翻、內眥贅皮及眼瞼下垂等較為常見。

一、眼瞼之感染與發炎

（一）麥粒腫(Hordeolum)

1. 麥粒腫又稱瞼腺炎，是睫毛毛囊或是眼瞼腺體常見的**細菌性感染發炎**，病因多為葡萄球菌，尤其以金黃色葡萄球菌(*Staphylococcus aureus*)為最常見。

2. 臨床上以眼瞼灰線(gray line)為界，在內側瞼板腺(meibomian glands)感染的膿腫較大，稱內麥粒腫；而在外側 Zeis 腺或 Moll 腺感染的較小且較表淺，稱外麥粒腫。

3. 主要症狀是發紅、腫脹和**疼痛**等典型的急性發炎表現。

（二）霰粒腫(Chalazion)

1. 霰粒腫又稱瞼板腺囊腫，是瞼板腺之**無菌性慢性肉芽腫**。主因瞼板腺出口阻塞，導致腺體的分泌物滯留，對周圍組織產生慢性刺激，進而引起肉芽增生形成囊腫。

2. 特徵是**無痛性局部腫脹**而沒有急性發炎的症狀。

（三）瞼緣炎(Blepharitis)

　　瞼緣炎是眼瞼緣表面、睫毛毛囊及腺體組織的急性或慢性發炎，多因眼瞼皮脂腺及瞼板腺分泌太旺盛，皮脂溢出過多合併輕度感染導致。主要分成鱗屑性、潰瘍性和眥部瞼緣炎，或是依解剖位置分成前眼瞼緣炎和後眼瞼緣炎。

1. 鱗屑性瞼緣炎(squamous blepharitis)：發生於瞼緣的慢性脂溢性發炎，可能與卵圓皮屑芽孢菌有關；化妝品等物理化學刺激、視疲勞、屈光不正、營養不良等也是可能的誘因。

2. 潰瘍性瞼緣炎(ulcerative blepharitis)：大多為金黃色葡萄球菌感染睫毛毛囊及其附屬腺體所引起，也可由鱗屑性瞼緣炎受感染後轉變而來。

3. 眥部瞼緣炎(angular blepharitis)：多為雙側性，主要見於外眥部。病人自覺眼癢、異物感和燒灼感。

4. 前眼瞼緣炎(anterior blepharitis)：分為葡萄球菌性與脂漏性(seborrheic)兩型。葡萄球菌性眼瞼炎可能是由金黃色葡萄球菌、表皮葡萄球菌(*Staphylococcus epidermidis*)或是其他凝固酶陰性的葡萄球菌所感染，金黃色葡萄球菌性眼瞼炎較常見潰瘍性；脂漏性眼瞼炎則常見卵圓糠疹癬菌(*Pityrosporum ovale*)而不具潰瘍性。

5. 後眼瞼緣炎(posterior blepharitis)：因瞼板腺失去功用而造成的眼瞼發炎。前、後眼瞼緣炎都是慢性、雙側性的發炎，兩者可同時發生。

二、眼瞼之解剖學異常

（一）眼瞼內翻(Entropion)

1. 眼瞼內翻是指瞼緣向眼球方向捲曲的位置異常，最常見的原因是痙攣性，是因老化而形成眼瞼向內捲。其機轉可能是由於下眼瞼縮回肌的鬆散、隔板前眼環肌向上移及上瞼板邊緣膨出所共同造成。

2. 痙攣性瞼內翻通常影響到下眼瞼，因下瞼縮肌無力，眶隔和下眼瞼皮膚鬆弛失去對瞼輪匝肌收縮的牽制作用所致，常見於老人，故又稱老年性瞼內翻。

3. 其他較不常見的原因則是瘢痕性或先天性。瘢痕性是因瞼結膜與眼瞼板瘢痕性收縮所造成，常見於慢性發炎疾病，例如砂眼；先天性的原因非常罕見，易與內眥贅皮混淆。先天性眼瞼內翻的眼瞼緣向角膜處旋轉，而內眥贅皮則是瞼板前皮膚與肌肉導致睫毛向瞼板緣旋轉。

4. 倒睫(trichiasis)：睫毛倒插入角膜。可因眼瞼內翻、內眥贅皮或睫毛生長方向錯誤所造成，會刺激角膜增加潰瘍及上皮角化生成的機會，病人常有眼痛、流淚和角膜異物感。

（二）眼瞼外翻(Ectropion)

1. 眼瞼外翻指瞼緣向外翻轉離開眼球，常影響淚水的排除而造成溢淚(epiphora)，為老年人常見疾病之一。通常是兩側性，主要原因是眼輪匝肌(orbicularis oculi muscle)或稱眼環肌的鬆弛所引起，而眼環肌鬆弛的原因則常是因為老化過程，或者續發於第 7 對腦神經麻痺後所致，症狀為異物刺激感與不自主流淚，常引起暴露性角膜炎(exposure keratitis)。

2. 眼瞼外翻可分成老年性、麻痺性及瘢痕性三種：
   (1) 老年性瞼外翻：僅見於下眼瞼，因眼輪匝肌、外眥韌帶及皮膚鬆弛，加上重力作用，使下眼瞼不能緊貼眼球，出現瞼外翻。
   (2) 麻痺性瞼外翻：僅見於下眼瞼，主因顏面神經麻痺，眼輪匝肌收縮功能喪失，下眼瞼在重力作用下外翻。
   (3) 瘢痕性瞼外翻：眼瞼皮膚瘢痕性收縮牽引導致，多為外傷、燒傷、感染等的後遺症，需開刀將結疤解除，且常需加上皮膚移植來治療。

（三）內眥贅皮(Epicanthus)

1. 內眥贅皮是指眼瞼之內眥處皮膚有一垂直的半月狀皺襞，常為雙側且東方小孩較常見，但實際上所有種族的小孩都有，只是程度不同而已，有時這皺襞甚至會大到蓋住鼻側鞏膜，導致外觀上常像是內斜視，稱為偽內斜視(pseudoesotropia)。

2. 最常見的類型是瞼板內眥贅皮(epicanthus tarsalis)，為內側上眼瞼皺襞與內眥贅皮相連接。第二常見類型是反向內眥贅皮(epicanthus inversus)，為皮膚皺襞與下眼瞼相融合，其他型式則較少見。

（四）眼瞼下垂(Blepharoptosis)

1. 上眼瞼正常位置在上角鞏膜緣(superior limbus)與上瞳孔緣(upper pupillary margin)中間，眼瞼下垂是一眼或雙眼上眼瞼不正常低位，向前注視時上瞼緣遮蓋角膜上半部超過 2 mm。眼瞼下垂可為先天或後天性，並與遺傳有關。

2. 先天性眼瞼下垂：多為雙側但不一定對稱，主要由於動眼神經核或提眼瞼肌發育不良(levator maldevelopment)。常自小遮住視線影響兒童視力發育，可能是造成兒童低視力的原因之一。

3. **後天性眼瞼下垂**：多有原發病症狀，可因動眼神經麻痺、交感神經疾患、重症肌無力、提上眼瞼肌損傷及機械性開瞼運動障礙等所致。**若眼瞼下垂伴隨同側瞳孔放大，可能是腦出血造成腦幹脫出(uncal herniation)或血管瘤壓迫到動眼神經等原因所造成。**

4. 依肌源性(myogenic)、腱膜性(aponeurotic)、神經性(neurogenic)、機械性(mechanical)等原因分類。提上眼瞼肌、重症肌無力等屬於肌源性；**老年退化性、手術後或外傷等屬於腱膜性。**

7-2 淚器疾病

　　淚器(lacrimal apparatus)可分為淚液的分泌部(secretory apparatus)和排出部(excretory apparatus)兩部分。分泌部由淚腺和副淚腺組成，排出部由淚小孔、淚小管、總淚管、淚囊和鼻淚管組成。

　　分泌部疾病有分泌過多或不足的問題，**分泌不足者如乾眼或眼表發炎所導致的間歇性溢淚；分泌過多者則更容易造成溢淚**，多為感染與發炎，以急、慢性淚腺炎較常見，**主要以藥物治療**。此外，有些疾病如顏面神經麻痺，會造成眼輪匝肌無法收縮，導致淚液無法有效擠壓至淚管通道，造成溢淚。

　　排出部疾病多為排放異常，以阻塞與狹窄較常見。狹窄若沒有淚小管外翻(ectropion)的情況發生為原發性，最常見的原因是慢性瞼緣炎和特發性狹窄，其他原因包括單純疱疹或帶狀疱疹的眼瞼感染、局部放射線治療、瘢痕性結膜炎、慢性青光眼的局部治療、全身性細胞毒性藥物，例如 5－氟尿嘧啶和罕見全身性疾病的治療所引起。治療方法以手術為主，包括淚小孔擴張(dilatation of the punctum)及淚小孔成形術(punctoplasty)。

一、淚液分泌部疾病

（一）急性淚腺炎(Acute Dacryoadenitis)

1. 多為細菌、病毒感染所致，以金黃色葡萄球菌或淋病雙球菌最常見。

2. 一般為單側發病，主要見於兒童和青年。淚腺的瞼葉或眶葉可分別或同時受到波及，表現為眶外上方局部性腫脹疼痛，上眼瞼及瞼結膜、淚腺附近的穹窿部結膜水腫，形成有壓痛感的膿腫和可觸及之腫塊。

3. 感染途徑可經由眼瞼、結膜、眼眶或臉部的化膿性發炎直接擴散，遠處化膿性病灶轉移或來源於全身感染，如兒童腮腺炎(mumps)、麻疹(measles)或流行性感冒併發症等。

（二）慢性淚腺炎(Chronic Dacryoadenitis)

1. 慢性淚腺炎是病程緩慢的一種增生性發炎，多為雙側性。可續發於急性淚腺炎，或者一開始就為淚腺的慢性發炎。

2. 可因良性淋巴球浸潤、淋巴瘤、白血病、結核引起，也與砂眼、梅毒、不明原因的肉芽腫性病變有關。

二、淚液排泄部疾病

（一）淚管阻塞或狹窄

1. 淚管(lacrimal passage)起始部包括淚小點、淚小管和淚總管，其管徑狹窄、位置表淺並與結膜囊相鄰，容易受到發炎、外傷的影響而發生阻塞(stenosis)。鼻淚管下端也是一個較狹窄的區段，易受到鼻腔病變的影響而出現阻塞。

2. 主要症狀為溢淚，長期淚液浸漬會引起慢性刺激性結膜炎、下眼瞼和面頰部濕疹性皮炎。

3. 嬰兒溢淚大多是因先天鼻淚管下端發育不完全，或是留有膜狀物導致阻塞。

（二）急性淚囊炎(Acute Dacryocystitis)

1. 急性淚囊炎多為慢性淚囊炎的急性發作，或與侵入細菌毒力較強及人體抵抗力降低有關，但新生兒急性淚囊炎很少見。

2. 常見致病菌為金黃色葡萄球菌或溶血性鏈球菌，嬰幼兒多為流行性感冒桿菌感染。

3. 發病早期可行局部熱敷，全身和局部使用足量抗生素控制發炎。發炎期切忌淚管探通或淚管沖洗，以免導致感染擴散。

（三）慢性淚囊炎(Chronic Dacryocystitis)

1. 慢性淚囊炎是因鼻淚管狹窄或阻塞，致使淚液滯留於淚囊內併發細菌感染所引起，表現為淚溢及淚囊膿性分泌物自淚點溢出。

2. 女性因鼻淚管較男性細長，故較為多見。常見致病菌為肺炎鏈球菌、鏈球菌、葡萄球菌等。

3. 此病也與砂眼、淚管外傷、鼻炎、鼻中隔彎曲、下鼻甲肥大等因素有關。

7-3 結膜疾病

　　結膜疾病種類多樣，包含感染發炎、變性、外傷、先天性疾病和腫瘤等。

一、結膜發炎(Conjunctivitis)

　　結膜大部分表面暴露於外界，易受外界環境刺激和微生物感染，故以結膜炎最為常見；又因結膜富含血管，容易經由血液循環受全身內臟器官影響，例如肝硬化、膽囊／膽管疾病或地中海型貧血等原因，造成結膜呈現黃色。結膜炎的病理組織學變化為局部組織變性、滲出和增生，結膜組織內的血管明顯擴張充血。

　　在急性、慢性結膜炎的修復期，有結膜細胞和纖維結締組織反應性增生，形成乳頭和濾泡。乳頭(papilla)是由血管周圍發炎細胞浸潤，以及間質纖維增生所導致，乳頭的中央為一血管束；濾泡(follicles)是結膜上皮下淋巴球聚集而成，與乳頭的區分是中央無血管。

　　結膜炎病因複雜，一般可分為內源性和外源性，也可分為感染性和非感染性。微生物感染最常見，包括細菌、病毒、披衣菌、真菌和寄生蟲等；非感染因素包括物理性刺激和化學損傷。其他因素如免疫性和全身疾病也可引起結膜炎。

（一）感染因子造成之結膜炎

　　結膜由於長期曝露在許多微生物及其他壓迫因子之環境中，須靠數個機轉保護眼球表面，以免於外來物質侵犯，如淚液中水的成分稀釋了感染物質，並將結膜碎片及微生物透過眼瞼的幫浦作用不斷地沖洗至淚管中，而淚液中更包含了抗微生物的物質，包括溶酶(lysozyme)及抗體（IgG 與 IgA）。

1. 常見病原體
   (1) 細菌：肺炎鏈球菌(*Streptococcus pneumoniae*)、嗜血性流行性感冒菌(*Haemophilus influenza*)、金黃色葡萄球菌(*Staphylococcus aureus*)、奈瑟氏腦膜炎球菌(*Neisseria meningitides*)。
   (2) 病毒：人類腺病毒(human adenovirus)大部分菌型、單純疱疹病毒(herpes simplex virus)第一型及第二型與兩種小 RNA 病毒(picornaviruses)。
   (3) 性接觸傳染之結膜炎：砂眼披衣菌(*Chlamydia trachomatis*)與奈瑟氏淋病雙球菌(*Neisseria gonorrhoeae*)。

2. 主要症狀(symptoms)
   (1) 異物感、發癢或灼熱感、眼部分泌物(discharge)增多、眼睛周圍腫脹感及畏光(photophobia)。分泌物是由一些上皮殘骸及黏液構成，化膿性分泌物特別會出現於感染性結膜炎。
   (2) 異物感及搔癢或灼熱感通常發生於結膜充血而有腫脹及乳頭狀肥厚(papillary hypertrophy)時。
   (3) 若有疼痛感可能是角膜受影響，而虹膜或睫狀體疼痛可能是角膜之連帶侵犯。

3. 主要徵候(signs)
   (1) 充血(hyperemia)：通常以穹窿部最常見，是急性結膜炎最明顯之臨床徵候。若紅眼的部分以穹窿處最明顯，而越接近角膜邊緣處越消退，此乃後結膜血管擴張所造成。若輪部(limbus)周圍血管擴張或睫狀體發紅，表示角膜或深部組織發炎。
   (2) 流淚(tearing, epiphora)：為異物感、搔癢感或灼熱感所引起，充血的血管也會有輕微滲漏而加重流淚的症狀。

(3) 偽眼瞼下垂(pseudoptosis)：乃續發於穆勒(Müller)氏肌肉細胞之浸潤而使上眼瞼腫脹看似下垂，常見於砂眼及流行性角膜結膜炎。

(4) 乳頭狀肥厚(papillary hypertrophy)：發生之原因乃結膜和其下的眼瞼板或輪部，藉由細纖維(fibrils)而粘連，發炎之滲出物聚積在細纖維之間，使得結膜變成小丘狀。

(5) **結膜水腫(chemosis)：是由擴張的結膜血管滲出的液體造成**，富含蛋白質的滲出物穿過發炎血管的管壁，產生一種透明的腫大現象，極可能是急性過敏性結膜炎所引起，但也有可能發生於淋病菌或腦膜炎結膜炎。

(6) **結膜濾泡(follicles)**：組成為結膜淋巴層內之局部**淋巴組織和漿細胞增生**，且通常具有生發中心(germinal center)，外觀為圓形、無血管之白色或灰色構造。原因包括**病毒**、披衣菌感染和對局部藥物過敏。

(7) **偽膜及真膜(pseudomembrane and membrane)：偽膜是結膜發炎滲出的液體附著在結膜上皮表面的凝固物**，特徵是很容易被拉起移除。真膜則是侵犯到整層結膜上皮，若移除會流淚及發生表面出血。

(8) 肉芽腫(granulomas)：幾乎皆會影響到基質且常常是霰粒腫所致，其他內源性之病因包括類肉瘤(sarcoid)、梅毒、貓抓病與少見之球黴菌病。

(9) 小水疱(phlectenules)：代表對微生物抗原之延遲性過敏反應，如葡萄球菌或分枝桿菌之抗原。

(10) 滲出物(exudation)：細菌性結膜炎滲出物通常為黃或綠色之黏稠或薄片狀(flaky)，過敏性結膜炎則通常為白色黏液狀(stringy)。

(11) **耳前淋巴腺病變(preauricular lymphadenopathy)**：耳前淋巴結位在耳朵的前面，有時在**眼瞼和結膜有病毒感染急性發炎時會伴隨此淋巴結的腫大**，為濾過性病毒結膜炎重要的徵候之一。

結膜炎的分類如下：

⊃ 細菌性結膜炎

依據發病快慢可分為超急性（24 小時內）、急性或亞急性（幾小時至幾天）、慢性（數天至數週），也可依據病情嚴重情況，分為輕、中、重度。

1. 超急性化膿性結膜炎(hyperacute purulent conjunctivitis)：淋病奈瑟氏雙球菌和腦膜炎奈瑟氏雙球菌所致，**腦膜炎奈瑟氏菌較常見於幼兒**，特徵為潛伏期

短，急性進展性病程及大量化膿性分泌物；一般細菌性結膜炎以局部抗生素治療為主，但**淋菌性感染則須用全身性抗生素，合併局部抗生素點眼控制，以避免併發症**。

2. 急性或亞急性結膜炎：又稱急性卡他性結膜炎，也就是一般俗稱的結膜炎。傳染性強但通常有自限性，病程在 2 週左右，給予敏感抗生素治療後，通常可在幾天內痊癒。

3. 慢性結膜炎：為多種原因引起，發病無季節性且無自限性，可單側或雙側發病。症狀多樣，進展緩慢且持續時間長，主要表現為眼癢、燒灼感、乾澀感、眼刺痛及視力疲勞、結膜輕度充血，有瞼結膜增厚、乳頭增生，分泌物為黏液性或白色泡沫樣。

⊃ 披衣菌性結膜炎

披衣菌性結膜炎分泌物較多，常見的眼部感染包括砂眼、成人包涵體性結膜炎和新生兒包涵體性結膜炎。

1. **砂眼**(trachoma)：由砂眼披衣菌引起的一種慢性傳染性結膜角膜炎，透過直接接觸或汙染物間接傳播，常見於環境髒亂無乾淨水源的地方，節肢昆蟲也是傳播媒介。砂眼通常雙眼發病，嚴重時可造成視力減退甚至失明，常見的徵候包括：由上往下侵犯的角膜血管翳(pannus)、結膜瘢痕(conjunctival scar)、濾泡性結膜炎、睫毛倒插及角膜上皮性角膜炎(epithelial keratitis)。

2. 包涵體性結膜炎(inclusion conjunctivitis)：由砂眼披衣菌感染引起的一種透過性接觸，或是經由產道傳播的急性或亞急性濾泡性結膜炎，多為雙側。由於表現有所不同，臨床上可分為新生兒和成人包涵體性結膜炎。

⊃ 病毒性結膜炎

臨床上歸納為兩組，一組以急性濾泡性結膜炎為主要表現，包括流行性角結膜炎、急性出血性結膜炎、咽頭結膜熱、單疱病毒性結膜炎和新城雞瘟結膜炎；另一組表現為相對的亞急性或慢性結膜炎，包括傳染性軟疣性瞼結膜炎、水痘－帶狀疱疹性瞼結膜炎、麻疹性角結膜炎等。病毒性感染時，結膜括取物染色大多為單核性白血球。

1. **流行性角結膜炎**(epidemic keratoconjunctivitis)：一般為接觸感染引起，多單眼發病，而後雙眼受感染。為**腺病毒**(adenovirus)第 8、19、29 和 37 型引起之病毒性結膜炎，傳染性強，發病急劇，耳前淋巴結壓痛為其特徵。潛伏期為 5~7 天，發病後 5~7 天達到高峰，然後逐漸消退。常見症狀**有異物感或刺痛感導致溢淚、眼部水樣分泌物增多**、眼癢、眼痛、畏光、**瞼結膜乳突增生和球結膜浮腫**等。急性期瞼結膜可合併形成**偽膜**(pseudomembranes)、咽喉痛和耳前淋巴結腫大，症狀嚴重時，會在感染 10 天後併發角膜炎。

2. **急性出血性結膜炎**(acute hemorrhagic conjunctivitis)：又稱流行性出血性結膜炎，是**由腸病毒 70 型引起**，為一種暴發流行自限性眼部傳染性疾病，也號稱為阿波羅 11 號結膜炎。這種濾過性病毒屬於小核醣核酸病毒(Picornavirus)，潛伏期短，約 8~48 小時內發病，病程亦短，一般持續約 5~7 天左右。單眼或雙眼發病，多發作於夏秋季節。

3. 咽頭結膜熱(pharyngoconjunctival fever)：特徵是發燒、喉嚨痛和眼部濾泡性結膜炎，病程通常持續約 10 天即可自動痊癒。主要是由腺病毒(adenovirus)第 3 型引起，第 4 和 7 型偶爾也可見。

（二）過敏性結膜炎

過敏性結膜炎又稱免疫性結膜炎(immunologic conjunctivitis)或變性反應性結膜炎，是**結膜對外界過敏原的一種過敏性免疫反應**，分為立即型體液性過敏反應和延遲型過敏反應。

◔ 立即型體液性過敏反應

常見過敏性鼻結膜炎或枯草熱結膜炎、春季角膜結膜炎、異位性角膜結膜炎和巨大乳頭性結膜炎。

1. 過敏性鼻結膜炎(allergic rhinoconjunctivitis)或枯草熱結膜炎(hay fever conjunctivitis)、**花粉熱結膜炎**
   (1) 是最常見的急性過敏性結膜炎，此種結膜炎是對特殊的空氣微粒過度敏感，是最常見的眼部及鼻部過敏。春天最常見的過敏原是花粉，秋天則以塵蟎和黴菌最嚴重。症狀表現為流淚和搔癢感，伴隨流鼻涕或流鼻水；徵候為眼皮腫脹、**結膜**短暫急性紅腫、**水腫**，瞼結膜可能出現乳突

反應，嚴重時甚至影響角膜造成上角膜血管翳(vascular pannus)、點狀表皮缺損(punctuate epithelial erosions)、盾形表皮潰瘍(shield ulcer)及輪部濾泡(limbal follicles)。

(2) 病人通常存在對花粉、草或動物毛皮、垢屑等之過敏史，常抱怨發癢、流淚、紅眼，**且常訴說眼睛好像沉入周圍組織中，或是黑眼球好像陷在白眼球之中。**

2. 春季角膜結膜炎(vernal keratoconjunctivitis)

(1) 此病又稱為春季卡他(spring catarrh)、季節性結膜炎或溫暖氣候結膜炎，為一種不常見的兩側性過敏性疾病。春夏發作，秋冬季緩解。通常於青春期前開始發作，且持續 5~10 年，男孩比女孩發生率高出甚多，目前很難確定特異性的過敏原可能為花粉、微生物、動物羽毛等。

(2) 病人常主訴極度發癢與黏性分泌物，常有過敏家族史，上瞼部結膜常有巨大乳頭，使結膜成鵝卵石(cobblestone)外觀。結膜刮片檢查大多數為嗜鹼性及嗜酸性白血球。

3. 異位性角膜結膜炎(atopic keratoconjunctivitis)

(1) 病症通常會持續很久，病人也常患有異位性皮膚炎。結膜主要影響下穹窿和瞼部結膜，末期之結膜炎重複發作後，會有嚴重的角膜徵候，如點狀上皮糜爛、持續性上皮缺損、盾狀前基質疤痕以及周邊血管化，產生表淺周圍角膜炎且繼發新生血管生成。

(2) 併發症包括嚴重的單純疱疹性角膜炎，以及微生物導致的角膜炎。

4. **巨大乳頭性結膜炎**(giant papillary conjunctivitis, GPC)

(1) 一種主要波及瞼結膜的非感染性免疫性發炎反應，**多與配戴親水性隱形眼鏡、硬性透氣性隱形眼鏡**、青光眼濾泡及曝露的角膜縫線等過敏有關，裝戴塑膠義眼的病人偶爾會引起此病。

(2) 症狀及徵候與春季角膜結膜炎極為相似，病人也常主訴發癢與黏性分泌物，早期主要表現為上眼瞼結膜輕度充血和增厚，隨著疾病進展，發炎細胞浸潤增加，結膜開始明顯混濁和增厚成巨大乳頭的鵝卵石(cobblestone)外觀。它可能是一種富含嗜鹼性球(basophil-rich)的遲發性過敏反應疾病，也可能含有 IgE 體液性的成分。

(3) 治療採不含塑膠成分的玻璃義眼或配戴普通眼鏡，若想維持配戴隱形眼鏡，應注意隱形眼鏡照護，包括使用無防腐劑之試劑且以雙氧水消毒。

● 延遲型過敏反應

以水疱症及續發於接觸性眼瞼炎之輕微結膜炎較常見。

1. 水疱症(phlyctenulosis)：對微生物蛋白質的延遲性過敏反應，包括結核桿菌、葡萄球菌、白色念珠菌、球黴菌、埃及嗜血桿菌及砂眼病菌之蛋白質。

2. 續發於接觸性眼瞼炎之輕微結膜炎(mild conjunctivitis secondary to contact blepharitis)：眼睛局部藥物引起接觸性眼瞼炎，繼之以輕微浸潤性結膜炎。

（三）續發於淚囊炎或淚小管炎之結膜炎

此類結膜炎是因淚囊或淚小管之感染發炎而引起。

1. 續發於慢性淚囊炎之結膜炎以肺炎球菌性結膜炎及 β-溶血性鏈球菌性結膜炎較常見。

2. 續發於淚小管炎之結膜炎通常為慢性，常見由以色列放線菌(*Actinomyces israelii*)或念珠菌感染所引起的單側黏膜化膿性結膜炎。

（四）化學性或刺激性結膜炎

此類結膜炎可經由局部用藥、化學物質和刺激物，甚至毛毛蟲的毛而引起。

（五）併發於全身性疾病之結膜炎

此類結膜炎導因於病人之全身性疾病或自體免疫性疾病造成，全身性疾病以甲狀腺疾病、痛風及類癌性結膜炎較常見，自體免疫性疾病則以休格林氏症候群(Sjögren syndrome)所造成的乾性角膜結膜炎及結瘢性類天疱瘡較常見。

1. 甲狀腺疾病之結膜炎(conjunctivitis in thyroid disease)：此類結膜炎病人之結膜可能發紅且水腫，主訴大量流淚，隨疾病進行結膜水腫會加重。**上輪部角結膜炎常見於甲狀腺功能亢進的中年婦女**。治療直接針對甲狀腺疾病之控制，藉由溫和的藥膏來保護結膜和角膜，必要時以手術治療眼瞼粘連及眼眶減壓。

2. 痛風性結膜炎(gouty conjunctivitis)：尿酸過高為痛風之特徵，痛風性結膜炎病人於發作時常抱怨眼睛發熱。痛風病人也可能伴有上鞏膜炎或鞏膜炎、虹膜睫狀體炎、尿酸性角膜炎、玻璃體混濁及網膜病變。檢查時可見輕度結膜炎且常較症狀程度輕微。可針對痛風以秋水仙素(Colchicine)及 Allopurinol 加以藥物治療。

3. 類癌性結膜炎(carcinoid conjunctivitis)：類癌性結膜炎之結膜有時充血及發紺，此乃腸胃道的嗜鉻細胞(chromaffin cell)釋放血管收縮素(serotonin)的結果。發作時病人可能抱怨眼睛發熱。

（六）自體免疫性疾病之結膜炎

1. 乾性角膜結膜炎(keratoconjunctivitis sicca)：此類乾眼症特別稱為修格連氏症候群，結膜炎特徵為球部結膜充血，尤其是在眼瞼隙縫，且出現與輕度發炎不成比例的刺激感。常由伴以黏性分泌物的輕微結膜炎開始發病，角膜上會有點狀的上皮病變，且以下半部較明顯，同時可見絲狀物(filaments)。

2. 結瘢性類天疱瘡(cicatricial pemphigoid)：通常以非特異性之慢性結膜炎開始發病，且對治療無反應，可能單獨侵犯結膜或合併侵犯口、鼻、食道、外陰部和皮膚。結膜炎會導致漸進性之瘢痕化，使得穹窿堵塞和眼瞼內翻伴有睫毛倒插，主訴疼痛、刺激感和視力模糊。

（七）其他不明原因的結膜炎

1. 濾泡症(folliculosis)：一種瀰漫性、兩側發生的非炎性結膜病變，病因不明，特徵為濾泡性肥厚；孩童比成人常發生，且症狀較輕微。

2. 慢性濾泡性結膜炎(chronic follicular conjunctivitis)：特徵為上及下瞼板結膜有多數的濾泡，結膜滲出物很少，發炎輕微且無併發症。

3. 眼部酒渣鼻症(ocular rosacea)：酒渣鼻常見的併發症，較可能發生於淺膚色的人，尤其是愛爾蘭後裔。病人主訴輕度充血和刺激感，常伴有葡萄球菌性眼瞼炎，眼瞼緣血管擴張且結膜充血，尤其在曝露的瞼內區域。

4. 乾癬症(psoriasis)：通常侵犯不曝露於陽光之皮膚，但約有 10%的病例，病灶出現在眼瞼之皮膚，且可能延伸到結膜引起刺激感、異物感及流淚。

5. 主要型多形性紅斑症(erythema multiforme major)(Stevens-Johnson syndrome)：是一種黏膜及皮膚的疾病，皮膚病灶為突發性的紅色蕁麻疹般水疱突起，且常呈對稱性分布。病人主訴疼痛和刺激感、分泌物、畏光，角膜的續發性侵犯，引起血管生成及結疤，進而嚴重影響視力。

6. 疱疹樣皮膚炎(dermatitis herpetiformis)：主要侵犯後腋部皺襞、髖骨區域、臀部和前臂，常覺極度癢感。偶爾會有偽膜性結膜炎，且可能形成瘢痕化。

7. 上輪部角膜結膜炎(superior limbic keratoconjunctivitis)：通常為兩側性且局限於上眼瞼板和上輪部。主訴為刺激感及充血，而徵候為上瞼板乳頭肥厚、上球部結膜發紅、上輪部角結膜增厚且角質化、表皮性角膜炎、復發性之上方絲狀物和上方微血管翳。約 50%病例有甲狀腺功能異常，目前仍無特別有效的治療方法，可以考慮以硝酸銀燒灼患部治療。

二、結膜變性

結膜變性以瞼裂斑、翼狀胬肉和瞼結膜結石為最常見。

1. 瞼裂斑(pinguecula)：又稱結膜黃斑，常出現在眼瞼裂區域靠近角膜緣內外兩側之球結膜，而以鼻側較多的一種黃白色結節，此結節包含膠質(hyaline)與黃色彈性組織，一般不需特別治療。

2. 翼狀胬肉(pterygium)：又稱眼翳或翼狀贅片，通常也與瞼裂斑同樣易出現在眼瞼裂區域靠近角膜緣內外兩側之球結膜，但以鼻側較多。因其型態似翼狀而得名，常表現為三角形的肉狀肥厚物。其病理組織學變化和瞼裂斑相類似，但常侵犯到角膜的上皮及鮑曼氏(Bowman)膜。眼翳常見於日常工作為戶外，且易接觸陽光、塵土飛揚、強風者，如果嚴重到遮蔽視軸將會影響視力品質，也**容易造成散光**的屈光變化並影響隱形眼鏡的配戴。若影響視力及外觀，可考慮手術切除。

3. 結石(concretions)：常見於慢性瞼板腺(meibomian gland)發炎的病人，檢查可見單一或多發性黃白色沉積凝結物。

三、結膜的其他異常

1. 淋巴擴張症(lymphangiectasis)：特徵為結膜有局部小的、清晰、彎曲的擴張淋巴血管。

2. 先天性結膜淋巴水腫(congenital conjunctival lymphedema)：特徵為球部結膜有粉紅色、肉狀水腫，單側或雙側性，通常見於出生時，可能是因結膜的淋巴引流有先天性缺陷所致。

3. 胱胺酸症(cystinosis)：一種先天性胺基酸代謝異常，特徵為廣泛性的胺基酸結晶之細胞內沉積；具有三種形式，小孩型、青春期型及成人型。

4. 結膜下出血(subconjunctival hemorrhage)：為球結膜下小血管不明原因破裂或滲透性增加所引起，如果反覆發作則應注意全身系統疾病的檢查。

5. 新生兒眼炎(ophthalmia neonatorum)
   (1) 分娩時嬰兒通過母親子宮頸和陰道，眼睛受到汙染所致的結膜感染。主要為淋菌性新生兒結膜炎，若不立即給予治療會引發角膜潰瘍及失明。
   (2) 披衣菌性新生兒結膜炎破壞性較小，但若不加以治療會持續幾個月且可能繼發肺炎。
   (3) 其他病因：單純疱疹性病毒、肺炎鏈球菌、嗜血性桿菌和次硝酸銀（化學性結膜炎），葡萄球菌引起的則較少見。

7-4 角膜疾病

　　角膜疾病主要有發炎、外傷、先天性異常、變性和營養不良。其中發病率最高的是感染性角膜炎，角膜受損後可導致不同程度的視力減退甚至失明。

一、角膜炎及角膜潰瘍

　　角膜炎(keratitis)病因一般分為感染性、內源性和局部蔓延三種。相較於非感染性角膜潰瘍，感染性角膜潰瘍通常與外傷所造成的表皮缺損有關，且常位於角膜較中心的區域。角膜潰瘍(corneal ulcer)引起之瘢痕化，是全球眼盲及視力障礙的主要病因，依侵犯部位分成中心角膜潰瘍和周邊角膜潰瘍。

（一）中心感染性角膜潰瘍

中心角膜潰瘍通常是伴隨於**角膜表皮破損**後的感染性潰瘍，病灶位於角膜中央，而遠離血管多的輪部，細菌是最常見的感染因素，其次有病毒、真菌、披衣菌、棘狀阿米巴和分枝桿菌等。致病菌中較常見的有葡萄球菌、肺炎鏈球菌、鏈球菌、綠膿桿菌、分枝桿菌等。

潰瘍通常伴生前房積膿(hypopyon)，此為炎性細胞聚集所形成位於前房下方之層狀物，為細菌性及黴菌性中心角膜潰瘍的特徵。前房積膿於細菌性潰瘍時是無菌的，除非角膜之後彈力膜（又稱德斯密氏膜，Descemet's membrane）破裂，但黴菌性潰瘍時可能含有黴菌成分。

⊃ 細菌性角膜炎

1. 細菌性角膜潰瘍常伴隨於角膜因氧氣供應不足表皮破損後之感染，**尤其是透氧度較低之矽水膠軟式隱形眼鏡配戴者，或是配戴各式隱形眼鏡過夜者**。病原菌透過細菌外毒素、內毒素、黏附力侵襲，先引起角膜緣周圍血管充血。

2. 許多類型的細菌性角膜潰瘍外觀看來相似，唯獨嚴重程度有差別，特別是由伺機性細菌，如 **α 溶血性鏈球菌**、**金黃色葡萄球菌**、表皮葡萄球菌、土壤絲黴菌等引起的潰瘍，其會造成無痛的角膜潰瘍，且容易緩慢及表淺地擴散。

3. 革蘭氏陽性球菌感染者，如金黃色葡萄球菌、表皮葡萄球菌、α 溶血性鏈球菌等病原菌所引起之中心角膜潰瘍，大部分發生於使用過局部皮質類固醇之角膜。此種潰瘍通常無痛及表淺，但可能伴有前房積膿及周圍角膜浸潤。

4. 革蘭氏陰性菌所導致的角膜炎典型表現為快速發展的角膜液化性壞死，如**綠膿桿菌**(*Pseudomonas aeruginosa*)**角膜潰瘍為配戴軟式隱形眼鏡最常見之致病菌**，其症狀發展非常迅猛且嚴重，主因是綠膿桿菌會產生蛋白分解酶。若前房積膿嚴重又不及時控制，數天內可導致全角膜壞死穿孔、眼球內容物脫出或發生全眼球炎。

⊃ 單純疱疹病毒性角膜炎(Herpes Simplex Keratitis, HSK)

1. 單純疱疹病毒性角膜炎為單純疱疹病毒(herpes simplex virus, HSV)第一及第二型所引起的嚴重角膜感染性發炎，有原發型及復發型兩種型式。

2. 原發型臨床症狀不明顯，**可能無症狀**或輕微發燒、不適和上呼吸道感染。初始症狀通常是刺激感、畏光及流淚，若波及中心角膜視力會降低，最具特徵的病灶是角膜表面會出現界限清楚的**樹枝狀**(dendritic)、**圓盤狀**(disciform)**或地圖狀**(geographic)**損害**。

3. 復發型是因之前潛伏在神經節的病毒再度活動、增生，並順著神經軸突移行至目標組織而發病。常見症狀包括**神經性表皮缺損**(neurotrophic epithelial defect)、**地圖樣表皮缺損**、**盤狀角膜炎**(disciform keratitis)及基質壞死性角膜炎(stroma necrotic keratitis)，甚至可能會引起青光眼的併發症。

4. 復發型較常見，可由發燒、紫外線過度曝露、外傷、精神壓力、月經來潮、其他局部或全身性的免疫抑制性原因而誘發。此病毒於免疫健全者之眼部感染通常是自限性，但在免疫力受抑制的宿主，包括接受局部皮質類固醇治療的病人，其病程可為慢性，且具有破壞性。

5. 單純疱疹角膜潰瘍的治療，可利用**棉花棒稍微清除角膜表皮病灶、口服抗病毒藥物 Acyclovir** 或局部點 **Acyclovir 眼藥膏每天五次**。另外，要特別注意此病對於**類固醇藥物是為禁忌**。

⊃ 黴（真）菌性角膜炎(Fungal Keratitis)

1. 黴菌性角膜炎以往常見於農夫，但自從皮質類固醇開始使用於眼科後，便常發生於都市居民。大部分黴菌性角膜潰瘍由伺機性黴菌引起，較常見的致病菌為念珠菌 (*Candida*)、梭黴菌 (*Fusarium*)、麴菌 (*Aspergillus*)、青黴菌 (*Penicillium*)、頭孢子菌(*Cepharosporium*)及其他黴菌。

2. 光憑表象並無確切特徵可用來幫助鑑別是由何種菌種引起之感染，故**建議比照細菌性角膜潰瘍住院檢查及治療，必要時施行角膜潰瘍傷口之上皮清創處理**，以減少致病原數量。**治療以抗黴菌眼藥水每小時點眼，至少持續 48 小時，並使用廣效性抗生素眼藥水，避免合併細菌感染**。

3. 此種潰瘍常為無痛性且有灰色浸潤，通常有前房積膿及眼球極度發炎。其主要病變為早期角膜膿瘍，呈灰白色或乳白色，潰瘍處下方出現邊緣不規則的內皮斑塊，且伴有嚴重的前房反應與膿瘍(abscess)；角膜有表淺性潰瘍及由菌絲擴散延伸形成的衛星狀浸潤病灶(satellite lesion)，內有破碎的板層嗜中

性球浸潤，在壞死病灶內很少見到完整真菌。在基質層內有大量菌絲，有些真菌在組織切片上用 GMS、PAS 染色可被觀察到。

⊃ 棘狀阿米巴性角膜炎(Acanthamoeba Keratitis)

1. 由棘狀阿米巴原蟲(*Acanthamoeba*)感染引起的一種角膜炎，角膜神經束膜炎(corneal perineuritis)為其特徵。近年因**軟式隱形眼鏡或角膜塑型片配戴者**漸增，發病率有上升趨勢。

2. 棘阿米巴是自由營生的原蟲生物，目前已知超過 24 種，廣泛分布於自然環境，繁殖於汙染且含有細菌及有機物質的水中，例如湖泊、河川、溫泉、泥土、沼澤濕地、海水等。此外，游泳池、大眾浴池、供水系統之水管、下水道及空調系統等，也都能發現其蹤跡。棘阿米巴對於滲透壓變化耐受性高，於蒸餾水、組織培養基、哺乳動物體液及海水中均可存活，平時以活動體(trophozoite)存在，環境惡劣時則轉為囊體(cyst)，以利生存。

3. 此種角膜炎常因角膜接觸棘狀阿米巴原蟲汙染的水源或泥土，或是透過汙染的隱形眼鏡、清洗鏡片的藥液，特別是使用自製的鹽水而感染。初始症狀為與臨床發現不成比例的疼痛感、發紅及畏光，中後期特有之臨床徵候，是輕微疼痛的角膜潰瘍、基質環形物和神經周圍浸潤。臨床表現上頗似盤狀角膜炎，常有前房積膿，故初期常被誤診為單純疱疹性角膜炎。診斷建立在從角膜病灶中取材抹片染色可找到棘狀阿米巴原蟲，或從角膜刮片培養出棘狀阿米巴原蟲，必要時作角膜活體檢驗，可發現棘狀阿米巴滋養體和包囊。

4. 目前治療方法是在感染部位使用局部抗生素，除此之外，為了有效根除棘阿米巴原蟲囊體，常常會合併使用不同抗生素，防止抗藥性產生。最常使用的抗生素有 Polyhexamethylene biguanide (PHMB)和 Chlorhexidine (CHG)，在低濃度時，可有效對抗棘狀阿米巴原蟲活動體和囊體，透過結合黏多醣入侵阿米巴原蟲，直接破壞細菌細胞壁及造成蛋白質變性，達到殺菌及抑菌作用。

   (1) 急性期：給予強化治療；晝夜每小時一次局部點藥，連續 48~72 小時，第 4~7 天，白天每 2 小時、夜間每 4 小時用藥一次。

   (2) 維持期：每 4 小時用藥一次，3 週後結合臨床情況，可逐漸減少用藥次數。2 個月後，2~4 次／天，療程應超過 6 個月。

➲ 非結核分枝桿菌性角膜炎(Non-Tuberculosis Mycobacterium Keratitis)

1. 非結核性分枝桿菌又稱非典型分枝桿菌，廣泛存在於自然界之土壤及水中，亦存在於牛奶、消毒水、動物體表與體液中。屬於需氧桿菌，具有抗酸染色陽性的特性，故又稱抗酸桿菌。可以引起人類很多疾病，包括頸淋巴結炎、角膜感染、肺部疾病及皮膚潰瘍等。

2. 非結核分枝桿菌性角膜炎潛伏期長，發病過程緩慢，可呈持續帶菌狀態。現代免疫學的觀點認為，此為一種免疫紊亂狀態下發生的疾病，細菌使角膜的免疫平衡失調，向病理性免疫反應方向發展。

3. 眼睛感染大多數與角膜手術、外傷及配戴隱形眼鏡有關，症狀包括發紅、畏光、流淚及異物感；而角膜典型的徵候，包括角膜基質多灶性點狀浸潤、無痛性角膜潰瘍及基質膿腫，進展期**呈現碎擋風玻璃狀**或類似衛星狀病灶及前房積膿，少數發生角膜穿孔，嚴重時可能導致角膜破裂、溶解，甚至失明。

（二）周邊免疫性角膜潰瘍

因角膜周邊靠近輪部區之血管，大多因自體免疫因素所導致，常見的有邊緣性浸潤及潰瘍、蠶蝕性角膜潰瘍、小水疱性角膜結膜炎、自體免疫疾病的邊緣性角膜炎、維生素 A 缺乏引起之角膜潰瘍、神經性角膜炎及暴露性角膜炎，有時鞏膜發炎也會波及角膜，造成角膜發炎。

➲ 邊緣性浸潤及潰瘍

此病症大部分是良性，但通常極為疼痛。開始時為橢圓形或線形浸潤，而與輪部間有透明區域的間隔，一段時間後才有潰瘍及血管生成。

➲ 蠶蝕性角膜潰瘍

蠶蝕性角膜潰瘍(mooren's ulcer)是一種特發性非感染性角膜邊緣性潰瘍。病因不明，可能起因於自體免疫疾病，60~80%的病例是單側性，特徵為疼痛、進行性輪部和角膜周緣的凹洞，常導致眼睛損失。

➲ 小水疱性角膜結膜炎

此病症屬於對細菌產物之遲發性過敏反應，最早出現於輪部，於反復發作後可能侵犯球部結膜與角膜。

⊃ 自體免疫疾病的邊緣性角膜炎

1. 此病症與自體免疫疾病如類風濕性關節炎、結節性多動脈炎、全身性紅斑性狼瘡、硬皮症、潰瘍性大腸炎等有關，常在角膜邊緣有顆粒性沉積。

2. 臨床徵候包括角膜的血管生成、浸潤、不透明及周緣變薄，可能變成穿孔。

⊃ 維生素 A 缺乏引起之角膜潰瘍

1. 此病症典型為兩側性位於中央、灰色、無痛且角膜周圍區域光澤喪失，角膜軟化(keratomalacia)壞疽，常併發角膜穿孔，可因飲食中缺乏維生素 A 或胃腸道吸收不良和身體利用不良所引起。

2. 維生素 A 平均每日需要量：小孩為 1,500~5,000 IU，成人則約 5,000 IU。

3. 缺乏維生素 A 會造成夜盲、全身性上皮角質化、結膜與角膜之變化（乾眼症），亦會造成全身性骨頭發育遲滯。許多病人因維生素 A 缺乏未治療，最後造成呼吸道上皮受波及而死於肺炎。

⊃ 神經性角膜炎

　　神經性角膜炎(neurotrophic keratitis)或神經麻痺性角膜炎(neuroparalytic keratitis)，又稱神經營養性角膜病變，是支配角膜的三叉神經受外傷、手術、腫瘤、發炎或其他原因破壞時，角膜之感覺喪失，眨眼作用減退，因而失去其對變性、潰瘍及感染的抵抗力，以致角膜上皮受損所引起的角膜病變。

⊃ 暴露性角膜炎

　　角膜若無適當的濕潤及眼瞼覆蓋，便可能發生暴露性角膜炎(exposure keratitis)，例如任何原因引起的眼球突出症、眼瞼外翻、外傷或**第 7 對腦神經麻痺**(cranial nerve VII palsy)造成的眼瞼部分缺失或眼瞼閉合不良。治療原則是提供保護及濕潤整個角膜表面。

（三）上皮性角膜炎(Epithelial Keratitis)

　　上皮性角膜炎的主因包括披衣菌性、藥物誘生、乾性角膜結膜炎、腺病毒性及其他病毒性角膜病變等所造成。

● 披衣菌性角膜炎

　　五個主要類型的披衣菌性結膜炎併發的角膜炎，包括砂眼、包涵體性結膜炎、原發性眼部花柳性淋巴肉芽腫、鸚鵡熱結膜炎和貓肺炎性結膜炎等均伴有角膜病灶，然而只有砂眼和花柳性淋巴肉芽腫嚴重時會引起失明或破壞視力。砂眼的角膜病灶其出現順序如下：

1. 侵犯角膜上 1/3 的上皮微糜爛(epithelial microerosions)。

2. 角膜微血管翳(micropannus)。

3. 角膜上皮下圓形混濁，通常稱為砂眼膿疱(trachoma pustules)。

4. 輪部濾泡及其瘢痕化遺跡，稱為赫伯氏周緣凹孔(Herbert's peripheral pits)。

5. 大的血管翳。

6. 廣泛且瀰漫性之上皮下瘢痕化。

● 藥物誘生的上皮性角膜炎

　　常見於使用**抗病毒藥物**和數種**廣效性**與中效性**抗生素**的病人，通常侵犯角膜下半部和眼瞼縫區域的表淺性角膜炎，嚴重甚至**造成角膜瘢痕**。

● 乾性角膜結膜炎

1. 乾性角膜結膜炎(keratoconjunctivitis sicca)簡稱乾眼症(dry eye syndrome)，是因眼球表面淚膜的穩定性遭破壞所造成。穩定的淚膜依賴於淚膜各層量和質的正常，以及淚液動力學的正常；淚膜從外向內分別為脂質層、水樣層和黏液層，三層中任何成分缺少，均會導致乾眼症。

2. 大部分乾眼症病人的眼睛外觀看不出異常，而病人最常抱怨的症狀是發癢、砂礫感或異物感，其他常見症狀還有黏液分泌過多、無法產生眼淚、灼熱感、對光敏感、眼睛紅、痛和眼瞼運動困難等。

3. 以裂隙燈檢查可見下眼瞼緣淚半月(tear meniscus)和角膜上皮缺損或絲狀物(filaments)，偶爾在下結膜穹窿處可見黏性黃色黏液線，球部結膜失去正常光澤且較紅腫充血。

4. 乾眼症在臨床上有許多種形式，伴生於類風濕性關節炎(rheumatoid arthritis)或其他自體免疫疾病時，通常稱修格連氏症候群(Sjögren's syndrome)。

5. 角膜下 1/4 有上皮絲狀物(epithelial filaments)為重要特徵，淚腺和副淚腺的分泌會減少或消失。有時會引起大斑點狀上皮性角膜炎，主要侵犯角膜下 1/4，嚴重的病例會有黏於角膜上皮的偽絲狀物產生。

6. 目前多採用人工淚液及潤滑軟膏治療，局部點維生素 A 藥膏可幫助角膜上皮角質化好轉；保持**良好的生活習慣**，如少熬夜、戒菸、均衡飲食多蔬果、**減少戴隱形眼鏡時間**及**避免眼表面直接的外在刺激**，可**適時熱敷**眼睛周圍及**眨眼**，以潤濕眼表等，均可改善症狀。

◑ 腺病毒性角膜炎

所有類型的腺病毒性結膜炎通常均伴有角膜炎，稱腺病毒性角膜炎(adenovirus keratitis)；於結膜炎發病後 5~7 天達到最高峰。以螢光染色及裂隙燈檢視，易發現其呈微細的上皮性角膜炎。

◑ 其他病毒性角膜病變

微細的上皮性角膜炎可見於其他病毒感染，如麻疹、德國麻疹、腮腺炎、感染性單核球症、急性出血性結膜炎等。常出現上方上皮性角膜炎和血管翳伴隨於眼瞼緣的傳染性軟疣。

二、角膜退化變性(Corneal Degeneration)

角膜退化變性是一群與年齡相關(age-related changes)的角膜組織退化性病變，常續發於發炎、外傷、代謝的退化性改變等因素，與遺傳無關，可單眼或雙眼發病。隨著身體衰老，角膜在垂直軸線逐漸變平、變薄且透明度變低，其折射率逐漸增加、德斯密斯膜變厚，從出生時的 3μm 增加到成人的 13μm。隨著年齡增長，偶爾會形成周邊血管內皮小滴(endothelial guttate)，或稱為 Hassall-Henle 小體。角膜內皮細胞的年齡相關磨損，導致在生命的前 50 年中損失大約 100,000 個細胞，從出生時的約 4,000/mm^2 到老年人的 2,500~3,000/mm^2 的密度。

一般依解剖位置分成：

（一）角膜上皮和上皮下變性

包括寇氏白環(Coats white ring)、球狀變性(spheroidal degeneration)、鐵質沉積(iron deposition)、鈣化帶狀角膜病變。

⊃ 球狀變性(Spheroidal Degeneration)

1. 特徵是在角膜的上皮下、鮑曼氏層或表淺基質中，出現半透明、金棕色、球狀沉積物。

2. 該病有不同的名稱，包括光化性角膜病(actinic keratopathy)、氣候性液滴角膜病(climatic droplet keratopathy)、碧蒂結節性失養(Bietti nodular dystrophy)和拉布拉多角膜病(Labrador keratopathy)。

⊃ 鐵質沉積(Iron deposition)

大多數鐵線與眼表不規則導致的淚液淤積異常、角膜局部鐵質沉積有關。鐵線也與角膜屈光手術有關，放射狀角膜切開術後大約有 80% 的患者在下角膜中央旁可觀察到不明顯的鐵線，通常也被描述為淚星(tear star)。

1. Fleischer 環代表圓錐角膜中的鐵沉積，是與上皮不規則相關的許多角膜鐵線之一。該環作為輕度或早期圓錐角膜病例的診斷標誌非常有用。

2. Hudson-Stähli 氏線無處不在，但通常位於角膜的上 2/3 和下 1/3 的交界處，與眼瞼閉合線相吻合。

3. **Stocker 氏線伴生於翼狀贅片的垂直線條；Ferry 氏線產生於鄰近輪部濾性皰疹。**

⊃ 鈣化帶狀角膜病變(Calcific Band Keratopathy)

1. 鈣化帶狀角膜病變是淺層角膜中細小的、塵狀的、嗜鹼性的沉積物，主要波及鮑曼氏層的退化。

2. 病變常位於瞼裂曝露部偏下方，自鼻顳兩側 3 點鐘和 9 點鐘位置的外圍，向中央發展融合成一條橫貫角膜瞼間區的水平緻密帶狀鈣化斑塊，常高出於角膜上皮表面。由於鈣沉積物的破裂，帶狀病變中間常見空洞及小裂紋。

3. 組織學特徵常分布於淺層角膜，包括上皮細胞基底膜、前基底膜和淺部基質層內有嗜鹼性的顆粒狀鈣質沉著，繼而前基底膜可見鈣質沉著及斷裂。

（二）角膜基質變性(Stromal Degenerations)

包括沃格特輪部腰帶狀角膜病變、角膜弧、角膜鱷魚皮病變、粥狀角膜病變、薩爾斯曼氏結節變性等。

⊃ 沃格特輪部腰帶狀角膜病變(Vogt Limbal Girdle)

1. 第 I 型：一條狹窄的、同心的、白色的表淺帶，沿著瞼裂的邊緣延伸，通常被認為代表早期鈣化帶角膜病變，角膜緣和帶之間出現清晰的間隔。

2. 第 II 型：由小的、白色、斑點狀和針狀沉積物組成，常見於老年病人的鼻和顳緣，帶與角膜緣之間沒有明顯的間隔。

⊃ 角膜弧(Corneal arcus)

1. 角膜弧又稱為老年弧(arcus senilis)或老年環，可發生於任何年齡，但最常見於老年人兩眼角膜周邊近輪部處基質內的類脂質沉著，但抽血檢查並沒發現與膽固醇及三酸甘油酯增高之相關性。

2. 臨床上一般無症狀，表現在透明角膜周邊部從下極和上極開始，逐漸形成一個寬約 2 毫米的灰白色環，其與輪部間有一透明的空間分隔。組織病理學上，整個角膜厚度均有類脂質小滴侵犯，但大多集中於表淺靠近鮑曼氏膜及深層靠近 德斯密斯膜附近區域，角膜基質相對較少。

⊃ 角膜鱷魚皮病變(Crocodile Shagreen)

1. 角膜鱷魚皮變化又稱為馬賽克變性(mosaic degeneration)，是一種雙側具 有特徵性的馬賽克圖案，由位於鮑曼氏層中心的多邊形灰色混濁組成，通常不太影響視覺。

2. 組織學上，鮑曼氏層呈鋸齒狀，形成脊狀，並可能鈣化。後期在靠近後基底膜的深層基質中也有類似變化。

⊃ 粥狀角膜病變(Cornea Farinata)

1. 粥狀角膜是一種退化性疾病，最有可能是體染色體顯性遺傳，病人角膜深層基質顯示許多細微的點狀和逗號狀混濁，而靠近後基底膜的混濁更大且更多樣化。這些沉積物可能由脂褐素組成，是一種出現在某些老化細胞中的退行性色素。

2. 不影響視力，也沒有臨床意義，只是有時被誤認為是進行性營養不良。

⊃ 薩爾斯曼氏結節變性(Salzmann Nodular Degeneration)

1. 薩爾斯曼氏結節變性為少見的單眼或雙眼非炎症性角膜疾病，有時作為長期角膜炎，如韌帶性角膜炎、砂眼(trachoma)、小水疱性角膜炎(phlyctenular

keratitis)和間質性角膜炎的晚期後遺症發生，目前發現春季型角結膜炎
(vernal keratoconjunctivitis)、間質性角膜炎(interstitial keratitis)、痲疹
(measles)、猩紅熱(scarlet fever)及各種角膜手術後都有可能發生，但也可能
是特發性的，直到角膜炎消退多年後才出現變性。

2. 其特徵為許多表淺性藍白色，大小約為 1~3 mm 的結節位於角膜的中央外圍
(midperipheral cornea)、大致圓形的結構發育。組織學檢查顯示鮑曼氏層局部
置換為透明和纖維狀物質，顯微鏡下可見前基質中靠近結節的延長基底上皮
細胞和活化的角質細胞，以及基底下神經和扭曲的間質神經束。

3. 初期多無症狀，後期可發生畏光、眼瞼痙攣、流淚及視力減退等類似乾眼的
症狀；嚴重時會發生角膜糜爛、充血、水腫及前房反應等。

（三）角膜內皮變性(Endothelial Degenerations)

包括虹膜角膜內皮症候群、周邊角膜小滴、角膜黑色素沉著等。

⮕ 虹膜角膜內皮症候群(Iridocorneal endothelial syndrome)

1. 虹膜角膜內皮(ICE)症候群是一系列疾病，其特徵在於不同程度的虹膜變化、
瞳孔異常、角膜內皮的結構和增殖異常以及周邊的前粘連。常見於中年女
性，並且幾乎總是單側的。

2. 當疾病局限於角膜內表面時，由於內皮泵水功能異常可能會發生角膜水腫，
此又稱為錢德勒症候群(Chandler syndrome)。當異常內皮擴展到虹膜表面
時，由此產生的收縮膜可能會導致虹膜萎縮、異位。另一種稱為科根－里斯
症候群(Cogan-Reese syndrome)或虹膜痣症候群(iris nevus syndrome)，其特徵
是存在多個色素性虹膜結節，這些結節也是由收縮的內皮膜產生的。

⮕ 周邊角膜小滴(Peripheral cornea guttate)

是出現在後基底膜外圍部分的小疣狀贅生物，由後基底膜向前房突出，隨著
年齡的增長而增厚導致的，在整個生命過程中都會發生。

⮕ 角膜黑色素沉著(Melanin pigmentation)

1. 在與色素分散症候群(pigment dispersion syndrome)相關的青光眼患者中可以
看到黑色素沉積在角膜內皮上。

2. 垂直取向的紡錘形色素沉積通常被稱為克魯肯伯格紡錘體(Krukenberg spindle)，此為褐色的虹膜色素沉積在兩側的內皮表面中心區域，視力通常只有輕微受影響且病程進行極慢。

三、遺傳性角膜失養症(Hereditary Corneal Dystrophy)

遺傳性角膜失養症為一群不明原因且罕見的角膜遺傳性疾病，特徵為兩側性有異常物質的沉積，以及伴有正常角膜的結構改變，通常於 10 或 20 歲時開始發病。可根據受波及角膜層，次分為上皮性、基質性及後限膜性三大類。

● 角膜上皮基底膜失養症(Epithelial Basement Membrane Dystrophy)

1. 上皮基底膜失養症或前基底膜失養症(anterior basement membrane dystrophy)，也稱為地圖－點狀－指紋狀失養症(map-dot-fingerprint dystrophy)或**科根微囊性失養症**(Cogan microcystic dystrophy)，**是最常見的前部角膜表層失養症**。屬顯性遺傳，常為雙側且多見於女性。

2. 病人反覆出現上皮剝脫，有疼痛、畏光、流淚及視物模糊的症狀。

● 基質性角膜失養症(Stromal Corneal Dystrophies)

常見的基質性角膜失養症有顆粒狀角膜失養症、格子狀角膜失養症和斑塊狀角膜失養症等三種原始類型。

1. 顆粒狀角膜失養症(granular dystrophy)：為角膜基質營養不良。臨床上見角膜基質內有分散的局部病灶性白色顆粒狀沉積物，發病初期時沉積於基質淺層，隨病程延長，逐漸沉著於基質深層，病變界限清楚，其間隔有透明區；病變不擴展至角膜周邊部，但可突破前基底膜向前部發展。

2. 晶格狀角膜失養症(lattice dystrophy)：病變主要在角膜中央的淺中基質層內，可見基質內有樹枝狀交叉分布的玻璃樣線，還可伴有淺基質的點狀或霧狀混濁，不規則散光是影響視力的重要因素。

3. 斑塊狀角膜失養症(macular dystrophy)：早期角膜病變從淺基質開始，隨病情的進展逐漸侵及角膜的全層及周邊。病變為邊緣不清的斑或塊狀，有內皮的贅疣，還可見上皮反覆剝脫及中央角膜變薄。

⊃ 傅氏角膜內皮失養症(Fuchs Endothelial Dystrophy)

1. 傅氏角膜內皮失養症屬角膜後部營養不良，雙眼的角膜內皮細胞數量會有明顯的減損。多為體染色體顯性遺傳，易發於 50~60 歲女性，且病程緩慢。

2. 後彈力膜會呈散布性增厚，即角膜小滴(corneal guttata)，也稱角膜贅疣。角膜小滴首先出現在中央，逐漸向周圍擴展。

3. 由於角膜內皮功能代償消失，致使角膜基質出現水腫及上皮水疱性角膜病變，視力嚴重受損。

四、其他角膜疾病

⊃ 蒂傑森氏表淺點狀角膜炎(Thygesen Superior Punctate Keratitis, SPK)

1. 一種常復發的角膜慢性疾病，不分性別或年齡均可能發生。目前仍未確定致病的病原菌，較懷疑是水痘－帶狀疱疹病毒(herpes zoster virus, HZV)。

2. 症狀一般為輕度刺激感、視力稍模糊及畏光。

⊃ 復發性角膜糜爛症候群(Recurrent Corneal Erosion Syndrome)

　　主因角膜上皮之基底膜損傷，導致上皮無法與鮑曼氏膜黏著而反覆性崩解，常隨角膜表面損傷，特別是抓傷所致；也可能發生在角膜失養，尤其是上皮基底膜失養症。病人常在早晨張開眼睛時，因眼瞼沾黏，將疏鬆的上皮剝離後產生連續性疼痛，也會伴隨眼睛變紅、刺激感且畏光。可以配戴隱形眼鏡改善症狀。

⊃ 間質性角膜炎(Interstitial Keratitis)

1. 一種角膜基質深層的非潰瘍性發炎，組織病理學上以角膜基質水腫、淋巴球浸潤，並有深層血管形成為主要特徵。

2. 先天性梅毒(congenital syphilis)為最常見的原因，為先天性梅毒晚期之表徵。其次是結核、單純疱疹、帶狀疱疹、麻瘋、腮腺炎等。

3. 病人主訴眼痛、畏光和視力模糊。理學檢查包括結膜充血、角膜水腫、角膜深層有血管生成和瞳孔縮小等。

➲ 大疱性角膜病變(Bullous Keratopathy)

1. 指角膜上皮層因角膜內皮細胞失去代償功能，不能維持角膜正常脫水狀態而形成水腫。常見病因是傅氏(Fuchs)角膜內皮細胞失養或角膜內皮細胞損傷。

2. 內皮細胞損傷的原因可能是眼內手術，如白內障手術傷及角膜內皮，或人工水晶體植入設計不良或位置不正所造成；其他如眼外傷、青光眼晚期、嚴重的色素膜炎、角膜移植等，均可能引起角膜內皮細胞的破壞和減少。

3. 臨床表現為角膜上皮水疱形成，出現疼痛、畏光、流淚等症狀，**可以配戴隱形眼鏡來減少角膜疼痛。**

➲ 圓錐角膜(Keratoconus)

圓錐角膜是一種先天性的角膜發育異常，真正的**原因不明**，可能為體染色體隱性遺傳，多於青春期發病且進展緩慢。

1. 為進展性疾病，大多為雙側性發病，角膜的**中央部或靠近中央旁邊的基質變薄，角膜頂點呈錐狀向外凸起，容易出現不規則散光。**用裂隙燈檢查可以發現細小、深層、垂直走向的基質深部直線 Vogt 線(Vogt striae)。使用檢影鏡檢查法可見剪刀狀反射光的影像，角膜弧度儀和角膜地形圖儀可用來幫助診斷。向下看時下眼瞼會突出，稱為 Munson 氏徵候(Munson sign)。**病人可用眼鏡或硬式隱形眼鏡矯正視力，嚴重者可能需角膜移植來改善視力。**

2. 易併發於成骨不全症、**唐氏症**(Down syndrome)、**馬凡氏症**(Marfan's syndrome)及**埃勒斯－當洛二氏症候群**(Ehlers-Danlos syndrome)等眼疾，且和異位性皮膚炎、過敏性結膜炎相關。

3. 組織病理學變化早期為鮑曼氏膜斷裂伴有角膜上皮細胞水腫、變薄，後彈力膜破裂，圓錐形尖端有不規則的表淺線狀結疤，少數可能看到鐵質沉積環(fleischer ring)。

4. 隨著病情發展，基質層(stroma)細胞數減少及變薄擴張，後彈力膜出現條紋，鮑曼氏膜併發性破裂，繼而後彈力膜及內皮層破裂，導致角膜基質層及上皮層嚴重水腫，角膜迅速變混濁，視力急劇下降。

◯ 糖尿病性角膜病變(Diabetic Keratopathy)

1. 常見於糖尿病病人併發腎衰竭時，因磷和鈣不平衡導致角膜病變。角膜及結膜部位常見沉澱物，引起發炎、紅腫及刺痛感。

2. **病人視力因角膜病變幾乎都會受到影響**，可運用藥物或手術改善症狀。

◯ 角膜色素沉著(Corneal Pigmentation)

1. 血液染色(blood staining)：血液染色為偶發之外傷性前房出血的併發症，乃因血色素沉著於角膜基質引起。角膜呈金褐色，視力會變得模糊，大部分的病例，角膜於 1~2 年內逐漸透明。

2. **角膜色素環**(Kayser-fleischer ring)：角膜色素環顏色差異頗大，可由鮮紅色至鮮綠色、藍色、黃色或褐色，環的直徑為 1~3 毫米且位於輪部內正後方。色素是由微細顆粒所組成，侵犯後彈力膜，較少侵犯基質。電子顯微鏡檢查顯示**此色素是一種銅化合物，為威爾森氏病**(Wilson's disease)**的特徵**。

五、治療性隱形眼鏡(Therapeutic Contact Lens)

治療性隱形眼鏡須根據病人角膜病情的變化選擇適當的鏡片。

1. 光學目的：主要用於角膜表面不規則、不規則散光或兩眼不等視等。

2. 促進角膜上皮癒合：**主要用於持續性角膜上皮缺損**(persistent epithelial defect)**及復發性角膜糜爛**(recurrent corneal erosion)等。

3. 減緩疼痛：主要用於**大疱性角膜病變**(bullous keratopathy)、濕性絲狀角膜炎、蒂傑森氏表淺點狀角膜炎(Thygesen superior punctate keratitis, SPK)及阻擋睫毛倒插等。

4. 其他：如暫時防止角膜穿孔、固定和支持幫助角膜癒合、吸附藥物增加局部吸收等。

六、角膜移植(Corneal Transplantation)

1. 角膜移植或稱角膜整形術(keratoplasty)適用於許多嚴重的角膜病變，如瘢痕、水腫、角膜變薄及變形。

2. 所謂全層角膜移植意指整層的角膜置換手術，層狀角膜移植則指部分厚度的角膜置換手術。近年來，由於飛秒雷射角膜層狀手術的進步，目前角膜移植已發展到可以只移植角膜內皮細胞層。

3. 外傷包括化學性灼傷，是中心角膜混濁最常見的原因。據估計，在美國每年約有一萬名病人接受角膜移植，其中 90%結果良好。

4. 角膜內皮細胞的死亡速率極快，故眼睛必須於死亡後立即摘取並冷藏，且須於 48 小時內使用，最好是 24 小時內。

5. 角膜沒有血管，故血型配對在角膜移植手術中並無重要價值，控制移植後的散光及角膜移植排斥反應才一直是大問題，尤其是接受者的角膜，若曾有發炎性疾病損害者更容易發生，因此種角膜可能已產生淋巴管與血管，提供了移植角膜免疫反應之輸出管道。

7-5 鞏膜與葡萄膜疾病

一、鞏膜疾病

　　鞏膜的血管很少，損傷後自我修復能力較差，疾病以發炎最為常見，其次為反應性疾病。鞏膜疾病易受鄰近組織影響，而鞏膜疾病也常常波及鄰近組織。

（一）鞏膜炎(Scleritis)

1. 鞏膜炎分為上鞏膜炎和鞏膜固有層發炎，病因多不易確定，大致可分為感染性、手術導致及與全身性組織疾病有關者。感染性通常是由角膜潰瘍擴散而來，致病菌以綠膿桿菌、肺炎鏈球菌、金黃色葡萄球菌及帶狀疱疹病毒最常見。手術導致通常出現在眼眶手術後 6 個月內，女性較多。鞏膜炎病人大約有半數是全身性組織疾病有關者，以類風濕性關節炎(rheumatoid arthritis)最常見，其次是**韋格納肉芽腫**(Wegener's granulomatosis)、**復發性多軟骨炎**(relapsing polychondritis)**及多發性結節性動脈炎**(polyarteritis nodosa)。

2. 依發病部位來分，有前鞏膜炎和後鞏膜炎之稱。病變表淺時，結膜下及鞏膜淺層均會受到侵犯，淺層鞏膜血管充血、淋巴管擴張，鞏膜水腫可顯示層間

分離及間隙淋巴球浸潤。侵犯鞏膜前部的發炎可波及到角膜，而前房積膿性角膜炎則波及到鞏膜，產生表淺鞏膜炎；深層鞏膜炎亦可波及淺層鞏膜。

（二）鞏膜葡萄腫(Scleral Staphyloma)

1. 鞏膜葡萄腫是由於鞏膜的先天異常或病理性損害，導致其張力降低及變薄。在眼內壓作用下，變薄的鞏膜以及深層的葡萄膜向外擴張膨出，並顯露出葡萄膜的顏色而呈藍黑色，故稱之為鞏膜葡萄腫。

2. 膨出位於睫狀體區者，稱為前鞏膜葡萄腫，常見於發炎、外傷或合併續發性青光眼。赤道部鞏膜葡萄腫多為鞏膜炎或絕對期青光眼的併發症。後葡萄腫位於眼底後極部及視盤周圍，多見於高度近視眼，常伴有後部脈絡膜萎縮。

二、葡萄膜疾病

眼內組織的血液供應主要來源於葡萄膜，故葡萄膜病變比較複雜，主要為發炎及新生血管。葡萄膜發炎時其滲出物常導致屈光物質混濁，裂隙燈檢查常見角膜後沉積物或前房積膿，亦可因病情反覆引起續發性青光眼、白內障等併發症。

（一）葡萄膜炎(Uveitis)

⊃ 葡萄膜炎的分類

葡萄膜炎是一類由多種病因引起的葡萄膜發炎，可依據解剖結構、臨床特徵、病因學，分成下類：

1. 依解剖結構
   (1) 前葡萄膜炎：可再分為兩類。
       A. 虹彩炎：主要在虹膜部位的發炎，前虹彩炎又較後虹彩炎常見。
       B. 虹膜睫狀體炎：虹膜和睫狀體的血液供應同為虹膜動脈大環，兩者經常同時產生發炎。
   (2) 中間型葡萄膜炎：主要影響睫狀體後部、周邊視網膜及其下之脈絡膜。
   (3) 後葡萄膜炎：是玻璃體基部之後的視網膜及脈絡膜發炎。
   (4) **全葡萄膜炎**：整個葡萄膜炎；包括**虹膜、睫狀體和脈絡膜同時發炎**。

2. 依臨床特徵：分成急性和慢性。

    (1) 急性葡萄膜炎：通常症狀突然出現，有時長達 3 個月。

    (2) 慢性葡萄膜炎：症狀持續大於 3 個月。

3. 依病因學分類：主要分成內源性和外源性，或是如下分類。

    (1) 全身疾病相關：如類肉瘤病 (sarcoidosis)、**僵直性脊椎炎** (ankylosing spondylitis)、**貝西氏症**(Behçet's disease)、**梅毒**(syphilis)等。

    (2) 微生物感染：如細菌、黴菌、病毒。病毒性葡萄膜炎以水痘帶狀疱疹病毒及巨細胞病毒感染為最常見，**巨細胞病毒視網膜炎是免疫不全病人最常見的眼部感染**。**急性視網膜壞死**(acute retinal necrosis, ARN)是少見但深具破壞性的視網膜炎，眼部可見前葡萄膜炎合併角膜沉澱物、**重度阻塞性視網膜血管炎**。15 歲以下的年少者**主要感染單純疱疹病毒第二型**，年長者則為**水痘帶狀疱疹病毒及單純疱疹病毒第一型**，以男性較多。

    (3) **原蟲侵入**：如**弓漿蟲症**(toxoplasmosis)或**毒蛔蟲症**(toxocariasis)。視網膜外層由脈絡膜提供營養，脈絡膜發炎常波及視網膜，形成脈絡膜視網膜炎(chorioretinitis)，原因以弓漿蟲病為最多。弓漿蟲是一種寄生在動物細胞內的**單細胞原蟲寄生蟲**，感染溫血動物及少數冷血動物，以貓科動物為最終宿主，中間宿主除了人，還包括豬、牛、羊等。人類受感染主要是因誤食或接觸被貓排出的卵囊汙染的食物或器械而間接傳染，或因母體經胎盤傳染給胎兒。大部分免疫功能正常的病人並不需要特別治療，僅有少數視網膜脈絡炎或明顯器官傷害者需要特別的抗微生物製劑。

    (4) 原因不明：可再細分成特殊性和非特殊性。

⊃ 葡萄膜炎的症狀及徵候

1. **前葡萄膜炎**

    (1) **急性**：症狀是畏光、疼痛、**發紅**、視力下降及流淚。徵候是環繞角膜周圍的結膜充血、角膜後沉澱(keratic precipitates, KPs)或前房積膿、虹彩結節和房水細胞及閃亮(aqueous cells and flare)。研究顯示，反復發作的急性前葡萄膜炎病人，約有 50%與人類白血球組織抗原 B27 (HLA-B27)有關，其中許多病人還患有其他免疫性疾病；致病因子不明，或 HLA-B27 所導致的急性前虹彩炎，經過妥善治療後其疾病預後通常良好。

(2) **慢性或復發性：慢性前虹彩炎常為雙眼發作，且與系統性疾病有關**，治療效果變異性極大，須視致病因子而定。嚴重的慢性前葡萄膜炎常見併發症，包括角膜水腫、帶狀角膜病變、白內障、青光眼、黃斑部水腫、視神經盤腫脹、睫狀體膜形成、眼球癆等；但輕微者也可能無症狀或微發紅、有漂浮物。

(3) **併發症**：初期血液中一些大分子物質和細胞滲入到前房或玻璃體腔內，眼房水呈現混濁狀，裂隙燈下檢查可見眼房水閃亮。蛋白質凝固、沉積於虹膜組織表面，可誘發纖維細胞增生結節。長期反覆發作的前葡萄膜炎，易形成虹膜與水晶體前囊粘連，後粘連延伸會形成瞳孔閉鎖，最終導致續發性隅角閉鎖性青光眼。

2. **中間型葡萄膜炎**：症狀包括**漂浮物及因黃斑部水腫的視力模糊**。徵候是玻璃體細胞浸潤（**玻璃體發炎混濁**）。

(1) 併發症有囊狀黃斑部水腫、睫狀體膜、白內障及牽引性視網膜剝離。

(2) 睫狀體膜由於睫狀體上皮增生或纖維化，前部出血、炎性滲出物的有機化，在水晶體後方與睫狀體間形成纖維血管性或炎性纖維性膜。此膜易引起續發性睫狀體剝離、脈絡膜剝離或視網膜剝離，隨著病情發展，會出現脈絡膜微血管增生、視網膜膠質細胞增生，最終導致眼球萎縮。

3. **後葡萄膜炎**：症狀包括漂浮物及視力模糊。徵候是玻璃體可見細胞、閃亮、混濁及後方玻璃體剝離。

(1) 脈絡膜炎特色是黃灰色斑塊或界限分明的脈絡膜視網膜萎縮。

(2) 視網膜炎界限不明顯，血管炎常發生在視網膜靜脈。

(3) 併發症有囊狀黃斑部水腫、黃斑部缺血、血管阻塞、脈絡膜新生血管、視網膜剝離及視神經病變。

⊃ 葡萄膜炎的類型

依據臨床和病理特徵，可將葡萄膜炎分為非肉芽腫性和肉芽腫性兩大類。

1. 非肉芽腫性葡萄膜炎

又分為化膿性發炎和非化膿性發炎。病理學特徵為組織內瀰漫性發炎細胞浸潤，以淋巴球、單核球為主。

(1) 化膿性發炎

　　A. 發病因素：包括致病微生物直接感染，鄰近組織發炎蔓延，經血行內源性轉移或續發於惡性腫瘤等。

　　B. 臨床表現：為球結膜混合性充血，角膜全層水腫，角膜結構模糊不清，前房積膿等，嚴重可導致化膿性眼內炎。

(2) 非化膿性發炎

　　A. 主要由內源性因素或不明病因引起，較常見前葡萄膜炎、中間葡萄膜炎(intermediate uveitis)和傅氏異色性虹膜睫狀體炎(Fuchs heterochromic iridocyclitis)；部分與自體免疫性疾病有關，如瑞特症候群(Reiter syndrome)、僵直性脊髓炎(ankylosing spondylitis)等。

　　B. 病人虹膜睫狀體內有淋巴球、漿細胞及單核球浸潤，前房內有發炎細胞或蛋白性滲出物，滲出物可沉積於虹膜表面、角膜內皮細胞後表面。

　　C. 病變後期虹膜睫狀體基質萎縮，虹膜血管消失，睫狀突變細、變短及睫狀體上皮增生等均可能發生，也可能出現虹膜後粘連、虹膜前表面血管膜或纖維血管膜形成、水晶體混濁及續發性青光眼。

2. 肉芽腫性葡萄膜炎

(1) 病變部可見慢性發炎細胞浸潤，並有聚集性的上皮細胞增生病灶或可見有巨噬細胞。如交感性眼炎中，可見達倫－傅氏結節(Dalen-Fuchs nodules)；結核桿菌引起的葡萄膜炎病灶中多出現乾酪樣結節等。

(2) 臨床上代表性疾病包括交感性眼炎(sympathetic ophthalmia)、水晶體皮質過敏性眼內炎(phacoanaphylactic endophthalmitis)、小柳原田症候群(Vogt-Koyanagi-Harada syndrome, VKHS)，以及某些特殊致病菌感染，如結核、痲瘋桿菌、梅毒螺旋體等。

(3) 交感性眼炎是因一眼受傷，導致雙眼瀰漫性肉芽腫性的葡萄膜炎，症狀常於眼部受銳器損傷後幾日到幾年內出現，並可導致完全失明。通常眼睛會在炎症擴散至整個葡萄膜時持續疼痛，病人可能同時出現視神經盤水腫、繼發性青光眼、白癜風和睫毛白化。現代醫學認為此是一種因眼部抗原引起的自體免疫疾病，由視網膜感光細胞層外節上包含的黑色素引起的超過敏反應引發。

(4) 小柳原田症候群(Vogt-Koyanagi-Harada syndrome,VKHS)：或稱**原田氏症**，是一種多器官的自體免疫疾病，主要發生在有色人種。此症以雙側肉芽腫性後葡萄膜炎(posterior uveitis)並常伴隨滲出性視網膜剝離為特徵，發病器官包括眼睛（葡萄膜炎）、耳朵（耳鳴）、皮膚（色素喪失）、中樞神經（頭痛、頸部僵硬）；眼部發病症狀多為雙眼急性視力下降合併畏光眼痛。病人常有的前驅期為腦膜炎、耳鳴、眩暈及耳聾，恢復期有時可見局部禿頭、白髮症及白化症。

⊃ 葡萄膜炎的治療

目前西醫對葡萄膜炎並無特別有效的治療方法，最常用的藥物是**類固醇眼藥水**，或口服類固醇甚至針劑以控制發炎。

（二）葡萄膜新生血管

⊃ 虹膜紅變(Rubeosis Iridis)

1. 虹膜紅變由虹膜前表面的新生血管形成，臨床常見於糖尿病性視網膜病變、視網膜中央靜脈或動脈阻塞、視網膜剝離術後及慢性虹膜睫狀體炎等。

2. 此種新生血管性膜的血管壁僅由一層內皮細胞組成，細胞間無緊密連接也無肌纖維層，故容易破裂，導致前房反覆出血。

⊃ 脈絡膜新生血管(Choroid Neovascularization)

1. 脈絡膜新生血管係指由於脈絡膜微血管供血不足，而出現新生血管芽，經布魯赫(Bruch)膜破損部位進入視網膜色素上皮或視網膜下方的一種病理變化。

2. 臨床常見於老年黃斑退化、局部病灶性脈絡膜炎、近視眼性脈絡膜變性及脈絡膜外傷破裂等疾病。

3. 由於新生血管通透性高，血管內液體滲漏到視網膜下，形成脂性或蛋白性滲出物的聚集，且新生血管壁較脆弱易破裂出血，血液聚積在視網膜下，發生纖維化，最終形成瘢痕，嚴重影響視力。

7-6 水晶體疾病

　　水晶體的主要病變是透明性及水晶體位置和型態的改變。水晶體透明性變混濁稱白內障；水晶體懸韌帶的異常可引起水晶體移位或變形。

一、白內障(Cataract)

　　白內障是全球第一位致盲性眼病，任何造成影響視力的水晶體混濁，即稱為白內障，原因包括水晶體囊膜損傷，使其屏障作用喪失而滲透性增加，水晶體內鈉離子濃度增加、水晶體蛋白吸收紫外線後產生蛋白質變化，或是糖尿病病人代謝紊亂及維生素改變，使水晶體蛋白質受自由基攻擊產生結構變性或生化改變。**高度近視、眼球外傷、長期局部眼用類固醇治療等均容易造成白內障提早發生。**

（一）白內障的分類

　　常見分類如下：

1. 依據病因：先天性、發育性、年齡相關性（老年性）、外傷性、併發性、代謝性、藥物及中毒性、後發性。藥物引起之白內障最常見於**長期使用類固醇(steroid)的病人，少數見於心臟科用藥如 Amiodarone** 及長期接觸某些化學藥品者，因水晶體藥物沉積，光線散射增加；代謝性白內障常見於糖尿病病人；併發性白內障常見於全身免疫系統疾病或某些異位性皮膚炎(atopic dermatitis)病人。

2. 依據水晶體混濁部位：皮質性(cortical)、核質性(nuclear)、前或後囊下性(subcapsular)、聖誕樹型性(christmas tree)。

3. 依據發病時間：先天性、後天性。

4. 依據水晶體混濁程度：未熟期、腫脹期、成熟期、過熟期。

5. 依據水晶體混濁型態：點狀、冠狀、板層狀、全內障等。

➲ 年齡相關性白內障(Age-Related Cataract)

1. 年齡相關性白內障或稱為老年性白內障(senile cataract)，約占白內障發病率50%以上。大部分≧40 歲發病，隨著年齡增加，發病率明顯上升，**大多是形**

成雙眼不對稱的核性白內障。病因是水晶體老化的退化性病變，可能受年齡、營養、代謝、環境等綜合因素對水晶體長期作用的結果，與紫外線輻射、吸菸、飲酒等也可能有關。

2. 隨著年齡的增長，水晶體皮質纖維不斷加入水晶體核中，使水晶體核體積增大，蛋白質結構變得更緻密，故稱為核心硬化型(nuclear sclerotic)白內障；當退化的皮質物質經由水晶體囊滲漏，使水晶體囊起皺收縮時，稱為過熟型(hypermature)白內障；當皮質進一步液化使水晶體核能在囊袋內自由運動並往下沉時，特別稱其為莫爾加尼安(morgaggnian)白內障。

3. 核性白內障因水晶體核變性，折射率增加，常導致近視度數增加而抵銷看近時的老花，造成所謂的二次視力(second sight)現象。高度近視者因眼軸較長，眼睛結構改變，造成水晶體長期營養供應不良退化，亦常合併核硬化性白內障。

4. 皮質性白內障(cortical cataract)為水晶體皮質放射狀輪狀混濁，因混濁的位置在水晶體周邊赤道部，故疾病早期較不影響中心視力。

5. 後囊下白內障(posterior subcapsular cataract, PSC)為長期使用類固醇的典型特徵，或是由外傷、糖尿病或輻射照射所造成，水晶體混濁從水晶體後極部囊前開始直接遮住中心視線，對於視覺的影響比核心型白內障更早且更明顯。病人在看近物或遇強光時，會因瞳孔縮小特別困擾，故近視力比遠視力更易受影響，反而夜間因瞳孔放大視力較白天好。

○ 先天性白內障(Congenital Cataract)

1. 先天性白內障是指出生時或出生後第一年內發生的水晶體混濁，是一種與先天遺傳及發育障礙相關的兒童眼病，新生兒發病率約 0.03%，2/3 為雙側性。可為家族性或隨機性的，可併發眼部或全身其他先天性異常。

2. 其他可能原因例如妊娠期營養不良、維生素極度缺乏、骨盆腔受放射線輻射、弓漿蟲症等；或是妊娠期病毒感染，如梅毒(syphilis)、巨細胞病毒(cytomegalovirus, CMV)、德國麻疹(rubella)病毒和單純性疱疹(herpes simplex)病毒等，妊娠時期用藥（尤其前 3 個月），或患有心臟病、腎炎、糖尿病等，都會導致胎兒水晶體發育不良。

3. 先天性白內障多數為體染色體顯性遺傳，少數為隱性遺傳或伴有性聯遺傳。水晶體可出現不同部位和程度、型態學各異的混濁。病人會**產生白色瞳孔**，需與視網膜腫瘤做鑑別診斷。

4. 先天性白內障因為會嚴重影響兒童視力發育**造成剝奪性弱視**，治療方針為**盡快手術**。手術時機分成下列四種情況：

   (1) **雙側嚴重性白內障：建議在 4~10 週時手術。**

   (2) 雙側局部性白內障：先觀察即可，若評估有手術需要，隨時安排。

   (3) **單側嚴重性白內障：尤其是位於中央和直徑超過 2 毫米**的單側性先天性白內障，因容易形成弱視，可能更需要提早進行手術，但手術時機沒有共識，除了 6 週是公認的底限外，目前大多認為 4~6 週最適合，如果拖到 16 週後才手術，預後往往較差；術後接著是積極的抗弱視治療，儘管治療效果有限。

   (4) **單側局部性白內障：可能不需要手術，先觀察即可。**

➲ 外傷性白內障

1. 多因眼球鈍挫傷、穿刺傷、爆炸傷、眼內異物、電擊傷等引起水晶體混濁。常單眼發病，多見於兒童或青年。

2. 有時會併發前房出血、水晶體脫位、續發性青光眼或葡萄膜炎。

➲ 放射性白內障(Radiation Cataract)

1. 因各種放射線導致的水晶體混濁，稱為放射性白內障。常見病因為紅外線、電離輻射（中子、X 射線、γ 射線、β 射線）、微波（太陽射線、宇宙射線、電視、雷達、微波爐）、大量紫外線等放射線損害。

2. 水晶體囊膜上皮細胞對放射線最敏感，吸收後細胞受損不能發育成正常水晶體纖維，細胞向後移動，形成後囊下各種型態的混濁。

3. 紅外線性白內障多見於煉鋼廠、玻璃廠工人，開始水晶體後皮質似蜘蛛網狀混濁，呈金黃色結晶樣，逐漸發展為盤狀混濁，最後為全白內障。

⊃ 次發性白內障(Secondary Cataract)

1. 次發性白內障或稱為複雜性白內障，是因其他原發性眼部疾病造成，**最常見的原因為慢性前葡萄膜炎**，若葡萄膜炎停止則白內障可能不會繼續發展。

2. 其他原因如急性充血性隅角閉鎖性青光眼、高度近視、遺傳性眼底失養症。

⊃ 後發性白內障(After-Cataract)

　　後發性白內障或稱為續發性白內障，為白內障囊外摘除術後或水晶體外傷後，由殘留的皮質及水晶體上皮細胞增生，向後囊移行而形成的水晶體後囊膜混濁，一般可在眼科門診使用氬鉻雷射(Nd: YAG laser)清除。

（二）白內障的症狀

1. **白內障造成的對比敏感度下降，往往比視力喪失更早產生**，但視力減退是最主要的症狀，**大多數會使近視加劇**，而且是無痛無癢不自覺地進行。

2. 初期看東西模糊或有多重影像，也可能在視野內有固定黑點或毛玻璃狀遮蔽物，光線強時反而視力較差；對光線敏感、畏光，其造成的單眼複視無法用鏡片矯正。

3. 其他症狀包括流淚、明暗對比辨識力降低、眼睛容易疲勞等。

（三）白內障的治療

　　主要分為兩大類：

1. **藥物治療**：理論上認為白內障是水晶體內部的蛋白質因紫外線照射而產生胺基酸分子結構的破壞，形成鍵結，若適度使用藥物能破壞鍵結，便可減緩白內障進程。目前在臺灣最常使用的藥物為 Quinax 及 catalin 等硫鍵類，但一般認為其**效果僅止於減緩，而非根治**。

2. **手術治療**：手術摘除白內障及**囊袋內置入人工水晶體**，是目前治療白內障主要也是最有效的治療方法，一般以會**影響正常生活時便須要考慮手術**。
   (1) **手術移除水晶體後約使眼球屈光度減少 20 D，無水晶體的眼睛大多呈現遠視**，置入術前測量好屈光度數之人工水晶體後，便可使病人術後的屈光不正度數減少，即使高度近視病人，多數仍放人工水晶體矯正。

(2) 白內障術後屈光狀態的目標，須以病人實際需求做調整，術前生物參數(biometry)必須採用超音波 A-scan 測量，包含角膜曲率度及眼軸長，再計算出適合的人工水晶體屈光度數。人工水晶體的發展隨著精密科技日新月異，目前某些人工水晶體已有矯正老花及散光的功能。

(3) 目前主流的白內障手術方式為微創切口超音波晶體乳化摘除術，手術過程須作水晶體前囊連續環形撕囊、超音波乳化水晶體核、同步灌注抽吸清除水晶體皮質等步驟，並植入人工水晶體後免縫合傷口。若手術過程不順則術後可能之併發症包括：水晶體後囊破裂、殘留水晶體碎片、人工水晶體脫位(dislocation)、上脈絡膜出血等。

二、水晶體異位和脫位

1. 某些原因使懸韌帶發育異常或斷裂，例如水晶體懸韌帶先天性發育不全、外傷引起缺損、斷裂或眼內某些病變，導致懸韌帶機械性伸長、變性等，均可導致水晶體位置的異常。

2. 如果出生時水晶體位置就不正常者，稱為**先天性水晶體異位，常見於馬凡(Marfan)氏症候群、威爾－馬爾切薩尼(Weill-Marchesani)氏症候群、高胱胺酸尿症等遺傳性疾病**。後天性因素一般來說以外傷最常見，其他疾病例如葡萄腫、牛眼及眼內發炎等，使水晶體脫離正常位置者，稱水晶體脫位，又可分為不完全脫位和完全脫位。

3. **常見的併發症為與水晶體異位有關之屈光不正，如高度散光及單眼複視、視網膜剝離、續發性青光眼、水晶體溶解性青光眼、水晶體過敏性葡萄膜炎及角膜混濁等。

📖 歷屆試題

（　）1. 傅氏內皮細胞角膜失養症(Fuchs endothelial corneal dystrophy)的敘述，下列何者錯誤？(A)雙眼的角膜內皮細胞數量會有明顯的減損　(B)德士密氏膜(Descemet's membrane)會變薄　(C)女性病人的數量較男性為多　(D)會導致角膜水腫，造成視力模糊　　　　　　　　　　　　　　　　　　（107 特師）

（　）2. 退化性眼瞼下垂(involutional ptosis)是屬於哪一種眼瞼下垂？(A)神經性(neurogenic)　(B)肌原性(myogenic)　(C)腱膜性(aponeurotic)　(D)機械性(mechanical)　　　　　　　　　　　　　　　　　　　　　　　　（107 特師）

（　）3. 因配戴軟式隱形眼鏡所造成之細菌性角膜潰瘍，最常見之致病菌為何？(A)金黃色葡萄球菌　(B)肺炎鏈球菌　(C)綠膿桿菌　(D)大腸桿菌　　（108 特師）

（　）4. 下列何者不是為了光學目的而配戴硬式或軟式隱形眼鏡？(A)角膜不規則散光　(B)雙眼不等視　(C)大疱性角膜水腫(bullous keratopathy)　(D)高度近視　　　　　　　　　　　　　　　　　　　　　　　　　　　　　　（108 特師）

（　）5. 下列何種角膜疾病比較不會疼痛？(A)疱疹性角膜炎(herpes simplex keratitis)　(B)外傷性角膜磨損(corneal abrasion)　(C)角膜糜爛(corneal erosion)　(D)大疱性角膜水腫(bullous keratopathy)　　　　　　　　　　　　　（108 特師）

（　）6. 下列何者不易造成藥物性白內障？(A)口服皮質類固醇　(B)乙型阻斷劑青光眼藥水　(C)口服心臟科用藥 amiodarone　(D)吸入性皮質類固醇　（108 特師）

（　）7. 有關原田氏病症(Harada's disease)，何者錯誤？(A)是一種多器官的自體免疫疾病，主要發生在有色人種　(B)發病器官包括有眼睛（葡萄膜炎）、耳朵（耳鳴）、皮膚（色素喪失）、中樞神經（頭痛、頸部僵硬）　(C)眼部發病症狀多為雙眼急性視力下降合併畏光眼痛　(D)可能造成滲出性視網膜剝離，可用手術治療　　　　　　　　　　　　　　　　　　　　　　　　　　　（108 特師）

（　）8. 有關巨大乳突性結膜炎之敘述，下列何者正確？(A)典型症狀為癢與膿性分泌物　(B)類固醇為主要治療方式　(C)下眼瞼結膜易有巨大乳突產生　(D)和戴隱形眼鏡有關　　　　　　　　　　　　　　　　　　　　　　　　　（108 特生）

（　）9. 下列何種隱形眼鏡配戴方式較少發生細菌性角膜潰瘍感染？(A)高透氧硬式隱形眼鏡日間配戴　(B)矽水膠軟式隱形眼鏡過夜配戴　(C)水膠軟式隱形眼鏡日間配戴　(D)角膜塑型片過夜配戴　　　　　　　　　　　　　　　　（108 特生）

（　）10. 何者較不會合併水晶體異常或白內障？(A)糖尿病　(B)異位性皮膚炎(atopic dermatitis)　(C)高血壓　(D)馬凡氏症候群(Marfan's syndrome)　（108 特生）

（　）11. 下列何者與先天性白內障無關？(A)單純性疱疹(herpes simplex)　(B)梅毒(syphilis)　(C)結核病(tuberculosis)　(D)德國麻疹(rubella)　　（108 特生）

（　）12. 高度近視常合併何種型態的白內障？(A)皮質型白內障(cortical cataract) (B)核硬化型白內障(nuclear sclerotic cataract) (C)莫軋格尼型白內障 (Morgagnian cataract) (D)聖誕樹型白內障(Christmas tree cataract) （**108 特生**）

（　）13. 老年性白內障依水晶體混濁位置可分為下列哪些種類？(1)前囊下(anterior subcapsular cataract) (2)後囊下(posterior subcapsular cataract) (3)核性(nuclear cataract) (4)皮質性(cortical cataract)。 (A)僅(1)(4) (B)僅(3)(4) (C)僅(1)(2)(3) (D)(1)(2)(3)(4) （**108 專高**）

（　）14. 有關結膜炎的敘述，下列何者錯誤？(A)砂眼是由鏈球菌於衛生環境不良的社區傳染 (B)腺病毒常造成流行性角結膜炎 (C)腸病毒會造成 (D)可能由帶狀疱疹侵犯到第五對腦神經的第一分枝引起 （**108 專普**）

（　）15. 有關子宮內感染造成新生兒白內障之原因，下列何者最不可能？(A)弓漿蟲症 (B)巨細胞病毒 (C)水痘 (D)麻疹 （**108 專普**）

（　）16. 下列何種全身性疾病與葡萄膜炎（虹彩炎）較無關聯？(A)僵直性脊椎炎 (ankylosing spondylitis) (B)貝賽特氏症(Behcet's disease) (C)高血壓 (D)梅毒(syphilis) （**108 專普**）

（　）17. 有關細菌性結膜炎，下列何者正確？(A)分為慢性和急性，慢性通常為自限性 (B)急性腦膜炎奈氏菌較常見於幼兒 (C)淋菌結膜炎以局部抗生素點眼為主要治療方式 (D)急性細菌性結膜炎常由淚管阻塞或淚囊炎所致 （**108 專高**）

（　）18. 有關帶狀角膜病變(band keratopathy)的敘述，下列何者正確？(A)鐵質沉積所造成 (B)帶狀病變中間常見空洞 (C)常見於角膜週邊近輪部處 (D)最常分布於深層角膜 （**108 專高**）

（　）19. 有關圓錐角膜的敘述，下列何者錯誤？(A)一般雙眼發病 (B)一般會出現規則散光 (C)中央或靠近中央旁邊的基質變薄，頂點會外凸 (D)使用檢影鏡檢查法可見剪刀狀反射光的影像 （**108 專高**）

（　）20. 根據 Kanski 教科書(2016)，有關先天性白內障的手術時機，下列敘述何者錯誤？(A)雙側嚴重的白內障建議在 4~10 週大時手術 (B)雙側部分白內障可能不需要手術 (C)單側嚴重的白內障建議在滿 16 週以上才安排手術 (D)單側部分白內障可觀察即可 （**108 專高**）

（　）21. 下列角膜變性(corneal degeneration)，何者與砂眼(trachoma)較有關係？(A)薩爾茲曼結節變性(Salzmann nodular degeneration) (B)脂質角膜病變(lipid keratopathy) (C)帶狀角膜病變 (D)球狀角膜變性(spheroidal degeneration) （**108 專高**）

( ) 22. 下列各種治療白內障的手術，何者目前最常被醫師使用？(A)傳統囊外摘除術 (B)小切口水晶體乳化術 (C)囊內摘除術 (D)Nd:YAG 雷射後囊切開術

（109 特生一）

( ) 23. 下列有關眼瞼構造的敘述何者正確？(A)隨著年齡漸長，提瞼肌(levator palpebrae superioris)的鬆弛可能造成眼瞼外翻(ectropion)，影響淚水的排除而造成溢淚(epiphora) (B)霰粒腫(chalazion)是睫毛毛囊或是油脂腺感染造成的 (C)帶狀疱疹會造成眼瞼附近皮膚的病變，因為三叉神經的第一、二分枝分布於上下眼瞼及周遭組織 (D)麥粒腫(hordeolum)是一種慢性、無痛的發炎，大多是因為眼瞼板內的腺體(meibomian gland)阻塞造成的 （109 專普）

( ) 24. 病人主訴黑眼球好像陷在白眼球之中，臨床檢查可見結膜異常水腫，下列哪種結膜炎是最可能的診斷？(A)花粉熱結膜炎 (B)急性出血性結膜炎 (C)流行性結膜炎 (D)疱疹性結膜炎 （109 特生二）

( ) 25. 有關圓錐角膜的敘述，下列何者錯誤？(A)角膜中央或中央附近的基質變厚，頂點外凸 (B)造成不規則散光 (C)此疾病的原因不明，一般病人在青春期發病，之後逐漸進展 (D)病人可用眼鏡或硬式隱形眼鏡矯正視力，嚴重者可能需角膜移植來改善視力 （109 特生二）

( ) 26. 嚴重的眼翳(pterygium)的生成，容易造成何種屈光變化？(A)近視 (B)遠視 (C)散光 (D)老花 （109 專普）

( ) 27. 相較於非感染性角膜潰瘍，下列有關感染性角膜潰瘍之敘述何者正確？(A)通常與外傷無關 (B)常有充滿微生物的前房蓄膿 (C)通常位於較邊緣 (D)通常有表皮缺損 （109 專普）

( ) 28. 有關圓錐角膜的敘述，下列何者正確？(A)和異位性皮膚炎、過敏性結膜炎相關 (B)初發常見於 10 歲以下兒童 (C)初期症狀常見快速進展的近視 (D)檢眼鏡會出現逆動反射 （109 專普）

( ) 29. 下列何者不是一般常見造成飛蚊症的原因？(A)玻璃體出血 (B)玻璃體剝離 (C)玻璃體混濁 (D)水晶體混濁 （109 專普）

( ) 30. 有關結膜炎臨床徵兆的敘述，下列何者錯誤？(A)結膜水腫(chemosis)是由擴張的結膜血管滲出的液體造成 (B)分泌物(discharge)是由一些上皮殘骸及黏液構成，化膿性分泌物特別會出現於季節性結膜炎 (C)結膜濾泡(follicle)是由淋巴組織和漿細胞增生造成，常見於病毒性感染 (D)結膜發炎滲出的液體凝固附著在結膜上，形成偽膜(pseudomembrane) （109 專普）

（　）31. 有關先天性白內障，下列何者正確？(1)會造成剝奪性弱視所以必須及早發現 (2)位於中央和直徑超過 2 毫米的單側性先天性白內障，需要盡快手術治療 (3)手術後就不會有弱視的問題 (4)會產生白色瞳孔，需與視網膜腫瘤做鑑別診斷。(A)(1)(2)(3)　(B)(1)(2)(4)　(C)(1)(3)(4)　(D)(2)(3)(4)　　**（109 專高）**

（　）32. 圓錐角膜與下列何種疾病較無相關？(A)唐氏症(Down syndrome)　(B)成骨不全症　(C)埃勒斯－唐洛斯(Ehlers-Danlos syndrome)症候群　(D)貝西氏症(Behçet's syndrome)　　**（109 專高）**

（　）33. 有關圓錐角膜之敘述，下列何者錯誤？(A)可能看到鐵質沉積環(Fleischer ring) (B)病人通常有不規則散光，雙眼嚴重度可以不同　(C)是一個進行性的疾病，一般最快速變化時間為 40 歲以後　(D)嚴重病人需接受角膜移植　**（109 特師二）**

（　）34. 下列何種角結膜炎較常見於甲狀腺功能亢進的中年婦女？(A)流行性角結膜炎 (B)異位性角結膜炎　(C)春季角結膜炎　(D)上輪部角結膜炎　　**（109 特師二）**

（　）35. 有關白內障的敘述，下列何者正確？(A)白內障造成的單眼複視可以用鏡片矯正　(B)白內障造成的對比敏感度下降往往比視力的喪失更早產生　(C)白內障病人往往出現 second sight 即視力第二春，乃因為遠視增加的緣故，可以使病人看到近距離的目標　(D)後囊型白內障對視力影響較低　　**（109 特師一）**

（　）36. 下列何者不是病人呈現「瞇瞇眼」眼皮難以睜開的可能原因？(A)眼瞼下垂 (B)重症肌無力　(C)光角膜炎　(D)內眥贅皮　　**（109 特師一）**

（　）37. 下列關於初期核性白內障的敘述，何者錯誤？(A)屈光度變成近視，而有視力第二春(second sight)的說法　(B)會有色差和雙眼複視　(C)雙眼可能是不對稱的核性白內障　(D)核性白內障會造成水晶體折射率增加　　**（109 專高）**

（　）38. 呈現碎擋風玻璃狀的角膜潰瘍，最可能是下列何種細菌造成？(A)肺炎鏈球菌 (B)分枝桿菌　(C)綠膿桿菌　(D)金黃葡萄球菌　　**（109 特師一）**

（　）39. 哪種型態白內障最可能導致近視增加？(A)後囊下白內障(posterior subcapsular cataract)　(B)核性白內障(nuclear cataract)　(C)皮質白內障(cortical cataract) (D)前囊下白內障(anterior subcapsular cataract)　　**（109 特師一）**

（　）40. 有關翼狀贅片(pterygium)的敘述，下列何者錯誤？(A)常見於日常工作為戶外常接觸陽光、塵土飛揚、強風的人　(B)通常出現在角膜的鼻側或顳側且侵犯到角膜　(C)可能影響外觀但不致於會影響戴隱形眼鏡　(D)其病理組織學變化和結膜黃斑(pinguecula)相類似　　**（109 特師一）**

（　）41. 下列何種角膜炎，治療好後較容易再復發？(A)細菌性角膜炎　(B)黴菌性角膜炎　(C)單純疱疹角膜炎　(D)化學性角膜炎　　**（109 特師一）**

（　）42. 有關影響視力的軸心後囊性白內障，下列敘述何者正確？(A)後囊性白內障往往會在晚期才引起視覺症狀　(B)後囊性白內障可能是由於外傷、局部皮質類固醇的使用、糖尿病或輻射照射造成的　(C)在強光時視力較好　(D)視覺症狀會因縮瞳而改善　　　　　　　　　　　　　　　　　　　　（109 特師一）

（　）43. 下列何種眼疾，最不適合配戴隱形眼鏡改善症狀？(A)持續性的角膜上皮缺損 (persistent epithelial defect)　(B)反覆復發性的角膜糜爛(recurrent corneal erosion) (C)異物引發的角膜炎　(D)大疱性角膜水腫(bullous keratopathy)　　　（109 專高）

（　）44. 有關麥粒腫和霰粒腫之差異，下列何者正確？(A)霰粒腫和麥粒腫都是感染性發炎　(B)麥粒腫通常往內長，霰粒腫往外長　(C)霰粒腫主要以手術治療 (D)麥粒腫較霰粒腫疼痛　　　　　　　　　　　　　　　　　　　　（109 特師二）

（　）45. 有關水晶體異位的併發症，下列何者錯誤？(A)與水晶體異位有關之屈光不正 (B)虹彩缺損　(C)青光眼　(D)水晶體引起的葡萄膜炎　　　　（109 特師二）

（　）46. 有關白內障手術的處置，下列敘述何者錯誤？(A)手術移除水晶體約使眼球屈光度減少 20 D　(B)無水晶體的眼睛約呈現遠視　(C)白內障術前生物參數 (biometry)測量必須包含角膜曲度測定及軸長，可以採用 B-scan 測量之 (D)白內障手術術後屈光狀態的目標，須以病人實際需求做調整（109 特師二）

（　）47. 下列何者不常見於老年低視力病人的眼睛變化？(A)老花眼　(B)乾眼症 (C)上眼皮下垂　(D)深黑色老年環　　　　　　　　　　　　　　（109 特師二）

（　）48. 一位 40 歲女性主訴近二星期以來雙眼視力越來越模糊，起初看東西會變形，飛蚊症有明顯增加，同時有頭痛與耳鳴現象，現在雙眼視力僅餘零點壹。經檢查發現雙眼眼壓為 20 mmHg，眼睛內有輕微玻璃體炎與虹彩炎，同時有多處局部視網膜剝離，視神經有水腫現象。下列說明何者是最有可能的情況？ (A)視網膜裂孔造成的視網膜剝離　(B)多發性硬化症引起的視神經炎　(C)急性青光眼發作　(D)眼睛內發炎造成的全葡萄膜炎　　　　　　（109 特師二）

（　）49. 下列全身性疾病中，與非感染性鞏膜炎最不相關的疾病為何者？(A)馬凡氏症 (Marfan syndrome)　(B)韋格納肉芽腫(Wegener's granulomatosis)　(C)復發性多軟骨炎(relapsing polychondritis)　(D)多發性結節性動脈炎(polyarteritis nodosa)　　　　　　　　　　　　　　　　　　　　　　　　　（109 特師一）

（　）50. 有關急性視網膜壞死(acute retinal necrosis, ARN)之敘述，下列何者錯誤？ (A)多出現於免疫不全之病人　(B)眼部可見前葡萄膜炎合併角膜沉澱物、重度阻塞性視網膜血管炎　(C)多數個案由水痘病毒及疱疹病毒感染所致　(D)由巨細胞病毒感染之個案較為少見　　　　　　　　　　　　　　　（109 特師一）

( ) 51. 有關白內障手術前後的光學變化，何者錯誤？(A)大多數的白內障會使遠視加劇 (B)白內障手術在高度近視病人，多數仍放人工水晶體矯正 (C)白內障手術可以使病人術後的屈光不正度數減少 (D)目前某些人工水晶體有矯正老花的功能 **（110 專普）**

( ) 52. 有關藥物引起的表皮角膜炎的敘述，下列何者錯誤？(A)易由廣效抗生素引起 (B)易由抗病毒藥物引起 (C)角膜上半部較嚴重 (D)可造成角膜瘢痕 **（110 專普）**

( ) 53. 有關引起水晶體異位的遺傳性疾病，下列何者錯誤？(A) Marfan 氏症候群 (B)唐氏症 (C) Weill-Marchesani 氏症候群 (D)高胱胺酸尿症 **（110 專普）**

( ) 54. 造成細菌性角膜炎常見的病原體包括哪些？(1)綠膿桿菌 (2)金黃色葡萄球菌 (3)鏈球菌 (4)大腸桿菌。(A)(1)(2)(3) (B)(2)(3)(4) (C)(1)(2)(4) (D)(1)(3)(4) **（110 專高）**

( ) 55. 因過敏、濾過性病毒、細菌、披衣菌感染引起的結膜炎均會導致眼睛紅，欲進一步分辨其可能病因之症狀，下列何者錯誤？(A)過敏性結膜炎較癢 (B)細菌性結膜炎較易引起耳前淋巴結腫大 (C)濾過性病毒結膜炎較易流淚 (D)披衣菌結膜炎分泌物較多 **（110 專高）**

( ) 56. 有關虹彩炎的敘述，下列何者錯誤？(A)前虹彩炎較後虹彩炎常見 (B)致病因子不明或 HLA-B27 所導致的急性前虹彩炎，經過妥善治療後，其疾病預後良好 (C)慢性前虹彩炎常為雙眼發作，且與系統性疾病無關 (D)慢性前虹彩炎的治療效果變異性極大，必須視致病因子而定 **（110 專高）**

( ) 57. 下列何者不屬於老年性眼角膜退化的疾病？(A)角膜鱷魚皮變化(crocodile shagreen) (B)沃格特輪狀部腰帶狀角膜病變(Vogt limbal girdle) (C)粉狀角膜變化(cornea farinata) (D)球形角膜(Keratoglobus) **（110 專高）**

( ) 58. 一位 60 歲男性近視眼病人原本近視度數約-5.00 D，最近因視力模糊去驗光，發現近視增加到-13.00 D，他最可能罹患下列哪一類型之白內障？(A)核硬化型 (B)皮質型 (C)前晶囊下型 (D)後晶囊下型 **（110 專高）**

( ) 59. 下列哪些眼球因素易造成白內障提早發生？(1)高度近視 (2)眼球外傷 (3)局部長期眼用類固醇治療 (4)眼瞼鬆弛。(A)(1)(2)(4) (B)(1)(2)(3) (C)(2)(3)(4) (D)(1)(3)(4) **（110 專高）**

( ) 60. 有關黴菌性角膜潰瘍之敘述，下列何者錯誤？(A)建議比照細菌性角膜潰瘍住院治療 (B)不要刮除角膜上皮以免黴菌輕易穿透 (C)每小時抗黴菌眼藥水點眼至少持續 48 小時 (D)使用廣效性抗生素眼藥水避免合併細菌感染 **（110 專高）**

（　）61. 有關威爾森氏症(Wilson's disease)病人角膜上所形成之 Kayser-Fleischer 環，為下列何種離子沉積所致？(A)銅離子　(B)鐵離子　(C)鋁離子　(D)鈣離子

（111 專普）

（　）62. 下列何者不是屬於眼角膜基質失養症(dystrophy)？(A)科根角膜失養症(Cogan dystrophy)　(B)晶格狀角膜失養症(lattice corneal dystrophy)　(C)顆粒狀角膜失養症(granular corneal dystrophy)　(D)斑點狀角膜失養症(macular corneal dystrophy)

（111 專普）

（　）63. 有關後天性溢淚的敘述，下列何者正確？(A)分泌過多（例如乾眼間歇性溢淚或眼表發炎），主要以藥物治療　(B)排放異常（例如淚小管外翻(ectropion)），主要以藥物治療　(C)三叉神經麻痺會造成淚液無法有效擠壓至淚管通道　(D)只有鼻淚管狹窄時才會有症狀

（111 專普）

（　）64. 有關水晶體位置異常的敘述，下列何者錯誤？(A)一般來說以外傷最常見　(B)如果是自發性的話則以糖尿病最常見　(C)可分為不完全脫位和完全脫位兩種　(D)會造成高度散光及單眼複視的現象

（111 專普）

（　）65. 下列何種白內障所造成的視力模糊，在看近物時或陽光下會更明顯？(A)後囊下白內障　(B)核性白內障　(C)胚胎性白內障　(D)皮質性白內障　**（111 專高）**

（　）66. 改善乾眼症的適宜生活習慣，不包括：(A)避免眼表面直接的外在刺激　(B)養成適時眨眼潤濕眼表之習慣　(C)減少熬夜、戒菸　(D)每日冷敷　**（111 專高）**

（　）67. 有關單純疱疹角膜潰瘍的治療，下列何者不適宜？(A)利用棉花棒清除角膜表皮病灶　(B)口服 Acyclovir　(C)類固醇藥水點眼每天 4 次　(D)局部點 Acyclovir 眼藥膏每天 5 次

（111 專高）

（　）68. 下列何種結膜炎與感染無關，不會接觸傳染？(A)砂眼　(B)細菌性結膜炎　(C)病毒性結膜炎　(D)過敏性結膜炎　**（111 專高）**

（　）69. 有關單純疱疹病毒角膜炎(HSV keratitis)之敘述，何者為錯誤？(A)此病毒引起的角膜炎比較不會影響視力　(B)單純疱疹病毒角膜炎可能復發　(C)可能會引起青光眼的併發症　(D)可以口服抗病毒藥物(acyclovir)治療　**（112 專普）**

（　）70. 有關眼翳之敘述，下列何者錯誤？(A)眼翳如果遮蔽視軸，將會影響視力品質　(B)會產生散光　(C)常侵犯角膜的德士密氏(Descemet)膜　(D)眼翳前端的 Stocker 線為鐵離子在角膜上皮之沉澱　**（112 專高）**

（　）71. 有關角膜老人環(arcus senilis)的敘述，下列何者錯誤？(A)老年病患應抽血檢查膽固醇及三酸甘油酯　(B)常見於角膜周邊近輪部處　(C)脂肪沉澱所造成　(D)常是兩側性　**（112 專高）**

（ ）72. 下列哪些儀器檢查有助於診斷圓錐角膜？(1)角膜弧度儀 (2)角膜內皮細胞儀 (3)角膜地形圖儀。(A)僅(1)(2) (B)僅(2)(3) (C)僅(1)(3) (D)(1)(2)(3)

（112 專高）

（ ）73. 新生兒經產道感染的結膜炎較少見的是下列何者？(A)葡萄球菌(*Staphylococci*) (B)披衣菌(*C. trachomatis*) (C)淋球菌(*N. gonorrhoeae*) (D)單純疱疹病毒 (herpes simplex virus)

（112 專高）

（ ）74. 對葡萄膜炎的敘述，下列哪些正確？(1)可依發炎位置分類為前、中、後部葡萄膜炎 (2)症狀為畏光、視力模糊 (3)有時和免疫疾病有關 (4)局部類固醇藥物為主要治療選擇。(A)(1)(2)(3)(4) (B)僅(1)(3) (C)僅(2)(3)(4) (D)僅(1)(2)(4)

（112 專高）

（ ）75. 下列有關圓錐角膜(keratoconus)之敘述，何者錯誤？(A)為進展性疾病，伴隨有不規則散光 (B)用裂隙燈檢查可以發現細小、深層、水平走向的基質深部直線-Vogt 線(Vogt striae) (C)向下看時下眼瞼會突出，稱為 Munson 氏徵候 (Munson sign) (D)圓錐底部環繞著上皮的鐵沉積(Fleischer 氏環)，用鈷藍的濾光鏡可以清楚看到

（112 專高）

（ ）76. 有關砂眼之敘述，下列何者正確？(A)是開發中國家致盲的主因之一 (B)經由空氣傳播造成兩側感染 (C)經常伴隨性行為傳染 (D)常見於環境髒亂無乾淨水源的地方

（113 專普）

（ ）77. 下列何者不是白內障術後併發症？(A)水晶體前囊破裂 (B)殘留水晶體碎片 (C)人工水晶體脫位(dislocation) (D)上脈絡膜出血

（113 專普）

（ ）78. 關於披衣菌角膜炎之敘述，下列何者錯誤？(A)所有的披衣菌角膜炎都會造成嚴重且不可挽回之視力損害、甚至視力喪失 (B)角膜上皮下圓形混濁，又稱砂眼膿疱 (C) Herbert 赫伯氏凹孔 (D)角膜微血管翳

（113 專高）

（ ）79. 有關眼翳(Pterygium)之敘述，下列何者正確？(1)是病毒感染引起 (2)若影響視力及外觀，可手術切除 (3)嚴重時可引起角膜散光的變化 (4)有轉變成惡性腫瘤的高度可能。(A)(3)(4) (B)(1)(2) (C)(2)(3) (D)(2)(4)

（113 專高）

（ ）80. 有關上輪部角結膜炎的敘述，下列何者錯誤？(A)上輪部角結膜增厚角質化 (B)可以硝酸銀燒灼患部治療 (C)利用螢光染色可幫助診斷 (D)約一半的病人有甲狀腺異常

（113 專高）

（ ）81. 下列何者最可能是急性過敏性結膜炎的症狀？(A)眼壓升高 (B)眼睛癢及結膜水腫 (C)視野缺損 (D)劇烈頭痛

（113 專高）

( ) 82. 下列何者屬於過熟型白內障，其皮質液化將會使水晶體核心往下沉？(A)囊下型白內障　(B)核心硬化型白內障　(C)皮質型白內障　(D) Morgagnian 白內障

（113 專高）

( ) 83. 下列何者為最常見的老年性白內障類型？(A)皮質型白內障　(B)核性白內障　(C)後囊下白內障　(D)後極性白內障　　**（113 專高）**

📖 解答及解析

1. B　傅氏角膜內皮失養症屬角膜後部營養不良，後彈力膜呈散布性增厚，即角膜小滴，也稱角膜贅疣。

2. C　眼瞼下垂依肌源性、腱膜性、神經性、機械性等原因分類。提上眼瞼肌、重症肌無力等屬肌源性，老年退化性、手術後或外傷等屬腱膜性。

3. C　革蘭氏陰性菌導致的角膜炎，典型表現為快速發展的角膜液化性壞死，如綠膿桿菌導致的角膜潰瘍，為配戴軟式隱形眼鏡最常見之致病菌。

4. C　大疱性角膜病變是角膜上皮層因角膜內皮細胞失去代償功能，不能維持角膜正常的脫水狀態而形成水腫。配戴隱形眼鏡主要是減少角膜疼痛。

5. A　單純疱疹病毒性角膜炎臨床症狀不明顯，初始症狀通常是刺激感、畏光及流淚，若波及中心角膜視力會降低，最具特徵的病灶是角膜表面會出現界限清楚的樹枝狀或地圖狀損害。

6. B　藥物引起之白內障最常見於長期使用類固醇的病人，少數見於心臟科用藥如 Amiodarone 及長期接觸某些化學藥品。

7. D　小柳原田症候群以雙側肉芽腫性後葡萄膜炎並常伴隨滲出性視網膜剝離為特徵，發病器官包括有眼睛（葡萄膜炎）、耳朵（耳鳴）、皮膚（色素喪失）、中樞神經（頭痛、頸部僵硬），眼部發病症狀多為雙眼急性視力下降合併畏光眼痛。病人常有的前驅期為腦膜炎、耳鳴、眩暈及耳聾。恢復期有時可見局部禿頭、白髮症及白化症。

8. D　巨大乳突性結膜炎病人常主訴發癢與黏性分泌物，隨疾病進展發炎細胞浸潤增加，結膜開始明顯混濁和增厚成巨大乳頭的鵝卵石外觀。治療應改採不含塑膠成分的玻璃義眼或配戴普通眼鏡，若想維持配戴隱形眼鏡，就應注意隱形眼鏡的照護。

9. A　細菌性角膜潰瘍常伴隨角膜因氧氣供應不足表皮破損後之感染，尤其透氧度較低之矽水膠軟式隱形眼鏡配戴者，或配戴各式隱形眼鏡過夜者。

10. C　代謝性白內障常見於糖尿病病人；併發性白內障常見於全身免疫系統疾病或異位性皮膚炎病人。水晶體懸韌帶先天性發育不全或外傷引起缺損、斷裂或眼內某些病變導致懸韌帶機械性伸長、變性，如馬凡氏症候群、鞏膜葡萄腫、牛眼及眼內發炎等，均可導致水晶體位置的異常。

11. C　先天性白內障可能原因如妊娠期營養不良、維生素極度缺乏、骨盆腔受放射線輻射、弓漿蟲症等，或是妊娠期病毒感染，如梅毒、巨細胞病毒、德國麻疹病毒和單純性疱疹病毒等。

12. B　高度近視者因眼軸較長，眼睛結構改變造成水晶體長期營養供應不良退化，最常合併核硬化型白內障。

13. D　白內障依據水晶體混濁部位分為：皮質性(cortical)、核質性(nuclear)、前或後囊下性(subcapsular)、聖誕樹型性(christmas tree)。

14. A　砂眼是由砂眼披衣菌引起的慢性傳染性結膜角膜炎，可致視力減退甚至失明。

15. D　先天性白內障原因之一為妊娠期病毒感染，如梅毒、巨細胞病毒、德國麻疹病毒和單純性疱疹或水痘病毒等。

16. C　葡萄膜炎是一類由多種病因引起的葡萄膜發炎，若依病因學分類，與全身疾病相關的包含類肉瘤病、僵直性脊椎炎、貝西氏症、梅毒等。

17. B　超急性化膿性結膜炎為淋病奈瑟氏雙球菌和腦膜炎奈瑟氏雙球菌所致。一般細菌性結膜炎以局部抗生素治療為主，但淋菌性感染則須應用全身抗生素，合併局部抗生素點眼控制以避免併發症。

18. B　帶狀角膜變性病變於瞼裂暴露部下方，自鼻顳兩側向中央融合成帶狀，帶狀病變中間常見空洞，最終成白色斑片狀，常高出角膜上皮表面。

19. B　圓錐角膜頂點呈錐狀向外凸起，容易出現不規則散光。

20. C　雙側嚴重性白內障建議在 4~10 週大時手術。如果拖到 16 週後才手術其預後往往較差。單側局部性白內障可能不需要手術先觀察即可。

21. A　薩爾茲曼結節變性最早發現於砂眼及小水疱性角膜的後遺病症。

22. B　於 1967 年眼科醫學界首度發表「超音波晶體乳化術」，80 年代末期發展出手術傷口免縫線的「小切口超音波晶體乳化術」，是目前最常被醫師使用的白內障手術方法。

23. C　眼瞼外翻主要原因是眼輪匝肌鬆弛所引起。霰粒腫是瞼板腺之無菌性慢性肉芽腫；麥粒腫是睫毛毛囊或是眼瞼腺體常見的細菌性感染發炎，病因多為葡萄球菌，尤其以金黃色葡萄球菌為最常見。

24. A　過敏性鼻結膜炎或枯草熱結膜炎、花粉熱結膜炎是對特殊的空氣微粒過度敏感，是最常見的眼部及鼻部過敏。病人常抱怨發癢、流淚、紅眼，且常訴說眼睛好像沉入周圍組織中，或黑眼球好像陷在白眼球之中。

25. A　圓錐角膜真正的原因不明，角膜的中央部或靠近中央旁邊的基質變薄，角膜頂點呈錐狀向外凸起，容易出現不規則散光。

26. C　翼狀胬肉是一種呈三角形侵入角膜的肉狀肥厚物，因其型態似翼狀而得名。嚴重的眼翳容易造成病人散光的屈光變化。

27. D 相較於非感染性角膜潰瘍，感染性角膜潰瘍通常與外傷所造成的表皮缺損有關，且常位於角膜較中心的區域。

28. A 圓錐角膜是一種先天性的角膜發育異常，多於青春期發病且進展緩慢。使用檢影鏡檢查法可見剪刀狀反射光的影像。易併發於唐氏症、馬凡氏症及埃勒斯－當洛二氏症候群等眼疾，且和異位性皮膚炎、過敏性結膜炎相關。

29. D 水晶體透明性變混濁稱為白內障，視力減退是其主要的症狀而且是無痛無癢不自覺地進行。

30. B 眼部分泌物增多是結膜炎的主要症狀之一，是由一些上皮殘骸及黏液構成，化膿性分泌物特別會出現於感染性結膜炎。

31. B 單側嚴重性先天性白內障因容易形成弱視所以可能更須要提早進行手術，術後接著是積極的抗弱視治療，儘管治療效果有限。

32. D 圓錐角膜易併發於成骨不全症、唐氏症、馬凡氏症及埃勒斯－當洛二氏症候群等眼疾，且和異位性皮膚炎、過敏性結膜炎相關。

33. C 圓錐角膜是一種先天性的角膜發育異常，多於青春期發病且進展緩慢。

34. D 甲狀腺疾病之結膜炎病人的結膜可能發紅且水腫，主訴大量流淚，隨疾病之進行其結膜水腫加重。上輪部角結膜炎常見於甲狀腺功能亢進的中年婦女。

35. B 白內障造成的單眼複視無法用鏡片矯正。second sight 即視力第二春，乃因近視增加的緣故，可以使病人看到近距離的目標。後囊型白內障對視力影響較大。

36. D 內眥贅皮是指眼瞼之內眥處皮膚有一垂直的半月狀皺襞，有時這皺襞甚至會大到蓋住了鼻側鞏膜，導致外觀上常像是內斜視稱為偽內斜視。

37. B 色差是指光學透鏡因為透鏡對不同波長的色光有不同的折射率，無法將各種波長的色光都聚焦在同一點上的現象。雙眼複視較常見於斜視，除了影響外觀之外，也會使病人喪失立體感。

38. B 非結核分枝桿菌性角膜炎潛伏期長，角膜典型的徵候包括角膜基質多灶性點狀浸潤、無痛性角膜潰瘍及基質膿腫，進展期呈現碎擋風玻璃狀或類似衛星狀病灶及前房積膿。

39. B 核性白內障因水晶體核變性，折射率增加，常導致近視度數增加而抵銷看近時的老花，造成所謂的二次視力(second sight)現象。

40. C 眼翳常見於日常工作為戶外易接觸陽光、塵土飛揚、強風的人，嚴重的容易造成病人散光的屈光變化並影響隱形眼鏡的配戴。

41. C 單純疱疹病毒性角膜炎有原發型及復發型兩種型式。復發型較常見，可由發燒、紫外線過度曝露、外傷、精神壓力、月經來潮或其他局部或全身性的免疫抑制性原因而誘發。

42. B 後囊性白內障為長期使用類固醇的典型特徵，或是由外傷、糖尿病或輻射照射所造成，水晶體混濁從水晶體後極部囊前開始直接遮住中心視線，對於視覺的影響比核心型白內障更早且更明顯。病人在有強光時因瞳孔縮小特別感到困擾，故近視力比遠視力更易受到影響，反而夜間因瞳孔放大視力較白天好。

43. C 異物引發的角膜炎若配戴隱形眼鏡，易引起感染造成角膜潰瘍。治療性隱形眼鏡須根據病人角膜病情的變化選擇適當的鏡片。

44. D 麥粒腫是感染性發炎，主要症狀是紅、腫脹和疼痛，疼痛等典型的急性發炎表現。霰粒腫是瞼板腺之無菌性慢性肉芽腫，特徵是無痛性局部腫脹而沒有急性發炎的症狀。

45. B 水晶體異位常見的併發症為與水晶體異位有關之屈光不正、視網膜剝離、續發性青光眼、水晶體溶解性青光眼、水晶體過敏性葡萄膜炎及角膜混濁。

46. C 白內障手術前生物參數(biometry)必須採用超音波 A-scan 測量包含角膜曲率度及眼軸長，再計算出適合的人工水晶體之屈光度數。

47. D 角膜老年環臨床上一般無症狀，表現在透明角膜周邊部形成一個寬約 2 毫米的灰白色環，其與輪部間有一透明的空間分隔。

48. D 題目中描述的病症是小柳原田症候群(VKHS)或稱原田氏症，是以雙側肉芽腫性後葡萄膜炎並常伴隨滲出性視網膜剝離為特徵，發病器官包括有眼睛（葡萄膜炎）、耳朵（耳鳴）、皮膚（色素喪失）、中樞神經（頭痛、頸部僵硬）。

49. A 鞏膜炎可分為感染性、手術導致及與全身性組織疾病有關者。病人大約有一半是全身性組織疾病有關者，以類風濕性關節最常見，其次是韋格納肉芽腫、復發性多軟骨炎及多發性結節性動脈炎。

50. A 急性視網膜壞死病因在 15 歲以下主要為單純疱疹病毒第二型，年紀較大者為水痘帶狀疱疹病毒及單純疱疹病毒第一型，以男性較多。

51. A 白內障造成的對比敏感度下降往往比視力喪失更早產生，但視力減退是最主要的症狀，大多數會使近視加劇，而且是無痛無癢不自覺地進行。

52. C 藥物誘生的上皮性角膜炎常見於使用抗病毒藥物和數種廣效性與中效性抗生素的病人，通常侵犯角膜下半部和眼瞼縫區域的表淺性角膜炎，嚴重的甚至可造成角膜瘢痕。

53. B 出生時水晶體位置就不正常者稱為水晶體異位，常見於馬凡氏症候群、威爾－馬爾切薩尼氏症候群、高胱胺酸尿症等遺傳性疾病。

54. A 角膜炎致病細菌中較常見的有葡萄球菌、肺炎鏈球菌、鏈球菌、綠膿桿菌、分枝桿菌等。

55. B 耳前淋巴結位在耳朵的前面，有時在眼瞼和結膜有病毒感染急性發炎時會伴隨此淋巴結的腫大，為濾過性病毒結膜炎重要的徵候之一。

56. C 慢性前虹彩炎常為雙眼發作，且與系統性疾病有關，治療的效果變異性極大，必須視致病因子而定。

57. D 角膜退化變性一般依解剖位置分成：(1)角膜上皮和上皮下變性；(2)角膜基質變性，包括沃格特輪部腰帶狀角膜病變、角膜鱷魚皮病變、粥狀角膜病變；(3)角膜內皮變性。

58. A 隨著年齡的增長，水晶體皮質纖維不斷加入水晶體核中，使水晶體核體積增大，蛋白質結構變得更緻密，故稱之為核硬化性白內障。核性白內障因水晶體核變性，折射率增加，常導致近視度數增加。

59. B 白內障形成的原因包括水晶體囊膜損傷使其屏障作用喪失而滲透性增加，水晶體內鈉離子濃度增加、水晶體蛋白吸收紫外線後產生蛋白質變化，或是糖尿病病人代謝紊亂及維生素改變，使水晶體蛋白質受自由基攻擊，產生結構變性或生化改變。高度近視、眼球外傷、長期局部眼用類固醇治療等均容易造成白內障提早發生。

60. B 光憑表象並無確切之特徵可用來幫助鑑別是由何種菌種引起之感染，故建議比照細菌性角膜潰瘍住院檢查及治療，若必要時須施行角膜潰瘍傷口之上皮清創處理，以減少致病原數量。

61. A 角膜色素環(Kayser-fleischer ring)色素是由微細顆粒所組成，侵犯後彈力膜，較少侵犯基質。電子顯微鏡檢查顯示此色素是一種銅的化合物，為威爾森氏病(Wilson's disease)的特徵。

62. A 上皮基底膜失養症或前基底膜失養症(anterior basement membrane dystrophy)也稱為地圖－點狀－指紋狀失養症(map-dot-fingerprint dystrophy)，或是科根微囊性失養症(Cogan microcystic dystrophy)，是最常見的前部角膜表層失養症。

63. A 有些疾病，如顏面神經麻痺會造成眼輪匝肌無法收縮，導致淚液無法有效擠壓至淚管通道而造成溢淚。排出部疾病多為排放異常，以阻塞與狹窄較常見。治療以手術為主，包括淚小孔擴張(dilatation of the punctum)及淚小孔成形術(punctoplasty)。

64. B 出生時水晶體位置就不正常者，稱為先天性水晶體異位，常見於馬凡(Marfan)氏症候群、威爾－馬爾切薩尼(Weill-Marchesani)氏症候群、高胱胺酸尿症等遺傳性疾病。

65. A 後囊下白內障(posterior subcapsular cataract, PSC)對於視覺的影響比核心型白內障更早且更明顯，病人在看近物或遇強光時，因瞳孔縮小特別困擾，故近視力比遠視力更易受影響，反而夜間因瞳孔放大，視力較白天好。

66. D 保持良好的生活習慣，包括少熬夜、戒菸、均衡飲食多蔬果、減少戴隱形眼鏡時間及避免眼表面直接的外在刺激，可適時熱敷眼睛周圍及眨眼，以潤濕眼表，均可改善乾眼症的症狀。

67. C 單純疱疹角膜潰瘍的治療，可利用棉花棒稍微清除角膜表皮病灶，口服抗病毒藥物 Acyclovir 或局部點 Acyclovir 眼藥膏每天 5 次。另外，要特別注意此病對於類固醇藥物是為禁忌。

68. D 過敏性結膜炎又稱免疫性結膜炎(immunologic conjunctivitis)或變性反應性結膜炎，是結膜對外界過敏原的一種過敏性免疫反應，與感染無關。

69. A 單純疱疹病毒角膜炎(HSV keratitis)初始症狀通常是刺激感、畏光及流淚，若波及中心角膜視力會降低。

70. C 眼翳的病理組織學變化和瞼裂斑相類似，但常侵犯到角膜的上皮及鮑曼氏(Bowman)膜。

71. A 角膜弧又稱為老年弧(arcus senilis)或老年環，可發生於任何年齡，但最 常見於老年人兩眼角膜周邊近輪部處基質內的類脂質沉著，但抽血檢查並沒發現與膽固醇及三酸甘油酯增高之相關性。

72. C 圓錐角膜大多為雙側性發病，角膜的中央部或靠近中央旁邊的基質變薄，角膜頂點呈錐狀向外凸起，容易出現不規則散光，使用檢影鏡檢查法可見剪刀狀反射光的影像，角膜弧度儀和角膜地形圖儀可用來幫助診斷。

73. A 新生兒眼炎(ophthalmia neonatorum)為分娩時嬰兒通過母親子宮頸和陰道，眼睛受到汙染所致的結膜感染。主要為淋菌性新生兒結膜炎，若不立即給予治療會引發角膜潰瘍及失明。披衣菌性新生兒結膜炎破壞性較小，但若不加以治療會持續幾個月且可能繼發肺炎。其他病因：單純疱疹性病毒、肺炎鏈球菌、嗜血性桿菌和次硝酸銀（化學性結膜炎），葡萄球菌引起的則較少見。

74. A 葡萄膜炎依解剖結構可分為：前葡萄膜炎，中間型葡萄膜炎，後葡萄膜炎及全葡萄膜炎。症狀主要是畏光、疼痛、發紅、視力下降及流淚。反復發作的急性前葡萄膜炎病人，約有 50%與人類白血球組織抗原 B27 (HLA-B27)有關，其中許多病人還患有其他免疫性疾病。目前西醫對葡萄膜炎並無特別有效的治療方法，最常用的藥物是類固醇眼藥水，或口服類固醇甚至針劑以控制發炎。

75. B 圓錐角膜用裂隙燈檢查可以發現細小、深層、垂直走向的基質深部直線-Vogt線(Vogt striae)。

76. D 砂眼(trachoma)是由砂眼披衣菌引起的一種慢性傳染性結膜角膜炎，透過直接接觸或汙染物間接傳播，常見於環境髒亂無乾淨水源的地方，節肢昆蟲也是傳播媒介。

77. A 白內障手術若過程不順則術後可能之併發症包括：水晶體後囊破裂、殘留水晶體碎片、人工水晶體脫位(dislocation)、上脈絡膜出血等。

78. A 五個主要類型的披衣菌性結膜炎併發的角膜炎，包括砂眼、包涵體性結膜炎、原發性眼部花柳性淋巴肉芽腫、鸚鵡熱結膜炎和貓肺炎性結膜炎等均伴有角膜病灶，然而只有砂眼和花柳性淋巴肉芽腫嚴重時會引起失明或破壞視力。

79. C 眼翳常見於日常工作為戶外，且易接觸陽光、塵土飛揚、強風者，如果嚴重到遮蔽視軸將會影響視力品質，也容易造成散光的屈光變化並影響隱形眼鏡的配戴。若影響視力及外觀，可考慮手術切除。

80. C 螢光染色主要用於角膜表皮破損疾病的診斷，上輪部角膜結膜炎角膜上皮易增厚且角質化，故對診斷幫助不大。

81. B 過敏性鼻結膜炎(Allergic rhinoconjunctivitis) 是最常見的急性過敏性結膜炎，對特殊的空氣微粒過度敏感，症狀表現為流淚和搔癢感，伴隨流鼻涕或流鼻水；徵候為眼皮腫脹，結膜短暫急性紅腫、水腫，瞼結膜可能出現乳突反應。

82. D 隨著年齡的增長，水晶體皮質纖維不斷加入水晶體核中，使水晶體核體積增大，蛋白質結構變得更緻密，故稱為核心硬化型(nuclear sclerotic)白內障；當退化的皮質物質經由水晶體囊滲漏，使水晶體囊起皺收縮時，稱為過熟型(hypermature)白內障；當皮質進一步液化使水晶體核能在囊袋內自由運動並往下沉時，特別稱其為莫爾加尼安(morgaggnian)白內障。

83. B 年齡相關性白內障或稱為老年性白內障(senile cataract)，約佔白內障發病率50%以上。大多 40 歲以上發病，隨著年齡的增加發病率明顯增高，大多是形成雙眼不對稱的核性白內障。

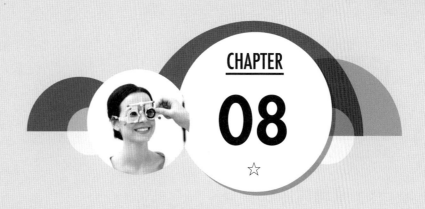

CHAPTER

08

☆

眼睛常見疾病（二）

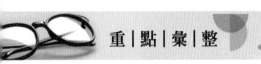重｜點｜彙｜整

8-1 玻璃體疾病

　　玻璃體(vitreous)是一種特殊的透明膠質體，正常的玻璃體無血管，常見的疾病為液化、後剝離、出血、增生和發炎。

一、玻璃體液化

1. 玻璃體基本病理變化是玻璃體變性；由於玻璃體內代謝變化等因素，使透明質酸大分子降解、膠原纖維支架塌陷、濃縮、水分析出，凝膠變性而成為液體，此稱為玻璃體液化。

2. 如果玻璃體凝膠減少，液化玻璃體不含膠原纖維，玻璃體網狀支架纖維組織脫水收縮而變得緻密，稱為玻璃體濃縮。

3. 液化和濃縮常同時存在，隨著年齡增長，**玻璃體發生膠體退化凝析**(syneresis)，形成點狀、線狀、蜘蛛網狀等各種型態的漂浮物(floaters)，稱為**飛蚊症**。飛蚊症亦常好發於葡萄膜發炎(uveitis)或視網膜的出血、視網膜裂孔或甚至視網膜剝離，臨床上須散大瞳孔詳細檢查眼內狀況以鑑別診斷。

4. 玻璃體變性最常見的原因是老年人和高度近視，其次為葡萄膜發炎、穿透性眼外傷、異物等。

二、後玻璃體剝離(posterior vitreous detachment, PVD)

1. 後玻璃體剝離指玻璃體後皮質從視網膜內表面分離，通常在玻璃體液化基礎上發生。隨著玻璃體中央部液化腔擴大，玻璃體後皮質層變薄而出現裂孔，液化的玻璃體通過裂口進入玻璃體後間隙，使後皮質與視網膜迅速分離。

2. 由於玻璃體與視盤邊緣有緊密的黏連，分離後由於蛋白質及膠原濃縮，加之膠細胞增生，視網膜前出現一個如視盤大小的白色環形混濁物，臨床上稱為魏斯環(Weiss ring)。

3. 當後玻璃體剝離發生時，有些人會感到有閃光感(flash lights)或眼前有漂浮物；在形成過程中，雖然大部分區域的玻璃體與視網膜分離，但與視網膜粘連的部分存在著牽扯(traction)，此牽扯部位的視網膜若已存在變性或變薄，則這種牽扯會造成視網膜裂孔，甚至進而發生視網膜剝離(retinal detachment, RD)。

三、玻璃體出血

1. 玻璃體出血的症狀主要是視力模糊、飛蚊、畏光等。玻璃體出血的原因，較常見的是視網膜疾病，包括糖尿病視網膜病變、玻璃體剝離、視網膜裂孔、視網膜靜脈阻塞、視網膜血管炎、特申氏症候群(Terson's syndrome)、搖晃嬰兒症候群(shaken baby syndrome)、早產兒視網膜病變(retinopathy of prematurity, ROP)等，此外則為外傷或各種疾病所造成的眼球內部組織出血。

2. 特申氏症候群指的是因為大腦的蜘蛛膜下出血，造成腦壓增高，導致視網膜靜脈及毛細血管破裂所引起的玻璃體出血。視網膜下出血滲出到玻璃體的情況中，以老年性黃斑部病變及脈絡膜黑色素瘤較為常見。

3. 由視網膜血管病、外傷或手術、年齡相關性黃斑退化、後玻璃體剝離、眼內腫瘤等疾病所導致的少量出血可自行吸收，較多的出血則難以吸收完全。

4. 可伴有膽固醇或血色素沉著、玻璃體部分液化或濃縮、後剝離等，大量出血還可導致紅血球變性，造成青光眼。

5. 新生血管管壁易破裂導致反覆大量出血，有時刺激眼底發生增殖反應，形成緻密的血管纖維增生膜，膜收縮會使視網膜產生裂孔及牽扯性視網膜剝離。

四、增生性玻璃體視網膜病變(proliferative vitreoretinopathy, PVR)

1. 增生性玻璃體視網膜病變是裂孔性視網膜剝離及視網膜復位手術後的併發症。其病理過程是視網膜裂孔形成後，視網膜色素上皮(retinal pigment epithelium, RPE)細胞在生長因子等刺激下，通過裂孔向視網膜表面和玻璃體腔內遊走、移行、增生並向表型轉化。

2. 視網膜色素上皮細胞附著於視網膜吸引星狀膠細胞及纖維母細胞，在玻璃體內和視網膜前後表面形成具有收縮特性的膜，此膜主要由視網膜色素上皮細胞、膠細胞、纖維母細胞和巨噬細胞所組成。

五、玻璃體發炎

玻璃體內大量滲出，可出現淋巴球、單核巨噬細胞、漿細胞等，還可見有色素顆粒及吞噬了色素顆粒的細胞，更嚴重可形成膿腫。進入慢性期，則可見由鄰近組織向玻璃體內長入含有微血管的增生組織，這種增生膜可以收縮，從而導致玻璃體收縮及視網膜脈絡膜脫離。

8-2 視網膜疾病

人類的視網膜是一種高度組織化的構造，可分為中央的黃斑部疾病、周圍的視網膜疾病、視網膜血管疾病、色視覺缺陷和眼球內腫瘤幾大類。

一、黃斑部疾病

（一）老年性黃斑部病變(senile macular degeneration)

1. 老年性黃斑部病變又稱為年齡相關性黃斑部病變(age-related macular degeneration, ARMD)，是一種隨著年齡增長，逐漸出現視網膜中央部位的退化。視覺上常出現**視力模糊、視物扭曲變形**、視野出現中央暗影，甚至**視野缺損**，最終造成中心視力喪失。**阿姆斯勒方格表(Amsler grid)可檢查人眼中心大約 10 度左右的視野**，故臨床上可用以迅速檢測黃斑部附近的病變。

2. 黃斑部病變通常是兩側性發作，目前無法確定其真正病因，除年紀外，其他可能因素還包括種族（高加索人最多）、性別（女性較多）、家族遺傳和**吸菸**等。此外，**藍光傷害及缺少抗氧化劑攝取**，也可能會增加病變風險。

3. 視網膜色素上皮層、布魯赫氏膜(Bruch's membrane)和脈絡膜微血管在生理功能上相輔相成、缺一不可，此病症可能是由於黃斑部的視網膜色素上皮細胞

及布魯赫氏膜受到破壞異常所導致。隨著年齡增長，常會出現許多在**視網膜色素上皮層下和布魯赫氏膜表面之間，由嗜酸性物質集聚形成的贅疣隱節**(drusen)。脈絡膜的微血管穿過病變的布魯赫氏膜，長入視網膜色素上皮下的空間，形成視網膜下新生血管(subretinal neovascularization, SRNV)，脈絡膜新生血管會破壞黃斑部感光細胞，黃斑部新生血管容易產生油脂滲出物。**黃斑部的病變逐漸形成纖維瘢痕**，瘢痕形成後仍然可能有新的出血，出血和有機化瘢痕的反覆發作，使視功能損害更嚴重。

4. 按照病程發展和預後的不同，分成非滲出性及滲出性：

   (1) 非滲出性(non-exudative)：又稱乾性或硬性，較滲出性常見，約占 90%，臨床特徵是邊緣清晰的圖形色素上皮萎縮及脈絡膜微細血管喪失。

   (2) **滲出性**(exudative)：又稱**濕性**或軟性，雖少見但卻**會造成嚴重之視力喪失**，臨床**特徵是視網膜色素上皮剝離和脈絡膜新生血管。**

5. **西醫目前仍無特別有效的治療方法**，但對於會造成視力嚴重喪失的濕性病變病人，可以考慮光動力療法或眼內注射藥物控制。

（二）黃斑部裂孔(macular hole)

1. 黃斑部裂孔是指視網膜黃斑部中心部位產生破洞，患病率約為千分之 3，其中特發性黃斑裂孔的發生率約為每年每 10 萬人中有 8 例，女性與男性的比例為 2 比 1，且 10%的患者為雙眼發作。

2. 以光學同調斷層掃描(OCT)研究追蹤結果顯示，其病因可能是由眼球內玻璃體的皺縮凝聚，並對黃斑部中心凹周圍組織切線方向的牽引拉扯有關。

3. 到目前為止仍無特別有效的治療方法，可以考慮嘗試用氣體填充手術，或玻璃體切除手術輔以氣液交換術治療。

（三）中心性漿液脈絡膜視網膜病變(central serous chorioretinopathy, CSC)

1. 此病通常出現在 20 歲至 50 歲的男性中，表現為急性或亞急性中央視力喪失或扭曲，常見的症狀包括影像縮小、視物變形、變暗、向遠視（最常見）或近視偏移、中心暗點、對比敏感度和顏色飽和度下降。

2. 確切病理機轉尚不清楚，但一般認為應源自於與視網膜色素細胞的功能障礙有關的脈絡膜微細血管滲透性增加，導致視網膜層的漿液性剝離。可能與情緒波動，精神壓力過大有關，或因使用類固醇誘發有關。急性期可嘗試用凸透鏡片改善視力，部分患者可於 3~6 月內自行消退並恢復視力，但有多達一半的患者可能會在一年內復發。

3. 病理學變化：脈絡膜微血管通透性改變或布魯赫氏膜的變性，視網膜色素上皮細胞屏障功能破壞和輸送離子功能的異常，造成視網膜黃斑部的神經上皮下積液，可伴有較小的視網膜色素上皮剝離。

（四）近視性黃斑部變性

1. 此病症見於高度近視病人；眼底出現退化性病變，眼球後極部向後擴張，呈後鞏膜葡萄腫，後極部視網膜脈絡膜萎縮變薄，尤其是後極部外層感光細胞更為顯著。

2. 黃斑部的布魯赫氏膜出現小的破裂，導致視網膜下的新生血管形成，造成出血、有機化、色素上皮變化，形成小的類似於黃斑盤狀變性，也就是眼底所見的傅氏(Fuchs)斑。

3. 由於黃斑區視網膜萎縮變性常合併有**周邊部視網膜格子樣退化**(peripheral retinal lattice degeneration)，同時有玻璃體變性、液化、後剝離形成，容易**形成視網膜裂孔**，導致視網膜剝離的發生機率增高。

二、周圍視網膜疾病

（一）視網膜剝離(retinal detachment, RD)

　　視網膜剝離是指**視網膜神經上皮層與色素上皮層之間的分離**，病人常見的典型症狀包括閃光幻視(photopsia)、飛蚊症、影像扭曲、視力模糊和**周邊**視野缺損等。視網膜剝離一般分為裂孔性、牽引性和漿液性三種。

1. **裂孔性視網膜剝離**：較為常見，年發病率約為 12.6/100,000 人。特定個體風險的影響因素，包括近視、家族史、對側眼視網膜撕裂或剝離、近期玻璃體脫離、外傷、周邊視網膜變性和玻璃體視網膜變性等。90~95%的視網膜剝離病人可以發現明確的視網膜裂孔，半數以上有閃光或飛蚊症，病理機轉大多是由

於變性的視網膜被玻璃體拉出裂孔後，液化的玻璃體由裂孔處流入所造成。患眼的眼內壓通常低於對側眼，但有時可能更高。**原發性裂孔**(primary break)的好發位置以顳上側及顳下側較常見，**馬蹄狀裂孔比圓形裂孔更容易導致視網膜剝離**；大於 90° 圓周範圍的視網膜裂孔，稱為巨大視網膜裂孔(giant retinal tear)，多見於高度近視、眼外傷及玻璃體切割術後。若病人發現新的**飛蚊症狀**，應該散瞳檢查視網膜，如果發現視網膜裂孔，需視情況做預防性的雷射光凝固治療；若發現已視網膜剝離，則須採取鞏膜環扣術、玻璃體切除術、氣體視網膜固定術等緊急手術，使視網膜復位，以免剝離範圍擴大，視網膜剝離手術的預後取決於黃斑部影響與否。危險因子如**高度近視**、周邊視網膜格子狀退化、巨細胞視網膜炎、家族病史、白內障手術後及眼球外傷。

2. **牽引性視網膜剝離**：第二常見的類型；**導因於增生性糖尿病視網膜病變**、增生性玻璃體視網膜病變及早產兒視網膜病變或眼部外傷。牽引的力量將感覺網膜拉遠離其下的色素上皮，持續進行的結果可能將視網膜拉出新的裂孔。

3. **漿液性或稱滲出性及出血性視網膜剝離**：原因主要來自感覺視網膜下方液體之積聚，此通常導因於視網膜色素上皮，和脈絡膜之疾病所引起的變性、發炎和感染，包括**中央漿液性視網膜剝離**、**脈絡膜腫瘤**、原田氏病症(Harada disease)、視網膜下新生血管或全身性血管疾病及後鞏膜炎(posterior scleritis)、**葡萄膜炎**等發炎性疾病。

（二）早產兒視網膜症(retinopathy of prematurity, ROP)

放置保溫箱的早產兒因過度吸氧可能會造成正在發育的視網膜血管閉鎖造成視網膜的缺氧，甚至進而形成血管增殖性網膜病變(vasoproliferative retinopathy)稱為早產兒視網膜症。隨著病變發展，新生血管有時會穿破內界膜達視網膜表面，嚴重的可進入玻璃體，形成血管纖維膜，造成出血或牽扯性視網膜剝離，晚期可續發青光眼。

此病相關的危險因子包括**新生兒出生體重過輕、給予氧氣濃度過高、時間太久，合併其他全身性疾病**等。故出生妊娠週數小於 32 週及出生體重小於 1,500 克的新生兒需要進行篩檢。

（三）視網膜退化變性(retinal degenerations)

視網膜變性包含數種不同種類的異常，較常見的為色素性網膜症、各種會導致視網膜剝離的及不會導致視網膜剝離的周邊視網膜退化。

⊃ 色素性視網膜炎(retinitis pigmentosa, RP)

1. 色素性視網膜炎是一種桿狀－錐狀細胞失養症(rod-cone dystrophies)，早期侵犯桿細胞，晚期造成錐細胞退化。通常初期日間視力正常，但夜間視力模糊，屬於視功能緩慢進行性損害的遺傳性視網膜疾病，有多個相關基因，但**大多是以體染色體隱性遺傳的方式傳給後代，可能是偶發突變或是遺傳而來。目前無藥物可以治療**，但高單位維生素 A 可以延緩視網膜電圖的變化。

2. 臨床表現主要是以**夜盲症、周邊視野漸漸缺損視野逐漸縮小**、暗適應缺失、眼底骨細胞樣色素沉著(bone-spicule pigmentation)和感光受器功能不良等為特徵，晚期視力可能嚴重受損，病人常常出現白蠟狀視神經盤及視網膜色素沉積物。

3. 病理學變化：感光受器細胞喪失，感光細胞的外節退化性病變逐漸波及其內節，到晚期除了黃斑部有一些視錐細胞外，其餘感光細胞大量遺失。

⊃ 會導致視網膜剝離的周邊視網膜退化

1. 常見的為：晶格狀退化(lattice degeneration)、各種形狀之周邊視網膜退化牽扯，例如玻璃體視網膜簇(vitreoretinal tufts)、子午皺襞(Meridional folds)、封閉的奧拉灣(enclosed Ora Bays)和周邊視網膜凹陷(peripheral retinal excavations)等。

2. 晶格狀退化是最常見的周邊視網膜退化，較常發生在近視眼且常與視網膜剝離有關。眼底鏡檢查周邊視網膜呈現局部性圓形、卵圓形或條棒狀變薄和凹痕，其邊緣輪廓鮮明且緊密地與玻璃體粘連。

⊃ 不會導致視網膜剝離的周邊視網膜退化

1. 常見的為：鋪路石狀退化(paving stone degeneration)、視網膜色素上皮增生(retinal pigment epithelial hyperplasia)、視網膜色素上皮肥大(retinal pigment epithelial hypertrophy)及週邊性囊樣退化(peripheral cystoid degeneration)。

2. 鋪路石狀變性是一種常見的脈絡膜視網膜變性，目前認為是因脈絡膜血管供應不足所引起。眼底鏡檢查周邊視網膜呈現單獨或成群且不連續的黃白色萎縮區塊，其下方並具有脈絡膜血管及著色邊緣。

三、視網膜血管疾病

全身其他組織器官的疾病或眼部的部分疾病，常常影響視網膜的血管，破壞視網膜血管屏障與自動調節功能，可引起血管本身和其他續發病變，如血管壁型態的改變、血管硬化、滲漏、水腫及新生血管等。

（一）糖尿病視網膜病變(diabetic retinopathy, DR)

糖尿病視網膜病變主要發生於視網膜微血管，是長期高血糖引發血管內皮細胞傷害而造成的微小血管病變，**盛行率隨著年齡和罹患糖尿病的時間而增加**，控制血糖對於延緩疾病的進展很有幫助，故應定期眼底檢查評估病變的進展程度。按照病程發展、預後和治療方式的不同，通常將之分成非增殖性及增殖性，或再加上前增殖性等。

⊃ 非增殖性糖尿病視網膜病變(NPDR)

也稱背基性糖尿病視網膜病變(BDR)；初期沒有明顯症狀，是一種漸進性的**微小血管病變**(microangiopathy)，特徵是小血管的受損及閉塞。開始時微血管外被細胞(pericyte)數目減少，內皮細胞增生及基底膜增厚，之後微血管擴張，內皮細胞減少，繼而導致微血管萎縮。內皮細胞受損害，血管壁擴張、滲漏，引起視網膜水腫、**出血**和微血管瘤(microaneurysm)。早期**黃斑部水腫**可能只輕微影響視力，**長期水腫則可能造成永久性囊樣變性**，導致不可逆的視力喪失。水腫初期以雷射光凝術治療為主，嚴重者也可以考慮使用玻璃體內藥物注射治療。

⊃ 前增殖性糖尿病視網膜病變(PPDR)

隨著病情發展而血管壁損傷擴大，微血管發生廣泛閉塞，出現多數棉絮狀斑(cotton-wool spots)、網膜靜脈念珠狀(beading)外觀及網膜微血管床不規則的分段性擴張、異常。大面積視網膜缺血、缺氧導致新生血管膜增生，類脂質硬性滲出增多。此時期應考慮提早接受全網膜**鐳射光凝固治療**(laser photocoagulation)，**利用雷射光能量減少視網膜新生血管**，以預防眼底出血；若拖延等到眼底出血，則常因玻璃體內有懸浮血液干擾，而不利於檢查及治療。

⊃ 增殖性糖尿病視網膜病變(PDR)

1. 進行性視網膜缺血最終會刺激形成易破裂的新生血管，新生血管常發生在視網膜缺血區周圍、視盤及其他部位，也可位於視網膜內或表面，亦可能發生**虹膜新生血管**或虹膜發紅(rubeosis iridis)，進而**併發新生血管性青光眼**。

2. 視網膜前新生血管壁薄，內皮細胞間有間隙，故容易產生滲漏和破裂，進而**併發玻璃體出血**。纖維膜增生形成，沿著玻璃體後界膜向前生長，其中含神經膠細胞、色素上皮細胞及纖維樣細胞。新生血管膜收縮和組織纖維細胞內肌動蛋白細胞收縮，會導致對視網膜的牽引，出現視網膜皺摺、黃斑異位、視網膜裂孔及牽引性視網膜剝離。

3. 如果經確認有視網膜病變，應定期接受眼底照相和螢光眼底血管攝影檢查。增殖性視網膜病變若合併高危險性特徵，應立即施行全網膜雷射光凝固治療，出血症狀嚴重病人可考慮接受**玻璃體內藥物注射**(intravitreal injection)，若玻璃體出血持續 6 個月以上沒有吸收，則需考慮接受玻璃體切除手術。

4. 造成糖尿病視網膜病變的危險因子，包括糖尿病持續時間、不良的代謝控制、高血壓、懷孕和腎功能喪失；其他危險因子如吸菸、肥胖及高血脂等。增殖性視網膜病變者發生玻璃體出血或視網膜剝離的危險性，比非增殖性視網膜病變者高，且發生心臟病或中風的危險性和死亡率亦比非增殖性視網膜病變者高。

（二）視網膜動脈阻塞(retinal artery occlusion)

1. 視網膜動脈阻塞較少見，但**常引起嚴重的視功能損害**，動脈阻塞後視網膜表現為水腫混濁，通常發生於鞏膜篩板或後部，少數可發生於篩板前。

2. 動脈阻塞後，其血液供應區域首先出現視網膜水腫，由於視網膜缺血、缺氧，視神經細胞迅速死亡，即使經過治療，視力仍然大多無法恢復。

3. 內層視網膜出現細胞核皺縮，繼而視網膜動脈供應區出現變性、壞死，缺血性萎縮，以致視神經纖維層、神經節細胞層、內網狀層及內顆粒層的內 2/3 均呈缺失狀，但感光細胞層、外顆粒層、神經膠細胞仍保存。

4. 臨床上將動脈阻塞分為**中心視網膜動脈阻塞**(central retinal artery occlusion, CRAO)和分枝視網膜動脈阻塞(branch retinal artery occlusion, BRAO)。中心視

網膜動脈阻塞後，全視網膜均因缺血呈蒼白色，唯有**黃斑區**有一部分血液供應來自短後睫狀動脈及脈絡膜血管，因此**呈櫻桃紅斑點(cherry-red spot)**。

（三）視網膜靜脈阻塞(retinal vein occlusion)

1. 視網膜靜脈阻塞是常見的視網膜血管病變，危險因子包括高血壓、紅斑性狼瘡及服用避孕藥等。

2. 臨床上將之分為中央視網膜靜脈阻塞(central retinal vein occlusion, CRVO)與分枝視網膜靜脈阻塞(branch retinal vein occlusion, BRVO)，兩者的分別主要為**中央視網膜靜脈是在篩板(lamina cribrosa)之後靠近視神經；而分枝靜脈阻塞是在篩板之前，屬於眼球內部視網膜靜脈的阻塞，最常見的病灶位置位於上顳側(superotemporal quadrant)**。

3. **造成分支性視網膜靜脈阻塞最常見的原因為高血壓，需有效治療以降低血管疾病併發症。病人的症狀及視力取決於病變的位置，若病灶位於周邊視網膜，病人可能無症狀。**

4. 視網膜靜脈阻塞後，視網膜立即出現明顯水腫，有時會有軟性滲出物(soft exudate)，視網膜水腫間隙多位於視網膜內層。**表層出血位於視神經纖維層呈條紋或火焰狀**，深層出血則呈圓形，大量的出血甚至可穿破內界膜。**黃斑部容易出現囊樣水腫**，水腫間隙可位於外網狀層、內顆粒層及神經節細胞層。

5. 病程長可出現廣泛視網膜缺血，導致視網膜下纖維化，久之形成視網膜新生血管，進而形成**新生血管性青光眼**，須定期測量眼壓與追蹤後續病情變化。中心性視網膜靜脈阻塞病人出現虹膜新生血管及新生血管性青光眼的機率比分支性視網膜靜脈阻塞要高得多，也可能因侵犯到視神經造成視神經新生血管。新生血管容易出血因而引起玻璃體積血，造成牽扯性或孔源性視網膜剝離。

（四）伊爾斯病(Eales disease)

1. 是一種目前仍不明原因的原發性閉塞性視網膜血管疾病，通常導致雙眼周邊視網膜血管炎及復發性視網膜出血，並經常造成視網膜外新生血管形成，並伴有玻璃體出血。多發生於 20~40 歲的男性，故又稱為青年復發性視網膜血管炎，以反覆性玻璃體積血為特徵。

2. 病程開始時，血管壁及周圍有多形核白血球浸潤，進入慢性期後血管壁及周圍可見大量單核球浸潤，血管壁層間水腫及管壁增厚。視網膜淺層有出血，晚期可有血管壁玻璃樣變性、增厚，常有管腔閉塞。有的呈纖維組織條索狀，出現新生血管及纖維膜狀組織，局部可有牽扯性視網膜剝離。

（五）寇氏病(Coats disease)

1. 此病的特徵是視網膜的血管擴張，包括小動脈、微動脈瘤、靜脈和毛細血管擴張，血管受損導致血清和其他血液成分滲漏，在視網膜內和視網膜下形成積聚，進而造成滲出性視網膜剝離。

2. **多發生於年輕男性**，通常單眼發作。迄今為止尚未發現任何相關基因或染色體的遺傳模式，也未發現此病與全身性疾病間存在關聯。

3. 臨床表現差異甚大，從輕微的視網膜血管異常和少量滲出，到與大量滲漏和滲出性視網膜剝離相關的廣泛區域視網膜毛細血管擴張。

四、色視覺缺陷

1. 色盲(achromatopsia)：色盲病人視網膜外觀可能正常，而視網膜中的三種不同錐狀細胞，其中任何一種或二種，甚至三種錐細胞功能變差或失去功能，便會產生不同色盲。

2. 三色視者(trichromats)：有三種錐狀細胞，若對某些顏色辨別能力較差，則稱為異常三色視者(anomalous trichromats)或色弱；若是三種錐狀細胞中只缺乏一種，稱為雙色視者(dichromats)，能用兩種原色匹配出種種光譜色；若缺乏兩種錐狀細胞，則為單色視者(monochromat)。

3. 局部色盲：紅色盲(protanopia)對紅光沒有感覺、綠色盲(deuteranopia)辨認不出綠色、藍色盲(tritanopia)則無法分辨黃色及藍色，皆屬不完全色盲的局部色盲。

4. 全色盲：真正全色盲的人很少，僅能看見黑、白或灰色。

5. 先天性色盲：色覺異常者以先天性的原因居高，先天性色盲出生後便不能辨別某些顏色，或是甚至所有顏色，屬於性聯遺傳隱性疾病，隨 X 性染色體遺

傳給下一代，在男生(XY)身上較容易顯現。大部分先天色覺缺損為異常三色視者(anomalous trichromats)；**錐細胞失養症常導致紅綠色覺異常**。

6. **後天性色盲**：由於視覺系統的疾病導致其辨別顏色的能力減退，可見於黃斑部小窩或視神經的疾病、某些營養不良特別是維生素 A 缺乏症、**核性白內障和青光眼等，常導致藍黃色覺異常**。

7. 最常見的色盲型式為紅綠色盲，其程度差異大；第二常見的是藍黃色盲；最嚴重型式的色盲為全色盲，病人完全沒有區別顏色的能力，而且通常伴隨著其他眼部的問題，如弱視、眼球震顫症、光敏感反應及極度的視力不良。

8. **眼疾致色覺異常的假說為 Köllner's law，即內層視網膜或神經纖維、視覺路徑、視覺皮質受損容易導致紅綠色盲，外層視網膜或神經纖維受損容易導致藍黃色盲**。

五、眼球內腫瘤(intraocular tumors)

1. 眼球內腫瘤有良性和惡性之分，原發性良性眼球內腫瘤以網膜血管瘤(retinal angioma)與星狀細胞缺陷瘤(astrocytic hamartomas)較常見，原發性眼球內結構惡性腫瘤則以視網膜母細胞瘤(retinoblastoma)最常見。

2. **視網膜母細胞瘤**：是兒童最常見的原發性眼內惡性腫瘤，發生率為每百萬約 3~4 例，無種族、性別差異。大多數單側發病，雙眼者僅占 18~40%，常導致病童視力受損，甚至失明，進而造成生命之威脅。90%發生於 3 歲前，但大部分要等到約 3 歲或 4 歲左右才會被發現。最主要也是最顯著的症狀為白色瞳孔的不正常外觀，俗稱貓眼症，故**最簡單的篩檢方法是觀察瞳孔有無正常紅反射**；其他症狀包括視力下降、青光眼、紅眼以及發育遲緩，少數會產生斜視，包括內斜視和外斜視。早期發現治療非常重要，父母攜帶突變基因而遺傳者約 40%，60%與遺傳無關，腫瘤乃因視網膜母細胞突變而形成，遺傳基因發生變異的位置已被證實在**第 13 對染色體**。遺傳型與雙眼均受侵犯的病人很容易次發性癌症，**其中以骨肉瘤（骨癌）最多**，其次則為肺癌與乳癌。

3. 眼睛是一個新陳代謝非常旺盛的器官，必需有充分的血液循環提供足夠的養分，因此位於身體其他部位的惡性腫瘤，癌細胞便很容易藉由血流轉移到眼睛，尤其是眼球內血管最豐富的葡萄膜。轉移的腫瘤於眼內形成單一或多個

黃白色的肉瘤，約有百分之九十是位於脈絡膜，其他的則位於睫狀體或虹膜上。根據統計，眼內轉移性惡性腫瘤的來源，男性以肺癌最多，女性則以乳癌的比率最高。全部病例中，乳癌佔了 47%，肺癌佔了 21%。

8-3 青光眼與視神經疾病

一、青光眼(Glaucoma)

1. 青光眼是由許多不同病因所造成的疾病，其共同的特徵是當眼壓超過眼球內視網膜視神經所能承受的限度，會造成慢性進行性視神經病變、**進行性視網膜神經節細胞(ganglion cells)凋亡**及視網膜神經纖維層變薄，形成眼睛解剖學上視神經乳頭的萎縮或凹陷，更進一步引起視覺功能上視野的缺損或縮小。**臨床表現以眼壓升高、視神經盤的凹陷性萎縮及視野的缺損和縮小為特徵**。眼壓越高，青光眼惡化越快，且通常日夜眼壓的變動差較正常人大。

2. 視神經盤的凹陷性萎縮主要是以眼底鏡直接觀察，或是**光學同調斷層掃描(optical coherence tomography, OCT)**檢查視神經盤；**隔角鏡(gonioscope)**搭配裂隙燈可直接觀察病人前房隅角。

3. 眼壓的測量應注意若有做過**近視雷射手術者、戴著軟式隱形眼鏡者或角膜水腫時，常會被低估眼壓**，而角膜厚度較厚者則常被高估。

4. **視野檢查常受到瞳孔縮小(miosis)或眼瞼下垂(ptosis)的干擾**，而技術員操作經驗不足亦常會造成檢測結果失真。

5. 青光眼臨床上種類繁多，若依病因學來分類可分為原發性(primary)、先天性(congenital)、續發性(secondary)及絕對性(absolute)四大類。

（一）原發性青光眼(primary Glaucoma)

原發性青光眼是青光眼的主要類型，真正原因仍不清楚，臨床上可用隔角鏡(gonioscope)檢查前房隅角，分為隔角閉鎖性青光眼和隔角開放性青光眼；也可依眼壓檢測值，分成正常眼壓性青光眼和高眼壓症。

⊃ 原發性隅角閉鎖性青光眼(Angle-closure Glaucoma)

1. 由於前房隅角被周邊虹膜組織機械性阻塞，導致眼房水流出受阻而引起眼壓急性升高的一類青光眼，故稱為急性青光眼。多發生在 40 歲以上，尤其是55~75 歲之間，女性發病率大約比男性高 3~4 倍。

2. 患者常見的症狀包括：瞳孔放大，視力突然模糊、劇烈的眼睛疼痛及頭痛、彩虹狀的光暈、噁心和嘔吐等，施行雷射虹膜切開術(iridotomr)為首選治療，而對側眼也應接受後續預防性雷射虹膜切開術，以防止眼壓急遽上升。對某些手術後之急性青光眼，有時甚至需考慮將房水局部抽出以減低眼壓。

3. 高度遠視者因眼軸較正常人來得短，前房較淺，隅角相對較窄，故罹患隅角閉鎖性青光眼的機率較高。若白內障形成過程中，因水晶體質量增加形狀變突，也可能導致虹膜前傾壓迫隅角造成急性青光眼發作，故白內障的因素也應該要考量。

4. **點散瞳劑或睫狀肌鬆弛劑如阿托平等，也可能造成有此病症的潛在患者眼壓急性升高，因為瞳孔散大易使週邊虹膜鬆弛，也較容易增加生理性瞳孔阻塞程度，導致後房壓力增加及週邊虹膜向前突出壓迫隅角，故應避免非必要之散瞳**。其他危險因子包括年齡、**種族**(黑人及東方人)、糖尿病、類固醇、眼外傷及**家族史**等。

⊃ 原發性隅角開放性青光眼(Open-angle Glaucoma)

1. 此型患者的眼壓和急性隅角閉鎖者不同，只會稍微升高，故常為慢性雙側逐漸的視力喪失，也不會有頭痛嘔吐的現象。患病高峰在 40 歲後，性別相當或男性略多於女性，有明顯的家族傾向。常見的症狀包括：眼壓升高、隅角開放、視神經杯盤比(cup/disc ratio)變大及視野缺損，最後才影響到中心視力造成視力模糊。

2. 隅角開放性青光眼常見相關危險因素包括：年齡較大、眼壓高、**種族（黑人）**、近視眼患者，視網膜疾病如中心視網膜阻塞、視網膜裂孔及色素性視網膜炎等，糖尿病等內分泌疾病、心血管疾病及血液系統疾病等，**有家族病史或使用類固醇者**。

⊃ 正常眼壓性青光眼(Normal tension Glaucoma)

1. 正常眼壓性青光眼或稱為低眼壓性青光眼(low tension glaucoma)，發病較隅角開放性青光眼晚，常在 60 歲後發病，無明顯性別差異。研究顯示可能與阻塞型睡眠呼吸中止症(obstructive sleep apnoea syndrome)有關。

2. 臨床表現為眼壓 ≤21 mmHg，**晝夜眼壓波動在正常範圍或超過上限**，前房角無異常改變，同時排除引起視野改變的神經系統疾病。病人眼底有病理性視盤、視網膜神經纖維層和視野缺損等青光眼病變。

⊃ 高眼壓症(Ocular hypertension)

1. 高眼壓症是眼壓雖然 ≥21 mmHg，但前房角開放、視盤及視網膜神經纖維層型態正常，也沒有視野缺損等青光眼的徵候，眼壓的升高不能用其他眼病或全身性疾患解釋者。

2. **眼壓增高不能作為診斷青光眼的必要條件**，但這類人仍須評估變成真正青光眼的風險，最好定期檢查眼壓及追蹤視神經的變化，若合併視神經盤出血，則青光眼的風險會增加。

（二）先天性青光眼(Congenital Glaucoma)

　　先天性青光眼導因於前房隅角構造分化異常，使得小樑網阻力增加造成房水排出困難，進一步造成眼壓上升。眼壓升高使得病患眼球體積被撐大，角膜直徑也較正常嬰兒大。先天性青光眼又稱為發育性青光眼(developmental glaucoma)，角膜混濁、畏光以及眼瞼痙攣是常見的症狀。常見雙眼發病(70%)，且**男性較多**(65%)，目前多認為是多基因遺傳，**常需手術治療**。分為原發性嬰幼兒型青光眼、青少年型青光眼和伴有其他先天異常的青光眼。

⊃ 原發性嬰幼兒型青光眼(Infantile Glaucoma)

1. 3 歲前發病者：以怕光、溢淚和眼瞼痙攣為最主要的表現，患兒常常啼哭煩躁不安且不願睜開眼睛。

2. 3 歲後發病者：眼前節變化不大，患兒常常無症狀；在高眼壓的作用下主要表現為「牛眼(buphthalmos)」的眼後部延長、近視性屈光不正及視盤凹陷擴大。

➲ 青少年型青光眼(Juvenile Glaucoma)

一般無特別症狀，多數直到有明顯視功能損害，如視野缺損時才注意到，其表現與原發性隅角開放性青光眼相同。

➲ 伴隨先天異常的發育性青光眼

與先天性青光眼的區別是除房角發育缺陷外，還伴隨其他眼部和全身異常。較常見的是斯特奇－韋伯(Sturge-Weber)症候群、馬凡(Marfan)氏症候群、神經纖維瘤病(neurofibromatosis)等。

（三）續發性青光眼

續發性青光眼是有其他病因所引發之青光眼，臨床上種類非常多，常見的病因包括色素性青光眼、剝落症候群、晶狀體病變性青光眼、發炎性反應引起之青光眼、虹膜角膜內皮症候群、外傷、腫瘤、手術後、新生血管性青光眼、上鞏膜靜脈壓升高，以及類固醇誘發性青光眼等。

1. 青光眼睫狀體炎危象(glaucomatocyclitic crisis)：反覆發作的眼前節輕度發炎，伴隨明顯**眼壓升高**，發病多見於青壯年，多為單眼。

2. 虹膜角膜內皮症候群(iridocorneal-endothelial syndrom, ICE)：發生於青壯年的單眼原發性角膜內皮病變，導致前房隅角異常、虹膜變形、角膜水腫、角膜後典型的斑點狀銀色反光痕跡及眼壓升高，女性多見。

3. 傅氏角膜內皮失養症(Fuchs endothelial dystrophy)：伴有淺前房者，逐漸增厚的角膜引起前房隅角關閉，而引起續發性隅角閉鎖性青光眼。

4. 睫狀體阻塞性青光眼(ciliary block glaucoma)：又稱為惡性青光眼(malignant glauooma)，表現為前房中央區及周邊明顯變淺，甚至消失及眼壓升高。

5. **類固醇誘發性青光眼**(steroid-induced glaucoma)：任何形式的使用類固醇，包括眼睛、皮膚局部使用類固醇，或是全身系統性應用類固醇製劑，都可能引起眼壓增高，造成續發性青光眼，臨床表現與原發性隅角開放性青光眼相似。多數情況下眼壓在使用類固醇後的數週、數月甚至數年後升高，少數情況在局部或全身大量用藥後，眼壓在數天甚至數小時後升高，有青光眼的人或有家族史的人，對類固醇引發眼壓增高更敏感，口服全身性使用較少引發眼壓增高，與劑量及時間有關；**若一旦發生，在停止使用類固醇後，眼壓會**

逐漸改善，高效價的類固醇眼藥製劑或眼球內注射類固醇製劑容易引起眼壓上升，使用類固醇的頻率與眼壓上升的程度亦呈正相關。

6. 晶狀體病變性青光眼 (phacogenic glaucoma)：外傷性水晶體脫位 (dislocation)、**先天性小水晶體** (microspherophakia) 或水晶體過度腫脹 (phacomorphic)等所引發的眼壓急性增高，屬於**續發性隅角閉鎖性青光眼**；過度成熟性白內障造成的晶體溶解性青光眼(phacolytic glaucoma)則屬於續發性隅角開放性青光眼。

7. **新生血管性青光眼**(neovascular glaucoma)：是一些視網膜或脈絡膜之慢性疾病所引起的合併症，例如脈絡膜黑色素瘤及大範圍**視網膜缺血疾病**，如糖尿病性視網膜病變、視網膜靜脈阻塞等，因長期缺血缺氧產生新生血管，導致前房隅角角度閉合。可考慮雷射治療，但目前各種治療效果均不理想。

8. 發炎性反應引起之青光眼：為眼睛之發炎如角膜炎、鞏膜炎、虹膜睫狀體炎、脈絡膜炎及視網膜炎等，無論是急性、亞急性或慢性的發炎都可以引起續發性青光眼；其中，以虹膜睫狀體炎引起的續發性青光眼最為常見。

9. 眼內各種腫瘤引起之續發性青光眼：眼內各種腫瘤皆能引起續發性青光眼，其中惡性黑色素瘤(malignant melanoma)為最常見的眼內惡性腫瘤，而在兒童最常見引起續發性青光眼的腫瘤，是視網膜母細胞瘤(retinoblastoma)。

10. **外傷性青光眼**：為外傷造成眼前腔組織受損及出血所引發的眼壓急性增高，屬於續發性隅角閉鎖性青光眼，**常合併隅角退縮**(angle recession)。通常只影響單眼，初期眼壓增高是因為血塊或紅血球塞住小樑網(trabeculum)，前房積血的量與之後引發的併發症具正相關。

（四）絕對性青光眼(Absolute Glaucoma)

　　絕對性青光眼是任何無法控制的青光眼於其末期引起眼球變硬、無視覺功能且經常疼痛的情況。

（五）青光眼的治療

　　控制眼壓為目前主要的治療方法，大致分為藥物、**雷射**及手術，其中 80% 以藥物為主。

⊃ 藥物

藥物治療首先考慮青光眼的類型，其次需注意病人之內科病史，如氣喘、心跳過緩、心臟衰竭等；另外，用藥之方便性與療效需相配合。一般慢性青光眼**治療均以點用藥物控制眼壓為主**，藥物作用機轉可分為四大類：

1. **抑制房水產生**
   (1) **乙型交感神經阻斷劑**(β-blocker)：如泰嗎洛爾(Timolol)。
       A. 雖為點眼用，但全身性影響仍可能產生，故有氣喘(asthma)、慢性阻塞性肺炎(COPD)、心臟傳導阻礙、心房阻斷、心衰竭(CHF)、心跳過低和阻塞性氣道等疾病的病人均不宜使用，對於嚴重氣喘或呼吸道疾病病人可能致死。
       B. $β_1$ 的阻斷可能產生心跳降低和低血壓，因此對於心跳太低或充血性心衰竭的病人是禁忌；$β_2$ 的阻斷可能產生支氣管痙攣，對有氣喘或慢性肺部阻塞的病人可能致命。
   (2) **碳酸酐酶抑制劑**(carbonic anhydrase inhibitor, CAI)：如 Acetazolamide。
       A. 本來只有口服用藥，但因全身性副作用強，常見如手腳發麻、腎結石與血尿等，而低血鉀症、無顆粒性白血球降低、譫妄、幻想症等偶爾可見，故不易接受為長期使用。
       B. 轉變成點眼藥水（如 trusopt）後免去口服之全身副作用，且沒有 β 阻斷劑之禁忌。

2. **促進房水排出**
   (1) **擬副交感神經製劑**(parasympathomimetic agent)：為臨床最早使用之青光眼藥物，但點用後眼部副作用大，如縮瞳、**近視加深趨向**(myopic shift)和景深變暗。目前仍使用者為縮瞳劑毛地黃(**Pilocarpine**)。
   (2) 副腎腺素(adrenaline)：如腎上腺素(Epinephrine)。
   (3) **腎上腺受器促進劑**(alpha-adrenergic agonist)：主要作用為抑制房水產生，同時促進房水自葡萄膜鞏膜途徑(uveoscleral drainage)排出。對 $β_2$ 無影響，因此對心肺機能之影響較少。如 Brimonidine。
   (4) **擬前列腺素**(prostaglandine analogues)：主要作用為促進房水由上脈絡膜腔(suprachoroidal space)排出，利用增加葡萄膜、鞏膜外流來降低眼壓，對

房水之產生並無影響。每日只要點用一次即可，且使用濃度極低（如 Latanoprost 0.005%），主要副作用為易導致結膜充血、睫毛變長。

3. **減少玻璃體的體積**：高滲透壓藥劑可使血液滲透壓上升，將液體由玻璃體中吸出，造成其收縮而變小，且可減少房水生成，有助於治療急性隅角閉鎖性青光眼。可分為口服（如 Glycerol）與靜脈注射（如 Mannitol）兩種劑型。

4. **縮瞳劑、散瞳劑及睫狀肌麻痺劑和其他降眼壓劑**
   (1) 瞳孔收縮是治療原發性隅角閉鎖性青光眼及扁平虹膜引起隅角狹窄的基本原理。
   (2) 瞳孔擴張則對處理因虹膜後黏連引起瞳孔阻塞而續發的隅角閉鎖非常重要。
   (3) 當隅角閉鎖是續發於晶狀體向前移位時，睫狀肌麻痺劑用於放鬆睫狀肌，且因而拉緊小帶構造以試圖將晶狀體向後方拉回。

⊃ 雷射

1. 雷射周邊虹膜造孔術(laser peripheral iridotomy)及雷射周邊虹膜成形術(argon laser peripheral iridoplasty) 主要常運用在隅角閉鎖性青光眼。

2. **雷射小樑成形術**(laser trabeculoplasty)主要運用在隅角開放性青光眼。

3. 對藥物及手術無法控制的青光眼可以考慮二極體雷射睫狀體破壞術(diode laser cyclodestruction)。

⊃ 手術

以小樑切除術(Trabeculectomy)為主。

二、視神經疾病

視神經屬中樞神經系統的一部分，是指視盤至視交叉的一段視覺神經。視神經全長約 35~55 mm，分為球內段、眶內段、管內段及顱內段四部分。其任何部位的損害，均可表現為視力減退、視野改變和不同程度的視功能損害，最終引起視神經萎縮。

視神經疾病的病因分類複雜，常見如特發性視神經炎、脫髓鞘疾病、病毒或全身性感染、營養或代謝性、遺傳性、血管性、放射性、中毒或外傷等。

（一）視神經炎(Optic Neuritis)

視神經炎可發生在視神經的球內段或球後部分，即視盤炎和球後視神經炎。

1. 視盤炎(papillitis)：是視神經盤血管擴張充血，血管周圍及視神經盤表面有大量淋巴球浸潤，表面有滲出物及發炎細胞，晚期視盤表面會形成結締組織。

2. 球後視神經炎(retrobulbar neuritis)：多見於視神經中軸的發炎，主要是侵犯視盤黃斑纖維束。

3. 視神經功能異常的徵候包括：視力減退、相對性瞳孔傳入性反射異常(relative afferent pupillary defect)、對比敏感度(contrast sensitivity)下降、辨色力異常(dyschromatopsia)、光亮敏感度減弱(diminished light brightness sensitivity)及視野缺損等。

（二）視神經盤水腫(Papilldema)

1. 由於視神經外面的 3 層鞘膜分別與顱內的 3 層鞘膜相連續，顱內的壓力可經腦脊髓液傳至視神經處引起視盤水腫，例如**高腦壓病人**、急性高血壓病人或甲醇中毒病人。

2. 視盤的腫脹可使外層視網膜側向移位，有時可併發局部視網膜下滲出，這些變化的結果，造成臨床上所見到的視盤邊界模糊以及生理盲點的擴大。

3. 光學顯微鏡下可見視盤水腫發生於視盤邊緣，腫脹的神經纖維可突入玻璃體內，視盤周圍的視網膜感覺層從視盤邊緣移位，可見視網膜感覺層與色素上皮間的蛋白性滲出聚積圍繞著視盤邊緣。

4. 視乳頭水腫(papilledema)與視神經炎外觀有時不易區別，其視野檢查最大差別在於視乳頭水腫之生理盲點增大，而視神經炎有中心盲點。

（三）缺血性視神經病變(Ischemic Optic Neuropathy)

1. 缺血性視神經病變是由於視神經的營養血管發生循環障礙所導致，臨床上以視神經篩板分成前部和後部兩種。

2. 病理學變化：根據其侵襲部位不同，可分別見到位於視神經篩板前或篩板後部的視神經纖維壞死，神經纖維腫脹、破碎，纖維和髓鞘消失；視盤表面有神經膠質增生，被結締組織代替，並有泡沫狀組織細胞聚集。

3. 視野變化：非動脈炎性缺血性視神經病變大多呈下半方視野缺損且不越過水平中線(altitudinal defect)。

（四）視神經萎縮(Optic Atrophy)

視神經萎縮為視神經纖維變性、壞死，髓鞘脫失而導致視神經傳導功能喪失，是末期視神經疾病的特徵，可分成原發性和次發性。

1. 原發性視神經萎縮在視交叉前的病灶可造成單側視神經萎縮，而侵犯視交叉及其後的視徑，則會造成雙側萎縮。特徵為視神經軸突纖維萎縮、消失及視盤蒼白，此是由於視盤部位膠細胞增生，微血管減少或消失所導致。

2. 續發性視神經萎縮是之前有缺血性視神經病變、視神經乳頭腫大或視乳頭炎等引起，其徵候依病因而不同，除軸突纖維萎縮外，尚伴有明顯的星狀膠細胞增生，使視盤輕度隆起邊緣模糊不清。

3. 雷伯氏遺傳性視神經病變(Leber's hereditary optic neuropathy, LHON)是一種罕見的遺傳性視神經病變，特徵為持續性及進行性的視神經發炎，雙眼同時發病者並不常見，未受影響的眼睛通常會在數週到數月內出現症狀，但極少見病例其初始發作和另一隻眼睛受累之間隔可能更長，甚至長達 8 年之久。多見於 10~30 歲的年輕男性，但其他年齡也可能發生；有症狀的女性病例只占少數，約 10~20%，吸菸和飲酒過量是重要的誘導因子。此病是因遺傳自母親的粒線體 DNA 基因突變所造成，是一種視網膜神經節細胞(retinal ganglion cell)退化的疾病，**影響範圍主要為視乳突黃斑部纖維束**(papillomacular bundle)，常見症狀為急性、無痛性、連續性和嚴重的視力模糊及雙眼中心性(central scotoma)，目前仍無任何有效的治療方法。典型的眼底外觀三聯徵如下：
   (1) 視神經盤充血腫脹、視乳頭周圍視網膜增厚，但螢光血管造影術中並沒有滲漏，屬於假性水腫(pseudoedema)。
   (2) 視乳頭周圍毛細血管擴張症。
   (3) 中型視網膜小動脈迂曲。

（五）急性外傷性視神經病變

1. 此症常發生在頭部挫傷，特別是前額部位，因衝擊的震波傳遞到視神經孔，進而傷害到視神經。

2. 起初視神經及眼底外觀可能正常，眼窩骨也可能無骨折現象，唯一客觀發現是有**相對傳入性瞳孔反應缺損**(relative afferent pupillary defect, RAPD)。

3. 目前使用類固醇或手術治療的效果均不佳。

8-4 眼外傷(Ocular Trauma)及蜂窩性組織炎 (Cellulitis)

一、眼外傷(Ocular Trauma)

因各種機械性、物理性或化學性因素所引起的眼球、眼附屬器結構和功能損害，稱為眼外傷。目前臨床常依致傷原因分為機械性和非機械性眼外傷兩種。

（一）機械性眼外傷

係指眼部受暴力衝擊、利器或高速運動物體所引起的損傷，如角鞏膜穿刺傷(corneal scleral perforation)。

1. 鈍挫傷(blunt trauma)：受鈍性物體打擊，發生不同程度損傷，稱眼鈍挫傷。

2. 眼球穿刺傷(eyeball perforation)：銳利器械或高速飛行的異物碎片擊穿眼球壁所導致，以金屬碎片、刀、剪刺傷者為多見。感染性眼內炎是眼球穿刺傷的嚴重合併症，常因外源性致病菌進入前房或玻璃體感染所引起。

3. 眼部異物傷害(foreign bodies injury)：依異物性質分金屬與非金屬，金屬異物又可分磁性與非磁性異物；非金屬異物多見於玻璃、碎石、動植物毛刺等。

（二）非機械性眼外傷

主要指受化學物質或微波、紫外線等物理因素引起的損傷，如生石灰灼傷。

1. 化學性燒傷

化學性眼外傷以酸、鹼灼傷為主。

(1) 酸(acid)：可使組織蛋白凝固變性，有助於防止致傷物向深部組織滲透，故其損傷相對較輕。

(2) 鹼(alkali)：因可與組織中脂類物質發生皂化反應，促使鹼性物質很快滲透至深部組織，故其後果較嚴重。

(3) 對於眼球灼傷者，應爭分奪秒地用大量清水沖洗，將結膜囊內殘留的化學物質盡速徹底清除。

2. 物理性外傷

(1) 熱燒傷(thermal burns)：高溫液體所導致。輕度者眼瞼與結膜充血水腫、角膜輕度混濁；重度者眼瞼、結膜、角膜和鞏膜深度燒傷，組織變性壞死，癒合後常出現瞼緣位置異常、瞼閉合不全、角膜白斑、瞼球粘連，甚至眼球萎縮等後遺症。

(2) 輻射性燒傷(radiation burns)：因紅外線、紫外線、X 光線、γ 線、微波等各種射線所引起的眼部損傷。其中因接觸電焊引起者，常稱為電光性眼炎。

3. 物理性眼損傷

氣壓變化、加速度、噪音汙染等外界環境因素突然變化所導致。氣壓突然降低可導致傷眼視力下降、視野縮小、結膜或視網膜出血；加速度甚至可引起中心視力喪失；噪音可導致光敏感度下降、視野縮小、辨色力降低。

4. 非意外性傷害(Non-Accidental Injury)

又稱**搖晃嬰兒症候群**(shaken baby syndrome)，表示對小孩可能有虐待行為。眼部表現多變，**主要以視網膜出血為最常見**，尤其是後極部區域。其他包括眼球周邊瘀青及結膜下出血、視覺反應變差及輸入性瞳孔光反應缺損等。

二、蜂窩性組織炎(Cellulitis)

通常依發作部位分為眼眶隔前(preseptal)和眼窩(orbital)蜂窩性組織炎，兒童的病況通常比成年人進展更快且更嚴重。

（一）眼眶隔前蜂窩性組織炎

眼眶隔前蜂窩性組織炎是兒童常見的感染，是一種涉及眶隔前方組織的發炎過程。眼瞼水腫可能會延伸到前額，眼眶周邊皮膚變得緊繃、發炎，對側眼瞼也可能會出現水腫。眼球突出不是間隔前蜂窩性組織炎的特徵，且眼球轉動不會受

影響。故若眼球轉動充分且眼球運動時無疼痛感則有助於區分眶隔前蜂窩性組織炎和眼眶蜂窩性組織炎。

（二）眼窩蜂窩性組織炎

眼窩蜂窩性組織炎涉及眼眶隔膜後方的組織，常與篩竇炎或額竇炎相關，但也可能發生於眼眶的穿刺傷引起的感染，是幼童單側突眼症最常見之原因。

眼窩蜂窩性組織炎的早期徵兆和症狀包括：嗜睡、發燒、眼瞼水腫、鼻漏、頭痛、眼眶疼痛、觸診壓痛、鼻粘膜充血伴有膿性鼻涕、靜脈充血增加可能導致眼壓升高、眼球突出水腫和眼球轉動受限等。大多數幼兒患者都是由單一菌種引起的感染，在新生兒中以金黃色葡萄球菌和革蘭氏陰性桿菌最常見，在年齡較大的兒童和成人則以金黃色葡萄球菌、化膿性鏈球菌和肺炎鏈球菌為主，老年或免疫抑制患者可能同時感染多種病原體，包括革蘭氏陰性菌和厭氧菌。眼窩蜂窩性組織炎的鑑別診斷包括非特異性眼窩發炎、良性眼窩腫瘤如淋巴管畸形和血管瘤、惡性腫瘤如橫紋肌肉瘤、白血病和轉移瘤等。

8-5 屈光異常與斜弱視

1. 若平行光線經過眼的屈光系統折射後不能準確的對焦在視網膜上，即稱為非正視眼或屈光不正，屈光異常未矯正是造成全球中度或重度視覺障礙的主要原因。

2. 視力檢查主要為視網膜黃斑部中心小窩的視功能檢測，**1.0 (20/20)的視力表示受試者可在 6 m (20 feet)的距離處**，分辨出 **1 分角**(1 minute of arc)的視角。

3. 非正視眼主要含近視、遠視和散光，**高度數屈光不正亦是造成弱視的主因。**

一、近視(Myopia)

近視是指從無限遠來的平行光線，通過視力調節完全放鬆的眼球屈光系統後，折射成一焦點在視網膜前。

（一）近視的原因及分類

1. 近視發生的原因非常複雜，可能因素包括遺傳基因、**環境因素**、行為因素、早產、發育不全、身體疾病和眼病等。一般而言，生理性的近視受環境影響比較大，而病理性的高度近視受遺傳性影響較大。

2. 近視的原因也可歸納為先天與後天因素，先天因素包括遺傳、子宮內因素，後天因素如營養、近距離作業、睡眠、全身疾病等。從先天因素看，眼軸過長為最常見；從後天因素看，**過度近距離工作為主因**。

3. 近視歸納起來大致可分為下列三大項：

➲ 生理解剖學上的成因

　　眼球前後徑過長所導致者，稱其為軸性近視，眼軸每增長 1.0 mm，即會增加-2.50 D ~ -3.00 D 之近視。**高度近視的眼軸長大多超過 25 mm**，甚至 28 mm 以上也不少見。

➲ 光學上的成因

　　光學作用的成因包括曲率、屈折率及屈光力。

1. 曲率(curvature)：如角膜、水晶體之彎曲度加大，使眼球全屈光力增強。

2. 屈折率(index)：如眼角膜、水晶體、房水、玻璃體之屈折率過強。

3. 屈光力(power)：如水晶體含有過強的屈光度數，可導致屈光性近視(refractive myopia)，或稱為晶狀體性近視(lenticular myopia)。

➲ 病理學上的成因

　　病理因素所致之近視稱為病理性近視(pathological myopia)，又稱續發性近視(secondary myopia)。

1. 圓錐角膜(keratoconus)：除了引起不規則散光，因眼球前後徑延長（錐形角膜屈光體）而同時併發近視。

2. 糖尿病性近視(diabetic myopia)：當血糖濃度增高時，常伴有輕度或中度近視度數增加，也有因晶狀體水分代謝平衡失調而膨脹，或糖尿病性白內障之晶狀體核屈光力增強所致。

3. 創傷性近視：通常在眼球創傷後的短期時間內形成，並能持續數天到數年。成因可能與調節性痙攣、睫狀體腫脹、眼眶內腫脹、晶體懸韌帶切斷或弛緩、晶狀體脫臼、房水減少、眼軸拉長等有關。

4. 高張性近視(hypertonic myopia)：視力調節不完全放鬆或睫狀肌痙攣所導致。

5. 神經支配性近視(innervational myopia)：指不正常之神經支配引起的近視。

6. 夜間性近視(night myopia)：發生在低照明如黃昏、夜間或黎明的近視。

7. 嬰兒發熱性近視：例如麻疹(measles)或猩紅熱(scarlet fever)。

8. 精神性近視(psychogenic myopia)：源自於精神性的一種高張性近視，通常伴隨著其他精神異常或疾病，如歇斯底里性近視(hysterical myopia)是發生在歇斯底里症中的精神性近視。

9. 藥物引發暫時性近視(transitory myopia)：例如服磺胺藥後 1~2 天內引起苯磺胺性近視(sulfanilamide myopia)，近視度數約-5.00 D ～ -10.00 D 之間，持續數小時到數星期。

10. 長期營養不良、缺乏礦物質及維生素易導致鞏膜彈性減弱及眼軸延長，造成近視；其他如**唐氏症**、**馬凡氏症**、**史蒂克勒症**(Stickler syndrome)等先天遺傳疾病，亦**常導致高度近視**。

（二）近視的症候及常見的眼底變化

● 近視的症候

1. 主要症狀是看遠的地方視覺不清，病人亦常會有瞇眼或歪頭的情形。

2. 近視的症候可分為自覺症狀與他覺徵候。
   (1) 自覺症狀
      A. 眼睛疲勞、頭痛：此因近視眼看近方時，調節需求較小而引致輻輳不全，調節與輻輳機轉失去平衡，引起肌源性眼睛疲勞。
      B. 飛蚊症、夜盲症、視野暗點等。
   (2) 他覺徵候
      A. 瞼裂縮小、眼球突出：此因眼軸增長之故。

B. **外斜視：高度近視者**因調視與集視不能保持平衡，看近方時僅用單眼，於是另一眼成外斜位或外斜視。另外，因眼球的變化，常會導致**上直肌往鼻側偏移而外直肌往下側偏移，此可以應用核磁共振掃描(MRI)影像來確定診斷。**

C. 瞳孔縮小、前房變深、閃輝視覺。

◯ 近視常見的眼底變化

1. 方格狀眼底(tessellated fundus)：又稱虎紋狀眼底(tigroid fundus)，是視網膜色素層之色素喪失，導致脈絡膜血管可透見，脈絡膜血管間呈現暗色多角形格子狀的外觀。

2. **近視圓錐**(myopic conus)：形成原因為脈絡膜與視網膜的**退化萎縮**，通常在視盤的顳側，又稱近視弧形斑(myopic crescent)。**視神經盤呈現傾斜**(tilted)**狀態，視神經盤顳側會有新月形的視網膜色素上皮變薄或消失，**而使其下方的鞏膜呈現明顯的新月形白色斑。

3. 後葡萄腫(posterior staphyloma)：發生在眼球赤道部後的一種鞏膜葡萄腫，尤其是後極區，是薄弱或變薄鞏膜的一種腫脹或突起物。

4. 視網膜黃斑部變性：於黃斑部可能出現萎縮性黃白色斑，視神經也可能出現**後天性視神經小凹**(optic disc pit)。

5. 網膜周邊部呈囊狀變性(cystic degeneration)：出現網膜裂孔，玻璃液滲入網膜下，結果會發生視網膜剝離；視網膜剝離的自覺性症狀，包括視野中部分視力喪失和有前驅症狀的閃耀光或色彩感。

6. 近視性玻璃狀體病變(myopic vitreopathy)：出現在軸性近視眼中一種玻璃狀體狀態，以液化和可見性纖維聚集為特徵，會造成玻璃狀體─視網膜介面的不穩定性，進而有較高機率的視網膜裂孔和視網膜剝離。

（三）近視的預後和治療

◯ 近視的預後

1. 近視大多於 20 歲前後停止進行，若起始時間越早，惡化機會越大；如幼童期即已出現-2.0 D～-3.0 D 之近視，長大後可能會增加至-12.0 D～-14.0 D，且至晚年可能尚無停止進行之跡象。

2. 近視程度在中等度以下(≦ -6.00 D)者，除非發生視網膜剝離等病理變化，其預後大多數良好；程度在中等度以上(≧-6.00 D)者，若有明顯的眼底變化及矯正視力不良，則為惡性近視(malignant myopia)，預後堪慮。

3. 近視在老年期會呈輕度減低，大約有 71.5%年老時平均度數減輕約-1.07 D。

4. **高度近視者常見合併症，包括隅角開放性青光眼、黃斑部病變、周邊視網膜較易形成晶格狀退化或裂孔，甚至剝離、白內障、後鞏膜葡萄腫及外斜視**等。**高度近視併發的白內障**形成的時間提早，以**核硬化型**或**後囊型**白內障較多，原因可能與提供給水晶體營養的新陳代謝功能減弱有關。

5. 高度近視者因眼軸較長，後玻璃體剝離機會增加，亦常合併視網膜黃斑部的併發症，例如**黃斑部裂孔**(macular hole)、黃斑部變性及出血、**黃斑部視網膜劈裂**(retinoschisis)等，且**近視型黃斑部裂孔，較原發型黃斑部裂孔更易形成視網膜剝離**。近視型黃斑部出血不一定能找到相關的脈絡膜新生血管；後極部葡萄腫(posterior staphyloma)與近視型黃斑部中央小凹剝離(foveal detachment)的形成有關。

⊃ 近視的治療

近視治療的優先順序，應是藥物治療，其次為普通眼鏡或隱形眼鏡，之後才是屈光治療法或屈光手術。

1. 藥物治療：目前主要為睫狀肌麻痺劑和散瞳劑。長效睫狀肌麻痺劑的藥效持續 1~2 天，散瞳劑則屬於較短效的瞳孔放大，藥效持續約 4~6 小時。
   (1) **睫狀肌麻痺劑**(cycloplegics)：屬於副交感神經抑制劑(antagonist)，可麻痺睫狀肌和虹膜括約肌，目前臨床上較常使用長效型的**阿托品**(Atropine)眼藥水，其濃度越高，抑制近視度數增加的效果越佳，但少數人偶爾有**眼皮紅腫**、**口乾舌燥**、面部潮紅、發燒、心搏過速、靜止不能及過度興奮行為的副作用。
   (2) **散瞳劑**(mydriatics)：屬於交感神經的促進劑(agonist)，可刺激虹膜擴張肌散大瞳孔；睫狀肌麻痺劑和散瞳劑共同的副作用便是**瞳孔放大及畏光**。
2. 配戴眼鏡：近視的鏡片矯正應配戴合適的凹透鏡。

二、遠視(Hyperopia)

遠視是在調節放鬆的狀態下，視網膜共軛焦點位置在眼球之後的一種屈光狀態，而其輕重程度，可用矯正到正視眼所需凸透鏡的屈光度來代表。

（一）遠視的原因及分類

依形成原因可分類為下述四種：

1. 軸性遠視(axial hyperopia)：眼球的眼軸偏短或減少所引致。**新生兒約有八成以上為遠視眼**，大部分的遠視亦屬於軸性遠視。

2. 彎曲性遠視(curvature hyperopia)：眼睛中屈光表面的曲率半徑異常增大所引起，特別指角膜表面的曲率半徑。

3. 屈光指數性遠視(index hyperopia)：或稱屈折率性遠視，是因一個或數個眼球光介質的屈光指數差異而產生的一種遠視。

4. 屈光性遠視(refractive hyperopia)：或稱折射性遠視，其形成與眼睛屈光組成元件狀態有關。晶狀體性遠視(lenticular hyperopia)是水晶體的平均屈光能力低於正常值所致的一種遠視，見於晶狀體脫位、外傷或晶狀體摘除手術後。若水晶體向後方玻璃體內移位，會使眼球前段之屈光力減低，造成遠視。

（二）遠視的症候及眼底所見

⊃ 遠視的症候

1. 遠視眼的視力由其遠視屈光度的高低，以及眼球調節力的強弱來決定。

2. 輕度遠視可能無症狀；高度遠視的視力有時很難矯正到 1.0，可能是視網膜發育不全的緣故。

3. 遠視眼者由於長期處於調節緊張狀態，容易發生視力疲勞症狀。視力疲勞症狀是指近距離工作稍久後，出現目標模糊、眼部乾澀、眼瞼沉重、有疲勞感，以及眼部疼痛與頭痛，嚴重時甚至噁心、嘔吐，有時併發慢性結膜炎、瞼緣炎或麥粒腫反覆發作。

4. 遠視眼眼軸、眼球、角膜均較正視眼短小，只有水晶體未依比例縮小，前房因此變淺，容易引發隔角閉鎖性青光眼。

5. 遠視眼常合併先天異常，如**小眼球**、葡萄膜缺損、眼球震盪等。先天性白內障常出現高度遠視的視力障礙，也容易併發青光眼。

6. 兩眼視力不等時，遠視程度較重的一眼常引發單眼弱視及內斜視。而屈光不正引起的弱視，目前一般採用兩種療法：

   (1) 適當的配鏡－遮閉(occlusion)療法：遮住視力較好的一眼。

   (2) 禁制(penalization)療法：視力較好的一眼點高濃度阿托品眼藥水。

⊃ 老視

　　許多病人常把老視和遠視混淆，實際上兩者完全不同；老視又稱為老花眼，是**隨著年齡增加而眼睛調節力減弱**的一種老化生理現象，在看近距離時，需老花眼鏡才能看清楚。

1. 老視也被定義為視力調節的近點大於 20 cm 以上的人，是因隨著年齡增長，水晶體的彈性變弱，導致眼睛失去調焦的能力，無法看清近物的現象。

2. 正視眼的老視一般約在 40 歲左右開始，隨著年齡增加，睫狀肌收縮力逐漸衰弱，加上水晶體核逐漸增大、變硬，以及晶體囊彈性減弱，水晶體可塑性降低而不能充分變形，調節力逐漸減退，近點逐漸後退變遠。

⊃ 遠視的眼底所見

1. 高度遠視：眼底檢查可能有閃緞狀視網膜(shot silk retina)，又稱閃緞狀眼底(shot silk fundus)，視神經乳頭邊緣模糊，此為假性視神經炎，視盤無高起，但邊緣模糊不清且生理陷凹消失。

2. 假性視神經炎：與早期視乳頭水腫的區別在於假性視神經炎有正常血管徑的靜脈搏動，而無視網膜水腫或出血。視神經炎在乳頭部分之發炎常是單側，造成視力減退和中心性盲點。假性視神經炎無視力、視野等機能障害，且其像固定不變。

（三）遠視的治療

1. 遠視為先天性者多屬停止狀態，且不隨年齡增長而進行，同時遠視眼的最好治療辦法就是驗光及配戴合適的眼鏡，或者用手術治療。

2. 如果視力正常又無症狀發生，則不需要矯正；若有視力疲勞症狀、集視過度或視力已受影響，則應配戴合適的凸透鏡片矯正。

3. 遠視的矯正，一般而言越完全效果也越好。戴上眼鏡後以感覺舒適及視覺變好為標準，如果不能接受給定的度數，也可以斟酌情況彈性處理。

三、散光(Astigmatism)

　　散光或稱為亂視，是因角膜或水晶體不規則彎曲，使從無限遠來的光線，其水平及垂直影像聚焦於不同的位置，也就是光線在透過眼球的屈光系統之後，不能聚合成單一個點狀，而形成兩條不同焦距上相互垂直的線狀影像。

（一）散光的原因及分類

● 散光的原因

1. 散光一般是由於**眼球屈光體表面的彎曲度不均勻**，光學中心偏離視軸或屈光率變異等原因引起。

2. 亂視眼無法如遠視眼用眼睛的調節作用，或如近視眼移動觀察目標與眼睛的距離來得到較清晰的物體影像。形成的原因歸納如下：
   (1) 光學因素：包括眼角膜前表面各子午線方向的曲率不相等，和水晶體各楔狀面的屈光指數不相等所造成。
   (2) 病理因素：包括先天性異常和後天性疾病，如角膜炎、角膜潰瘍、圓錐角膜、外傷或小水晶體症、圓錐狀水晶體症、晶狀體偏斜、不全脫臼等，造成角膜的前表面不平整或水晶體各楔狀面的折射率不相等。

● 散光的分類

1. 依規則性：分為規則性散光和不規則性散光。

2. 依散光主經線之方向：分為順規性散光、逆規性散光和斜軸性散光。

3. 依眼球的屈光異常情況：分為單純性散光、複合性散光和混合性散光。

4. 依眼球的光學元件：分為角膜性散光和晶體性散光。

5. 依對稱性：分為對稱性散光和不對稱性散光。

（二）散光的屈光情況

1. 散光通常是因為角膜的前表面呈橄欖球形狀所引起，任何光線都不能集結成單一個焦點，只能形成焦線；規則性散光是在一個正常橢圓形的屈光表面下所產生的散光，此橢圓形屈光表面的最大曲率和最小曲率的經線互相垂直，而散光度數就是這兩條主經線的曲率半徑的相差值。

2. 平行光線進入規則性散光眼後，形成相互垂直的兩條焦線，此兩條焦線的間隔稱為焦隔(focal interval)，或斯圖姆氏間距(interval of Sturm)，即從前主焦點到後主焦點間的距離。在兩條焦線間的中間，是圓形的最小迷亂圈。

（三）散光的症候及臨床處置

➲ 散光的症候

1. 散光的症候差異相當大，輕度者通常沒有什麼感覺，視力也還好（用視力調節克服），頂多在閱讀或近距離工作告一段時間後會感到眼睛疲勞現象。

2. 視力模糊是最主要的常見症狀，其範圍從輕微的聚焦問題到嚴重的視力困擾。稍重的散光病人因眼睛必須極力作視力調節，不論是看遠或看近，均感到模糊不清、影像不等，並常訴說單眼複視及眼睛疲勞。

3. 散光容易引起視力減退，遠離視網膜之焦線方向的視標，其顏色變淡、邊緣不清且不易辨認，視力因而下降，較重的散光甚至會產生複視。

➲ 散光的臨床處置

1. 高度散光即使用適當的眼鏡矯正仍難達到正常視力，此稱為散光性弱視，而散光發生率在性別上並無太大差異。散光多半合併有遠視和近視，且遠視和近視的程度越高，發生散光的機率也越多。

2. 規則性散光可用普通眼鏡的**圓柱鏡片**或隱形眼鏡作光學矯正；不規則性散光則多半肇因於角膜病變，故治療應先針對其成因性疾患，例如角膜血管翳引起之不規則性散光，須先將其清除後，再作配鏡之考慮。

四、弱視(Amblyopia)

弱視是孩童在視力發展的關鍵期，因視覺影像不清晰，可能造成眼睛與腦部視覺皮質的發育與聯繫不完全，也就是眼睛和大腦協同運作的問題而造成視力失調，眼睛本身並無器質性病變，其所造成的影響是視力發育不良；另外可能的原因是，發育期因疾病影響眼睛的對焦功能，例如受到先天性白內障、先天性眼瞼下垂的影響，或是斜視(strabismus)、兩眼屈光異常，如不等視(anisometropia)、高度散光等所造成。

（一）弱視的原因及分類

弱視的三個主要常見原因是**斜視、不等視**和**視覺剝奪**（如介質不透明、眼瞼下垂）。

1. **斜視性弱視**：以內斜視的弱視較常見，且往往較嚴重；眼球肌肉因不能協調運作，造成兩眼視線無法對焦在目標物上，而大腦視覺中樞為克服斜視所造成的複視，會選擇性抑制斜視眼的視覺傳導，斜視眼黃斑部功能長期被抑制而形成弱視。有斜視時，若只用正位眼睛固視，通常偏斜的眼睛視覺機能會下降；但**如有自發交替性固視能力，則弱視較輕微，甚至不會有弱視現象**。

2. **屈光參差（不等視）性弱視**：**雙眼屈光參差 2.00 D 以上**，例如一眼正視，另一眼遠視+2.00 D，因兩眼視網膜成像不等造成融像困難，**屈光不正較重的一眼被抑制，形成弱視，進而影響立體感的發育**。

3. 屈光不正性弱視：**高度遠視比高度近視容易發生弱視**，遠視+3.00 D 以上、近視-6.00 D 以上或散光 2.00 D 以上的幼兒，在兒童期或學齡前未得到矯正者，易發生屈光不正性弱視。

4. **視覺剝奪性弱視**：由於先天性白內障、上眼瞼下垂、角膜混濁等，使得視覺發育過程中，視網膜無法得到足夠的光刺激，視網膜黃斑部成像困難所造成的弱視；另一類是因器質性斜視、眼球震顫、先天性全色盲等引發的弱視。

（二）弱視之治療

1. 視力的發育在嬰兒時期大約只能達到 20/200~20/400；1~3 歲發育較快，可達 20/30；3~5 逐漸達到 20/20 的正常視力。人類視神經的發育在 6 歲以後幾乎

就 100%完成，若視覺發展過程中大腦未受到適當刺激，造成視力進展受阻，便可能出現弱視，故 2~6 歲間一般為弱視預防治療的黃金時期。兒童弱視篩檢的標準為裸視小於 0.8。

2. 斜視和兩眼不等視造成的**弱視通常只有單眼，遮蓋正常眼去使用弱視眼是目前最有效的治療方法，且弱視眼的屈光異常必須要同時以眼鏡完全矯正。**先依屈調需要戴眼鏡矯正之後，將視力較好的一眼遮蓋，強迫使用弱視的一眼以刺激其視神經發育。**阿托品禁制療法**(Atropine penalization)**點在正常的眼睛**使其視力模糊，強迫使用弱視的另一眼也為一種變通的方式，但須特別注意，幼兒的視力尚在發育階段，**正常眼仍會因遮蓋過久未使用，而有變弱視的可能**。因此，在弱視治療期間，雙眼視力的追蹤檢測是非常重要的。

3. 高度屈光不正所造成的弱視，以配戴眼鏡矯正治療為主，且須整天配戴，方可達到治療效果。

4. 視覺剝奪性弱視的治療，則必須先矯正造成視覺剝奪之原因。

五、斜視

　　剛出生之新生兒因雙眼內聚(convergence)相對較弱，故**出生後早期眼位最常見為外斜視。通常 2~3 個月後眼睛定位逐漸正常**，立體感約在 3~5 個月時形成，**視覺系統的發展在 7~8 歲前影響最大。**

　　斜視與複視、弱視有關，是當雙眼目視物體時，兩眼視軸無法準確對焦的情況，除了影響外觀，也會使病人產生複視和喪失立體感。

1. 斜視病人要避免複視，大腦一般有兩個機制，一是抑制(suppression)，一是異常的視網膜對應(abnormal retinal correspondence)。

2. 出生 6 個月內發生的稱為先天性斜視，也是造成弱視的主因之一；而 6 個月後才出現的斜視，稱**後天性斜視**。除了視力因素外，頭部創傷、**腫瘤**、高血壓、**糖尿病**、中風、**重症肌無力**，以及化療等，皆為可能的成因。

3. 相較於成年人的後天性斜視，**斜視的小孩因為視力發育還不成熟，容易產生抑制**(suppression)，**所以較不會有複視現象。**

（一）斜視的檢查

常用的斜視檢查方法包括角膜光反射(Hirschbeng test)、遮蓋測試(cover test)、馬篤氏(Maddox)鏡片測試、立體感測試等。

1. 角膜光反射：以光反射點是否在瞳孔中央判斷是否斜視，角膜反射每相差 1mm 的移位大約相當於 7°~8°，若一眼在瞳孔正中央，而另眼在瞳孔緣，則偏斜約 12°~15°；在角膜緣上則偏斜約 45°，在角膜中心與角膜緣之間的中點則斜視度約為 25°。

2. 遮蓋測試：分為單眼遮蓋法及雙眼交替遮蓋法。一般先作兩眼交替遮蓋法，如果查出有眼位不正現象，再作單眼遮蓋法。觀察在輪換遮蓋的瞬間，去掉遮蓋的眼球有無轉動現象判斷是否斜視。

3. 馬篤氏鏡片測試：馬篤氏鏡片由多根小玻璃桿彼此平行排列構成，由於柱狀透鏡具有與其軸平行的光線通過不屈折、與軸垂直光線屈折的性質，因之通過馬氏桿看點狀光源時會形成一條與柱鏡軸垂直的光條，主要用於檢查隱性斜視。

4. 魏氏四點(Worth four-dot)測試：是根據紅綠顏色互補的原理設計的，由左右兩邊各一綠燈，上方一紅燈，下方一白燈作菱形排列。受檢者右眼戴紅色鏡片，左眼戴綠色鏡片，正常者應可看到四個燈。若僅見兩個紅燈者為左眼抑制；僅見三個綠燈者為右眼抑制；紅燈、綠燈交替出現但不能同時知覺者，為交替抑制；同時看到五個燈，即兩個紅燈和三個綠燈，表示有隱性或顯性斜視。

5. 立體感測試：立體視覺是雙眼視覺功能中最高層次的一環，大腦經由產生「融像」而維繫三維立體空間的感覺。常用的立體感測試工具包括帝特摩斯(Titmus)、台大 300 亂點圖(NTU 300 random dot)、TNO 亂點圖、Randot E 亂點圖，顏氏(顏少明)亂點圖等。

（二）斜視的原因及分類

1. 內斜視(esotropia)：因雙邊眼球內聚造成，可分調節性和非調節性內斜視。
   (1) 調節性：又可細分為屈光調節性、非屈光調節性及混和調節性。屈光調節性通常發生在**高度遠視者**，主要是+4.00 D ～ +7.00 D。

(2) 非調節性：又可細分為**聚合過度**(convergence　excess)及調節不足(hypo-accommodative)。高度近視性內斜視大多屬於調節不足，主要是因為上直肌與外直肌此兩條眼外肌控制異常所致。

(3) 嬰幼兒自發性內斜視常發生在正常小孩出生後的前 6 個月，原因不明，斜視角度通常比較大($> 30 \triangle$)且穩定。

2. 外斜視(exotropia)：因雙邊眼球分散而造成。先天性外斜視多為神經系統疾病，或是伴有其他視力問題的表徵。

3. 上下斜視：因雙眼無法垂直對焦而造成。

4. 旋轉斜視：因眼睛的視軸作順時針或逆時針旋轉偏斜者。

5. 隱性斜視：有些病人只在特殊情況下才會出現斜視的現象。

6. **AV 型斜視**：是一種同時伴有垂直非共同性斜視的水平性斜視，即當向上和向下看時，水平斜度發生較明顯的變化，並以 "A" 和 "V" 字母形象命名的一類斜視現象。內斜視或外斜視者向正上方或正下方注視時，斜度允許有一定的差異，例如內斜視向下注視時，斜度比向上注視時大，外斜視向上注視時，斜度比向下視時大，但若上下差異太大，便會形成此種 AV 型斜視。目前一般公定向上與向下看的斜視角度，相差至少 10 個稜鏡度以上，才能診斷為 A 型，而向上與向下看的斜視角度，相差至少 15 個稜鏡度以上，才能診斷為 V 型。兩字母開口方向表示分開強或集合弱，字母尖端方向表示集合強或分開弱，A 型斜視常伴有上斜肌功能亢進(overaction)，V 型斜視常伴有下斜肌功能亢進。A 型外斜視者向上看時外斜度數變小，向正下方看時外斜度數增大，常有上斜肌功能過強，內收眼位時眼球內陷；V 型外斜視常見於兒童，向上看時外斜視較重，向下看時外斜視較輕，**可能是上直肌機能不足(underaction)導致下斜肌過度作用所造成**。A 型內斜視者向上看時，內斜度數增大，向下看時內斜度數減少，可能有上斜肌功能過強，內收眼位時眼球內陷；V 型內斜視者向下看時內斜度數增大，向上看時內斜度數變小，常有下斜肌功能過強。

（三）斜視之治療

1. 小孩斜視應及早治療，以免影響視力的發育與雙眼立體視覺功能的發育。斜視的治療依類型及潛在病因有所不同，如配戴眼鏡或進行斜視手術。

2. 兒童調視性內斜視應盡早戴上度數完全矯正(full correction)的遠視眼鏡，看近物時甚至還可加配雙焦(bifocals)眼鏡矯正；若併有斜視性弱視，則最好再加上遮閉療法(occlusion therapy)。

3. 複視可用遮蓋單眼或稜鏡眼鏡治療，如內斜病人配戴基底朝外的稜鏡鏡片。

4. **手術矯正主要是調整眼外肌**，方式包括截短相對眼外肌，以增強張力的**眼肌切除手術**(resection)、將眼外肌之固著點向後，以減弱張力的**眼肌後縮手術**(recession)，和將內、外直肌附著點作垂直移位，以調整眼球轉動的**眼肌轉位手術**(transposition)。

歷屆試題

( ) 1. 高度近視病人好發下列哪一種青光眼？(A)色素性青光眼　(B)新生血管型青光眼　(C)隅角開放型青光眼　(D)隅角閉鎖型青光眼　　　　　　　　（109 特師二）

( ) 2. 關於隅角閉鎖型青光眼的危險因子，不包括：(A)男性　(B)東方人　(C)家族史　(D)遠視　　　　　　　　　　　　　　　　　　　　　　　（109 特師二）

( ) 3. 有關中央視網膜靜脈阻塞的敘述，下列何者正確？(A)主要跟隅角閉鎖型青光眼有關　(B)主要是中央視網膜靜脈在 lamina cribosa 後的阻塞　(C)眼壓的測量與追蹤對於後續病情的變化角色不大　(D)發生後打預防性的視網膜雷射可以防止虹膜新生血管　　　　　　　　　　　　　　　　　　（109 特師一）

( ) 4. 下列何種藥物不增加房水排出？(A)乙型阻斷劑(beta blocker)　(B)腎上腺受器促進劑(alpha-adrenergic agonist)　(C)擬副交感神經製劑(parasympathomimetic agent)　(D)前列腺素製劑(prostaglandin analogues)　　　　　（109 特師一）

( ) 5. 下列有關內斜視的可能成因，何者錯誤？(A)聚合過度(convergence excess)　(B)開散麻痺(divergence paralysis)　(C)高度近視造成的調節性內斜視(accommodative esotropia)　(D)第六對腦神經麻痺　　　　　　　（109 專高）

( ) 6. 有關色覺異常與眼疾的相關配對以及其原理，下列敘述何者錯誤？(A)核性白內障常導致藍黃色覺異常　(B)錐細胞失養症常導致紅綠色覺異常　(C)青光眼常導致藍黃色覺異常　(D)眼疾致色覺異常的假說為 Köllner's law，即內層視網膜或神經纖維受損容易導致黃藍色盲，外層視網膜或神經纖維受損容易導致紅綠色盲　　　　　　　　　　　　　　　　　　　　　　　　（109 特師二）

( ) 7. 下列臨床表徵何者不常見於老年性黃斑部病變(macular degeneration)？(A)視力下降　(B)對比敏感度下降　(C)部分個案未經訓練自行應用偏心注視(eccentric fixation)於閱讀　(D)周邊視野損失　　　　　　　　　　　　　（109 特師二）

( ) 8. 高度近視併發症是造成低視力的主因之一，伴隨高度近視而來的眼睛併發症，下列敘述何者錯誤？(A)青光眼　(B)黃斑部病變　(C)視網膜剝離　(D)葡萄膜炎　　　　　　　　　　　　　　　　　　　　　　　　（109 特師一）

( ) 9. 遺傳性視神經病變(leber hereditary optic neuropathy, LHON)的敘述，下列何者錯誤？(A)為視網膜神經節細胞(retinal ganglion cell)退化　(B)影響範圍主要為視乳突黃斑部纖維束(papillomacular bundle)　(C)常造成中心視野缺失　(D)為粒線體遺傳疾病，所以只有年輕男性會發病　　　　　　　　　　（109 專高）

（　）10. 一般稱近視超過 6 個屈光度為高度近視，可能併發症包括哪些？(1)黃斑部變性及出血　(2)眼軸變短及眼球內縮　(3)周邊視網膜變性及裂孔　(4)患青光眼機率增高。(A)(1)(2)(3)　(B)(1)(2)(4)　(C)僅(3)(4)　(D)(1)(3)(4)　**（109 特師一）**

（　）11. 下列何種疾病最容易造成黃斑部水腫？(A)青光眼　(B)中央視網膜動脈阻塞(central retinal artery occlusion)　(C)中央視網膜靜脈阻塞(central retinal vein occlusion)　(D)視網膜剝離　**（109 專高）**

（　）12. 典型黃斑部病變的症狀，下列何者最少見？(A)中心亮點　(B)影像扭曲 (C)視力模糊　(D)視野缺損　**（109 專高）**

（　）13. 有關青光眼的治療敘述，下列哪些適當？(1)配眼鏡能改善因視野缺損造成的模糊　(2)需持續藥物治療控制眼壓　(3)手術治療的原因是要改善視野缺陷 (4)有時須雷射治療。(A)(1)(3)　(B)(1)(4)　(C)(2)(3)　(D)(2)(4)　**（109 特師一）**

（　）14. 下列哪些會增加老年性黃斑部病變的風險？(1)藍光傷害　(2)黑色虹膜　(3)吸菸　(4)缺少抗氧化劑攝取。(A)(1)(2)(4)　(B)(1)(2)(3)　(C)(1)(3)(4) (D)(2)(3)(4)　**（109 特師一）**

（　）15. 有關色素性視網膜病變的敘述，下列何者錯誤？(A)主要影響感光細胞　(B)通常初期日間視力正常，但夜間視力模糊　(C)視野縮小　(D)高單位的維生素 D 可以延緩視網膜電圖的變化　**（109 特師一）**

（　）16. 雙側視乳突水腫(papilloedema)所造成的最常見主要原因為何？(A)顱內壓升高 (B)青光眼　(C)高度近視　(D)甲狀腺機能亢進　**（109 特師一）**

（　）17. 一青壯年患中心性漿液性脈絡膜視網膜病變，下列敘述何者錯誤？(A)病因不明確，可能與情緒波動，精神壓力過大有關　(B)使用類固醇可為誘發因素 (C)視物變形、變大、變暗　(D)可於 3~6 月內自行恢復　**（109 特師一）**

（　）18. 有關糖尿病視網膜病變分期，下列何者正確？(A)硬性滲出物(hard exudate)代表進入增殖性糖尿病視網膜病變　(B)牽引性視網膜剝離代表進入增殖性糖尿病視網膜病變　(C)棉絮斑(cotton-wool spot)代表進入增殖性糖尿病視網膜病變 (D)視網膜新生血管代表非增殖性糖尿病視網膜病變　**（109 專高）**

（　）19. 阿姆斯勒(Amsler grid)檢查表可檢測大約幾度的視野？(A) 90 度　(B) 60 度 (C) 30 度　(D) 10 度　**（109 特師一）**

（　）20. 一位 65 歲男性有嚴重結疤的老年性黃斑部退化合併嚴重白內障，接受白內障摘除與人工水晶體植入手術後，可能得到的改善，下列敘述何者較不可能？ (A)可以得到較有用的色覺感知　(B)可以得到較有用的周邊視野　(C)可以預防青光眼等併發症的發生　(D)可以得到明顯的視力改善　**（109 特師一）**

（　　）21. 為低視力病人配置輔具時，根據視野缺損的特性不同，輔具的選擇也會有所不同。下列哪一疾病所導致的低視力病人，不是以中心性視野缺損為主？(A)色素性視網膜炎(retinitis pigmentosa)　(B)老年性黃斑部病變　(C)後囊型白內障　(D)視神經炎　　　　　　　　　　　　　　　　　　　**（109 專高）**

（　　）22. 搖晃嬰兒症候群(shaken baby syndrome)造成失明，主要發生於眼睛何處？(A)視網膜　(B)水晶體　(C)角膜　(D)睫狀體　　　　　　**（109 特師一）**

（　　）23. 有關糖尿病視網膜病變的敘述，何者錯誤？(A)初期沒有明顯症狀　(B)控制血糖對於延緩疾病的進展沒有幫助　(C)若併發黃斑部水腫，則會造成視力嚴重受損　(D)應定期眼底檢查，評估病變的進展程度　　　　**（109 特師二）**

（　　）24. 有關糖尿病視網膜病變之起始係主要影響哪種結構？(A)動脈　(B)靜脈　(C)微小血管　(D)視神經纖維　　　　　　　　　　　　　**（109 特師二）**

（　　）25. 有關視網膜的敘述，下列何者錯誤？(A)錐狀細胞富含於黃斑部中央，主司視力及色覺　(B)維生素 A 缺乏有可能導致錐狀細胞功能失調而引起夜盲症　(C)維持感光細胞(photoreceptors)的正常運作需要有完整的視網膜色素上皮層(retinal pigment epithelium)及布魯赫氏膜(Bruch's membrane)　(D)老年性黃斑部病變一開始常出現視網膜色素上皮層下隱結(drusen)的堆積　　**（109 特師二）**

（　　）26. 對於有新的飛蚊症症狀病人的建議，下列何者錯誤？(A)應該做散瞳的視網膜檢查　(B)觀察即可　(C)有可能是玻璃體退化　(D)如果有視網膜裂孔，視情況做預防性雷射治療　　　　　　　　　　　　　　**（109 特師二）**

（　　）27. 典型視網膜剝離的症狀，下列何者最少見？(A)影像扭曲　(B)怕光流淚　(C)視力模糊　(D)視野缺損　　　　　　　　　　　　　　　**（109 特師二）**

（　　）28. 視網膜黃斑部水腫會造成病人視力下降可能的原因為下列何者？(1)虹彩炎(2)先天性黃斑部發育不全（如白化症 albinism）　(3)視網膜靜脈阻塞　(4)糖尿病視網膜病變。(A)(1)(2)(3)　(B)(1)(3)(4)　(C)(1)(2)(4)　(D)(2)(3)(4)

（109 特師二）

（　　）29. 關於急性青光眼的敘述，下列何者錯誤？(A)眼壓升高　(B)常伴隨眼睛疼痛與視力模糊　(C)應盡快給予靜脈食鹽水輸液注射　(D)手術後之急性青光眼，有時需將房水抽出以減壓　　　　　　　　　　　　　　　　　**（109 特師二）**

（　　）30. 有關弱視的治療，下列何者錯誤？(A)遮蓋正常眼去使用弱視眼是目前最有效的治療方法　(B)阿托品禁制療法(Atropine penalization)點在正常的眼睛也是一種變通的方式　(C)弱視眼的屈光異常必須要同時以眼鏡完全矯正　(D)幼兒正常眼在遮蓋治療時期因視力已正常不會因遮蓋而變弱視　　　**（109 特師二）**

( ) 31. 高度近視內斜視(high myopia esotropia)，主要是哪兩條眼外肌控制異常？
(A)上直肌與內直肌　(B)上直肌與外直肌　(C)下直肌與內直肌　(D)下直肌與
外直肌　　　　　　　　　　　　　　　　　　　　　　　　　　（109 特師二）

( ) 32. 高度遠視的老年人，容易有隅角閉鎖性青光眼的急性發作。下列相關敘述何
者錯誤？(A)高度遠視的老年人一般前房較淺，隅角較窄　(B)若有白內障，水
晶體密度增加形狀變突，也可能致使虹膜前傾壓迫隅角　(C)隅角有小樑網
(trabecular meshwork)，大部分的房水都是由此處排出的　(D)點散瞳劑也可能
是造成急性發作的原因，因為睫狀肌麻痺，懸韌帶放鬆造成水晶體屈光度增
加，向前突出壓迫隅角　　　　　　　　　　　　　　　　　　　（110 專普）

( ) 33. 下列何者不是增殖性糖尿病視網膜病變常見的併發症？(A)玻璃體出血　　(B)
滲出性視網膜剝離　(C)虹膜新生血管　(D)新生血管性青光眼　（110 專普）

( ) 34. 有關色素性視網膜炎(retinitis pigmentosa)的說明何者錯誤？(A)可能是偶發突
變或是遺傳而來　(B)會有夜盲現象　(C)周邊視野會漸漸缺損，晚期視力可能
嚴重受損　(D)若早期發現，可用藥物有效治療，恢復視力　　　（110 專普）

( ) 35. 有關脈絡膜腫瘤導致視網膜剝離(retinal detachment, RD)的類型，下列何者正
確？(A)裂孔型視網膜剝離(rhegmatogenous RD)　(B)牽引型視網膜剝離
(tractional RD)　(C)滲出型視網膜剝離(exudative RD)　(D)合併裂孔型與牽引
型視網膜剝離　　　　　　　　　　　　　　　　　　　　　　（110 專普）

( ) 36. 有關遺傳性視神經病變(Leber hereditary optic neuropathy, LHON)的敘述，下列
何者正確？(A)為視網膜色素層退化　(B)主要影響視乳突黃斑部纖維束
(papillomacular bundle)　(C)雙眼同時發病很常見　(D)不會發生於女性
　　　　　　　　　　　　　　　　　　　　　　　　　　　　（110 專普）

( ) 37. 下列青光眼與性別的關係何者正確？(A)隅角開放性青光眼女性比男性多　(B)
隅角閉鎖性青光眼女性比男性多　(C)隅角開放性青光眼男性比女性多　(D)隅
角閉鎖性青光眼男性比女性多　　　　　　　　　　　　　　　　（110 專普）

( ) 38. 有關高度近視導致的斜視問題，下列敘述何者錯誤？(A)因高度近視眼球的變
化，會導致上直肌往鼻側偏移　(B)因高度近視眼球的變化，會導致外直肌往
下側偏移　(C)因高度近視眼外肌的偏移，會導致眼球往外側偏移，形成外斜
視　(D)核磁共振掃描(MRI)影像可以應用於診斷此種疾病　　　（110 專普）

( ) 39. 下列哪一項是發生急性原發性隅角閉鎖型青光眼(acute primary angle-closure
glaucoma, acute PACG)的危險因素？(A)近視　(B)年輕人　(C)男性　(D)眼軸
較短　　　　　　　　　　　　　　　　　　　　　　　　　　（110 專高）

（　）40. 有關弱視(amblyopia)下列何者錯誤？(A)最常見的原因為斜視(strabismus)及不等視(anisometropia)　(B)高度近視比高度遠視容易發生弱視　(C)幼兒白內障或眼瞼下垂(ptosis)可能造成刺激剝奪性弱視　(D)小孩視力發育時期高度單眼或雙眼散光(astigmatism)未矯正就可能發生弱視　　　　　　　　　　（110 專高）

（　）41. 下列敘述有關於類固醇製劑對眼壓之影響，何者錯誤？(A)高效價的類固醇眼藥製劑容易引起眼壓上升　(B)使用類固醇眼藥製劑的頻率與眼壓上升的程度呈正相關　(C)眼球內注射類固醇製劑將會導致眼壓上升　(D)給予系統性類固醇製劑不會導致眼壓上升　　　　　　　　　　　　　　（110 專高）

（　）42. 下列關於青光眼的敘述，何者錯誤？(A)眼壓一定會升高　(B)青光眼可能是慢性漸進性的視神經病變伴隨視野缺損　(C)長期使用類固醇也可能引起青光眼　(D)與歐美比較，隅角閉鎖型青光眼在亞洲人較為常見　　　（110 專高）

（　）43. 隅角開放型青光眼的危險因子，下列何者錯誤？(A)高齡　(B)黑人　(C)家族史　(D)遠視　　　　　　　　　　　　　　　　　　　　　　　　　（110 專高）

（　）44. 下列哪一項因子，是目前已知與老年性黃斑部病變最相關之危險因子？(A)吸菸　(B)喝酒　(C)高血脂　(D)體重過重　　　　　　　　　　　　（110 專高）

（　）45. 視網膜剝離是指內層視網膜與下列哪一層分離？(A)玻璃體　(B)視網膜色素上皮　(C)睫狀體　(D)水晶體　　　　　　　　　　　　　　　　　　　（110 專高）

（　）46. 下列何者不是眼科急症？(A)中央視網膜動脈阻塞(central retinal artery occlusion)　(B)色素性視網膜炎(retinitis pigmentosa)　(C)角膜強酸傷害　(D)急性青光眼　　　　　　　　　　　　　　　　　　　　　　　　　（110 專高）

（　）47. 有關視網膜裂孔的說明，何者錯誤？(A)視網膜裂孔最常發生的位置是在上顳側的位置　(B)巨大視網膜裂孔(giant retinal tear)是指裂孔大於 60 度圓周範圍　(C)馬蹄狀裂孔比圓形裂孔更容易導致視網膜剝離　(D)局部雷射光凝固治療是治療的首選　　　　　　　　　　　　　　　　　　　　　　　　　（110 專高）

（　）48. 有關糖尿病視網膜病變的敘述，下列何者正確？(A)盛行率隨著年齡和罹患糖尿病的時間增加　(B)糖尿病黃斑部水腫目前僅能以雷射治療，無法使用玻璃體內藥物注射治療　(C)與血糖值無關，所以不用積極控制血糖　(D)患有增生性糖尿病視網膜病變的病人，中風和死亡率和健康人一樣　　　　　（110 專高）

（　）49. 高度近視易造成的視網膜剝離，其相關因素較不包括下列何者？(A)白內障形成的時間提早　(B)後玻璃體剝離機會增加　(C)沒有症狀的退化性視網膜裂孔發生率高　(D)較易形成晶格狀視網膜退化　　　　　　　　　　　（111 專普）

（　）50. 某位 6、7 歲小朋友有下列眼屈光異常，何者比較會有弱視之虞？(A)兩眼近視各-2.00 D　(B)兩眼遠視各+2.00 D　(C)一眼正視，另一眼近視-2.00 D　(D)一眼正視，另一眼遠視+2.00 D **(111 專普)**

（　）51. 有關高度近視併發白內障之好發型態，下列何者正確？(A)前囊下型和皮質型 (B)前囊下型和核心型　(C)皮質型和後囊下型　(D)核心型和後囊下型

(111 專高)

（　）52. 有關水晶體引起的青光眼，下列敘述何者錯誤？(A)過度成熟性白內障造成的晶體溶解性青光眼(phacolytic glaucoma)屬於續發性隅角開放性青光眼　(B)水晶體過度腫脹(phacomorphic)引發的眼壓急性增高屬於續發性隅角閉鎖性青光眼　(C)先天性小水晶體(microspherophakia)引發急性眼壓增高屬於續發性隅角開放性青光眼　(D)外傷性水晶體脫位引發眼壓急性增高屬於續發性隅角閉鎖性青光眼 **(111 專高)**

（　）53. 讓 50 歲以上成人視力不良的退化眼部疾病，下列何者較少見？(A)老花眼、白內障　(B)眼翳　(C)老年性黃斑部病變　(D)滲出性視網膜病變，例如：Coats disease **(111 專高)**

（　）54. 有關外傷性青光眼，下列何者錯誤？(A)通常單眼　(B)初期前房積血的量與之後引發的併發症具正相關　(C)初期眼壓增高通常是血塊或紅血球塞住小樑網(trabeculum)　(D)外傷性前房積血合併隅角退縮(angle recession)並不常見

(111 專高)

（　）55. 有關類固醇引發青光眼的敘述，下列何者錯誤？(A)任何形式的使用類固醇包括局部或全身使用都可能引起眼壓增高　(B)有青光眼的人或有家族史的人對類固醇引發眼壓增高更敏感　(C)口服全身性使用較少引發眼壓增高，與劑量及時間有關　(D)一旦發生，停止使用類固醇也無法改善眼壓 **(111 專高)**

（　）56. 下列何者不是目前青光眼藥物治療的作用機轉？(A)減少玻璃體的體積　(B)降低房水的產量　(C)減少角膜水腫　(D)增加房水的排出 **(111 專高)**

（　）57. 有關青光眼的敘述，下列何者錯誤？(A)慢性進行性視神經病變　(B)視網膜神經纖維層變薄　(C)進行性視網膜神經節細胞(ganglion cells)凋亡　(D)進行性視神經星狀膠細胞(astrocytes)數量減少 **(111 專高)**

（　）58. 有關視網膜母細胞瘤(retinoblastoma)之敘述，下列何者正確？(A)雖會導致患童視力受損甚至失明，幸而無生命威脅之風險　(B)簡單篩檢方法為觀察兒童瞳孔有無正常紅反射　(C)多數好發於 6 歲以上之學齡兒童　(D)此疾病的特色為大多數雙側發病、偶爾可觀察到眼球紅腫疼痛，早期發現治療非常重要

(111 專高)

（　）59. 有關弱視(amblyopia)的發生原因，下列敘述何者正確？(A)高度散光會造成弱視，但高度遠視不會造成弱視　(B)斜視不會造成弱視　(C)弱視兒童配戴眼鏡只要在上課時配戴即可　(D)兩眼視差過大，可能造成弱視　　　　**（111 專高）**

（　）60. 下列何者不是造成早產兒視網膜病變相關的危險因子？(A)新生兒出生體重過輕　(B)給予氧氣濃度過高，時間太久　(C)出生時阿普伽新生兒評分(Apgar score)分數太高　(D)合併其他全身性疾病　　　　**（111 專高）**

（　）61. 下列何種疾病比較不會造成滲出性視網膜剝離(exudative retinal detachment)？(A)增殖性糖尿病視網膜病變　(B)全葡萄膜炎　(C)脈絡膜腫瘤　(D)中央漿液性視網膜剝離(central serous chorioretinopathy)　　　　**（111 專高）**

（　）62. 下列何者為視網膜剝離的主要危險因子？(A)遠視眼　(B)視網膜裂孔　(C)斜視　(D)角膜潰瘍　　　　**（112 專普）**

（　）63. 下列何者不是形成滲出性視網膜剝離(exudative retinal detachment)主要的原因？(A)糖尿病視網膜病變　(B)脈絡膜腫瘤(choroidal tumor)　(C)後鞏膜炎(posterior scleritis)　(D)原田氏病症(Harada disease)　　　　**（112 專普）**

（　）64. 下列何者是牽引性視網膜剝離(tractional retinal detachment)的最常見原因？(A)糖尿病　(B)高血壓　(C)高血脂　(D)氣喘　　　　**（112 專高）**

（　）65. 單眼先天性眼瞼下垂長大後雖經眼瞼手術矯正改善，但該眼之最佳矯正視力仍不如另一沒有眼瞼下垂之眼睛而有弱視情形，這種弱視最可能屬於何種類型？(A)斜視性弱視(strabismic amblyopia)　(B)不等視性弱視(anisometropic amblyopia)　(C)刺激剝奪性弱視(stimulus deprivation amblyopia)　(D)雙側的屈光不正性弱視(bilateral ametropic amblyopia)　　　　**（112 專高）**

（　）66. 有關最常轉移至眼部的原發性腫瘤，下列何者正確？(A)女性為乳癌　(B)男性為肝癌　(C)女性為卵巢癌　(D)男性為腦癌　　　　**（112 專高）**

（　）67. 有關裂孔性視網膜剝離(rhegmatogenous retinal detachment, RRD)，下列敘述何者正確？(A)只有高度近視患者會發生　(B)絕大部分可以自行痊癒，不需雷射或手術治療　(C)只要有飛蚊症(vitreous floater)現象，眼底一定有視網膜剝離　(D)病理機轉大多是由於變性的視網膜被玻璃體拉出裂孔後，液化的玻璃體由裂孔處流入所造成　　　　**（112 專高）**

（　）68. 有關視網膜與疾病之相關性，下列敘述何者正確？(A)高度近視會造成視網膜剝離全是外傷造成　(B)糖尿病造成視網膜剝離通常發生於非增殖性視網膜病變　(C)視網膜剝離的預後取決於黃斑部影響與否　(D)有急性飛蚊症出現只需要觀察，不需要至眼科檢查　　　　**（112 專高）**

（　）69. 青光眼的分類，包括：(1)隅角閉鎖性青光眼 (2)隅角開放性青光眼 (3)續發性青光眼 (4)先天性青光眼。(A)僅(1)(2)　(B)僅(1)(3)(4)　(C)僅(2)(3)(4)　(D)(1)(2)(3)(4)　　　　　　　　　　　　　　　　　　　　　　　　**（112 專高）**

（　）70. 有關青光眼的雷射治療，下列何者錯誤？(A)雷射周邊虹膜造孔術(laser peripheral iridotomy)常運用在隅角開放性及隅角閉鎖性青光眼　(B)雷射周邊虹膜成形術(argon laser peripheral iridoplasty)主要運用在隅角閉鎖性青光眼 (C)雷射小樑成形術(laser trabeculoplasty)主要運用在隅角開放性青光眼　(D)對藥物及手術無法控制的青光眼可以考慮二極體雷射睫狀體破壞術(diode laser cyclodestruction)　　　　　　　　　　　　　　　　　　　　　　**（112 專高）**

（　）71. 色素性視網膜炎(retinitis pigmentosa)的主要症狀，不包括：(A)夜盲　(B)暗適應缺失　(C)進行性視野縮小　(D)畏光　　　　　　　　　　　　**（112 專高）**

（　）72. 高度近視失明的原因複雜，包含下列哪些項目？(1)黃斑部出血 (2)視網膜剝離 (3)飛蚊症 (4)青光眼。(A)(1)(2)(3)　(B)(1)(2)(4)　(C)(2)(3)(4)　(D)(1)(3)(4)　　　　　　　　　　　　　　　　　　　　　　　　　**（112 專高）**

（　）73. 有關斜視的敘述，下列何者錯誤？(A)顯性斜視(manifest strabismus)是指雙眼一起看時即可看出一眼斜視　(B)隱性斜視(latent strabismus)是指雙眼注視目標被中斷，例如遮擋一眼時才出現偏斜(deviation)　(C)小孩斜視應及早治療以免影響視力的發育與雙眼立體視覺功能的發育　(D)先天性內斜視治療以手術為主　　　　　　　　　　　　　　　　　　　　　　　　　　　　**（112 專高）**

（　）74. 下列哪些眼睛疾病可能同時造成視網膜剝離的機會最高？(A)白內障　(B)青光眼　(C)角膜潰瘍　(D)全葡萄膜炎　　　　　　　　　　　　　**（112 專高）**

（　）75. 正常眼壓性青光眼(normal tension glaucoma)與下列何種疾病相關？(A)高血壓 (B)阻塞型睡眠呼吸中止症(obstructive sleep apnoea syndrome)　(C)高度遠視眼 (D)慢性肝炎　　　　　　　　　　　　　　　　　　　　　　　　　**（112 專高）**

（　）76. 有關糖尿病視網膜病變之敘述，下列何者錯誤？(A)是長期高血糖引發血管內皮細胞傷害而造成的微小血管病變　(B)一般分為非增殖性與增殖性糖尿病視網膜病變　(C)增殖性視網膜病變者發生玻璃體出血或視網膜剝離的危險性比非增殖性視網膜病變者高　(D)非增殖性視網膜病變者發生心臟病或中風的危險性比增殖性視網膜病變者高　　　　　　　　　　　　　　　　**（113 專普）**

（　）77. 幼童單側突眼症最常見之原因為何？(A)橫紋肌肉瘤　(B)甲狀腺眼疾　(C)眼窩蜂窩性組織炎　(D)眼窩血管瘤　　　　　　　　　　　　　　**（113 專普）**

（　）78. 關於黃斑部裂孔之敘述，下列何者錯誤？(A)是指視網膜中心部位產生破洞 (B)可能由玻璃體的皺縮凝聚對黃斑部切線方向的拉扯而引起　(C)大多與眼部曾經外傷相關　(D)可以用氣體填充手術，或玻璃體切除手術輔以氣液交換術治療　　**（113 專普）**

（　）79. 急性隅角閉鎖性青光眼治療包括下列何者？(1)雷射虹膜切開術(iridotomr)為首選治療　(2)對側的眼睛應接受後續預防性雷射虹膜切開術　(3)白內障的因素也要考量　(4)急性期藥物治療以阿托平為首選。(A)(1)(2)(3)　(B)(1)(2)(4)　(C)(1)(3)(4)　(D)(2)(3)(4)　　**（113 專普）**

（　）80. 有關青光眼之敘述，下列何者錯誤？(A)青光眼是一群疾病非單一疾病　(B)為具特徵性的視神經病變　(C)眼壓一定大於 21 毫米汞柱(mmHg)　(D)會有相對應的視野缺損　　**（113 專普）**

（　）81. 下列何種近視造成的周邊視網膜退化，最可能引起視網膜剝離？(A)鋪路石(Paving stone)退化　(B)蜂巢狀(Honeycomb)退化　(C)晶格狀(Lattice)退化 (D)周邊囊樣(peripheral cystoid)退化　　**（113 專普）**

（　）82. 關於早產兒視網膜病變之敘述，下列何者錯誤？(A)早產兒出生時氧氣給的太少是主要危險因子　(B)出生妊娠週數小於 32 週的新生兒需要進行篩檢　(C)出生體重小於 1,500 克的新生兒需要進行篩檢　(D)視網膜的缺氧是造成早產兒視網膜病變血管異常的原因　　**（113 專高）**

（　）83. 所謂的櫻桃紅斑點(cherry-red spot)，是在下列哪一種視網膜血管阻塞疾病可見？(A)分支視網膜動脈阻塞　(B)分支視網膜靜脈阻塞　(C)中心視網膜動脈阻塞　(D)中心視網膜靜脈阻塞　　**（113 專高）**

（　）84. 慢性隅角開放性青光眼的症狀和病徵中，下列何者通常最遲才發生？(A)眼壓升高　(B)視力模糊　(C)視野缺損　(D)視神經杯盤比(cup/disc ratio)變大　　**（113 專高）**

（　）85. 罹患隅角開放性青光眼的危險因子，包括下列哪些項目？(1)年齡較大　(2)眼壓高　(3)家族病史　(4)遠視。(A)(1)(2)(4)　(B)(2)(3)(4)　(C)(1)(2)(3)　(D)(1)(3)(4)　　**（113 專高）**

（　）86. 下列何者不是高度近視的併發症？(A)格子狀退化　(B)視網膜剝離　(C)白內障　(D)黃斑部隱結(drusen)　　**（113 專高）**

（　）87. 有關中心性漿液性視網膜炎(central serous chorioretinopathy)之敘述，下列何者錯誤？(A)男性較為常見　(B)可使用類固醇治療　(C)可能會自行痊癒　(D)急性期可嘗試用凸透鏡(plus lens)改善視力　　**（113 專高）**

( ) 88. 關於先天性青光眼之敘述，下列何者錯誤？(A)先天性青光眼導因於前房隅角構造分化異常，使得小樑網阻力增加，進一步造成眼壓上升 (B)角膜混濁、畏光以及眼瞼痙攣是常見的症狀 (C)病患通常眼球體積較小，角膜直徑較小 (D)先天性青光眼男性發生的機率較高，雙眼發生的機率較高 **（113 專高）**

( ) 89. 新生血管性青光眼(neovascular glaucoma)可能起因於各種眼病變，下列何者最不相關？(A)脈絡膜黑色素瘤 (B)糖尿病視網膜病變 (C)中心視網膜靜脈阻塞 (D)無虹膜症(aniridia) **（113 專高）**

( ) 90. 下列視神經疾病與視野變化的關聯配對，何者不恰當？(A)非動脈炎性缺血性視神經病變大多呈下半方視野缺損且不越過水平中線(altitudinal defect) (B)雷伯氏視神經病變(Leber's hereditary optic neuropathy)患者常會呈現中心盲點(cecocentral scotoma) (C)視交叉部位的腫瘤常會造成雙眼鼻側視野缺損 (D)右側大腦顳葉的病變會造成左側上方視野同向(Homonymous)偏盲 **（113 專高）**

( ) 91. 下列何種檢查不屬於立體感(stereopsis)檢查？(A)魏氏四點(Worth four-dot)檢查 (B)帝特摩斯(Titmus)檢查 (C)台大 300 亂點圖(NTU 300 random dot)檢查 (D) TNO 亂點圖檢查 **（113 專高）**

( ) 92. 關於分支性視網膜靜脈阻塞(Branch retinal vein occlusion)之敘述，下列何者錯誤？(A)病人的症狀及視力取決於病變的位置，若病灶位於周邊視網膜，病人可能無症狀 (B)病人出現虹膜新生血管(iris neovascularization)及新生血管性青光眼(neovascular glaucoma)的機率比中心性視網膜靜脈阻塞(central retinal vein occlusion)高 (C)造成分支性視網膜靜脈阻塞最常見的原因為高血壓，需有效治療以降低血管疾病併發症 (D)眼底最常見的病灶位置位於上顳側(superotemporal quadrant) **（113 專高）**

📖 解答及解析

1. C 高度近視者常見的合併症，包括隅角開放性青光眼、周邊視網膜退化或裂孔甚至剝離、白內障、後鞏膜葡萄腫及外斜視等。

2. A 遠視者因眼軸較正常人來得短，前房隅角相對較窄，故罹患隅角閉鎖性青光眼的機率較高。隅角閉鎖性青光眼的危險因子包括年齡、種族（黑人及東方人）、糖尿病、類固醇、眼外傷及家族史等，女性發病率約比男性高 3~4 倍。

3. B 視網膜靜脈阻塞臨床上將之分為中央視網膜靜脈阻塞(central retinal vein occlusion, CRVO)與分枝視網膜靜脈阻塞(branch retinal vein occlusion, BRVO)，兩者的分別主要為中央視網膜靜脈是在篩板(lamina cribosa)之後的阻塞。病程長可出現廣泛視網膜缺血，導致視網膜下纖維化，久之形成視網膜新

生血管，進而形成新生血管性青光眼(neovascular glaucoma)，須定期測量眼壓與追蹤後續病情的變化。

4. A 乙型交感神經阻斷劑(β-blocker)屬於抑制房水產生的藥物。

5. C 內斜視是因雙邊眼球內聚而造成，可分為調節性內斜視和非調節性內斜視。調節性又可細分為屈光調節性、非屈光調節性及混和調節性。屈光調節性通常發生在高度遠視者，主要是+4.00 D ～ +7.00 D。非調節性又可細分為聚合過度(convergence excess)及調節不足(hypoaccommodative)。

6. D 眼疾致色覺異常的假說為 Köllner's law，即內層視網膜或神經纖維、視覺路徑、視覺皮質受損，易導致紅綠色盲，外層視網膜或神經纖維受損，容易導致藍黃色盲。

7. D 老年性黃斑部病變(ARMD)是一種隨著年齡的增長逐漸出現視網膜中央部位的退化，對周邊視野較無影響。

8. D 同第 1 題解析。

9. D 雷伯氏遺傳性視神經病變是罕見的遺傳性視神經病變，特徵為雙眼持續及進行性的視神經發炎。多發病於 20~30 歲的年輕男性，吸菸是重要的誘導因子。

10. D 高度近視併發的白內障以核硬化型或後囊型白內障較多，患青光眼的機率也會增高。又因病人眼軸較長，亦常合併視網膜的併發症，例如黃斑部裂孔(macular hole)、黃斑部變性及出血、黃斑部視網膜劈裂(retinoschisis)、周邊視網膜變性及裂孔性剝離等，且近視型黃斑部裂孔較原發型黃斑部裂孔更易形成視網膜剝離。

11. C 視網膜靜脈阻塞後視網膜立即出現明顯水腫，有時會有軟性滲出物(soft exudate)，視網膜水腫間隙多位於視網膜內層。黃斑部容易出現囊樣水腫，水腫間隙可位於外網狀層、內顆粒層及神經節細胞層。

12. A 典型黃斑部病變的症狀視覺上常出現視力模糊，視物扭曲變形，視野出現中央暗影甚至視野缺損，最終造成中心視力喪失。

13. D 控制眼壓為目前青光眼主要的治療方法，大致分為藥物、雷射及手術，其中80%以藥物為主。青光眼的視野缺損一旦形成即無法恢復。

14. C 黃斑部病變目前無法確定其真正病因，除年紀外，其他可能因素還包括種族（高加索人最多）、性別（女性較多）、家族遺傳和吸菸等。此外，藍光傷害及缺少抗氧化劑攝取也可能會增加病變的風險。

15. D 色素性網膜症早期侵犯桿細胞，晚期造成錐細胞退化。通常初期日間視力正常，但夜間視力模糊，屬於視功能進行性損害的遺傳性視網膜疾病，目前沒有藥物可以治療，但高單位的維生素 A 可以延緩視網膜電圖的變化。

16. A 由於視神經外面的 3 層鞘膜分別與顱內的 3 層鞘膜相連續，顱內的壓力可經腦脊髓液傳至視神經處引起視乳突水腫(papilloedema)。

17. C 中心性漿液性脈絡膜視網膜病變之病因不明確，可能與情緒波動，精神壓力過大有關，或因使用類固醇誘發。症狀表現為患側視力模糊或視物變形、變小、變暗，部分病人可於 3~6 月內自行恢復。

18. B 糖尿病視網膜病變主要發生於視網膜微血管，按照病程發展、預後和治療方式的不同，通常將之分成非增殖性、前增殖性及增值性三期。硬性滲出物(hard exudate)代表進入非增殖性，棉絮斑(cotton-wool spot)代表進入前增殖性，視網膜新生血管代表已進入增殖性糖尿病視網膜病變。

19. D 阿姆斯勒方格表(Amsler grid)可檢查人眼中心大約 10 度左右的視野，故臨床上可用以迅速檢測黃斑部附近的病變。

20. D 嚴重結疤的老年性黃斑部退化合併嚴重白內障者，在接受白內障摘除與人工水晶體植入手術後，仍會因視網膜中央部位的退化而無法改善視力。

21. A 色素性視網膜炎(retinitis pigmentosa)臨床表現主要是以夜盲症、周邊視野缺損縮小、眼底骨細胞樣色素沉著(bone-spicule pigmentation)和感光受器功能不良等為特徵。

22. A 搖晃嬰兒症候群(shaken baby syndrome)表示對小孩可能有虐待行為。眼部表現多變，主要以視網膜出血為最常見，尤其是後極部區域。其他還包括眼球周邊瘀青及結膜下出血、視覺反應變差及輸入性瞳孔光反應缺損等。

23. B 糖尿病視網膜病變主要發生於視網膜微血管，按照病程發展、預後和治療方式的不同，通常將之分成非增殖性、前增殖性及增值性三期。控制血糖對於延緩疾病的進展很有幫助，故應定期眼底檢查評估病變的進展程度。非增殖性糖尿病視網膜病變初期沒有明顯症狀，是一種漸進性的微小血管病變(microangiopathy)，特徵是小血管的受損及閉塞。早期黃斑部水腫可能只輕微影響視力，長期水腫則可能引起永久性囊樣變性，導致不可逆的視力喪失。

24. C 同第 23 題解析。

25. B 維生素 A 缺乏有可能導致桿狀細胞功能失調而引起夜盲症。

26. B 視網膜裂孔常見症狀包括閃光幻視(photopsia)、飛蚊症及周邊視野缺損。若病人有發現新的飛蚊症症狀則應該散瞳檢查視網膜，如果有發現視網膜裂孔，應視情況做預防性的雷射治療。

27. B 視網膜剝離是指視網膜神經上皮層與色素上皮層之間的分離，病人常見的典型症狀包括閃光幻視(photopsia)、飛蚊症、影像扭曲、視力模糊和周邊視野缺損等。

28. B 虹彩炎屬於前葡萄膜炎，慢性或復發性常見症狀包括帶狀角膜病變、白內障、青光眼、黃斑部水腫、睫狀體膜形成、眼球癆等。視網膜靜脈阻塞和糖尿病視網膜病變也都容易產生黃斑部水腫影響視力。

29. C 急性青光眼是由於前房隅角被周邊虹膜組織機械性阻塞，導致眼房水流出受阻而引起眼壓急性升高的一類青光眼，若給予靜脈食鹽水輸液注射容易促進房水分泌及水晶體等組織水腫，造成眼壓更加升高。

30. D 斜視和兩眼不等視造成的弱視通常只有單眼，遮蓋正常眼去使用弱視眼是目前最有效的治療方法，且弱視眼的屈光異常必須要同時以眼鏡完全矯正。先依屈調需要戴眼鏡矯正之後，將視力較好的一眼遮蓋，強迫使用弱視的一眼以刺激其視神經發育。阿托品禁制療法(Atropine penalization)點在正常的眼睛使其視力模糊，強迫使用弱視的另一眼也是一種變通的方式。但須特別注意的是幼兒的視力尚在發育階段，在弱視眼治療期間，正常眼仍然會因遮蓋過久未使用而有變弱視的可能。

31. B 高度近視性內斜視大多屬於調節不足，主要是因為上直肌與外直肌這兩條眼外肌控制異常所致。

32. D 高度遠視者因眼軸較正常人來得短，前房較淺，隅角相對較窄，故罹患隅角閉鎖性青光眼的機率較高。若白內障形成過程中，因水晶體質量增加形狀變突，也可能導致虹膜前傾壓迫隅角造成急性青光眼發作。點散瞳劑也可能會造成眼壓急性升高，因為瞳孔散大易使週邊虹膜鬆弛，也較容易增加生理性瞳孔阻塞程度，導致後房壓力增加及週邊虹膜向前突出壓迫隅角。

33. B 增殖性糖尿病視網膜病變(PDR)進行性的視網膜缺血最終會刺激形成易破裂的新生血管，新生血管常可發生在視網膜缺血區周圍或視盤及其他部位，也可位於視網膜內或視網膜表面，也可能發生虹膜新生血管或虹膜發紅(rubeosis iridis)，進而併發新生血管性青光眼。視網膜前新生血管壁薄，內皮細胞間有間隙，故容易產生滲漏和破裂，進而併發玻璃體出血。纖維膜增生形成，沿著玻璃體後界膜向前生長，新生血管膜收縮和組織纖維細胞內肌動蛋白細胞收縮會導致對視網膜的牽引，出現視網膜皺摺、黃斑異位、視網膜裂孔及牽引性視網膜剝離。

34. D 色素性網膜症目前沒有藥物可以治療，但高單位的維生素 A 可以延緩視網膜電圖的變化。

35. C 滲出性或稱漿液性及出血性視網膜剝離原因主要來自感覺網膜下方液體之積聚，此通常導因於視網膜色素上皮和脈絡膜之疾病所引起的變性、發炎和感染，包括脈絡膜腫瘤、視網膜下新生血管或全身性血管疾病及發炎性疾病。

36. B 雷伯氏遺傳性視神經病變(Leber's hereditary optic neuropathy, LHON)特徵為持續性及進行性的視神經發炎，雙眼同時發病者並不常見，未受影響的眼睛通常會在數週到數月內出現症狀，但極少見病例其初始發作和另一隻眼睛受累之間隔可能更長，甚至有長達 8 年之久。多發病於 10~30 歲的年輕男性，但其他年齡也有可能發生，有症狀的女性病例只占少數，大約 10%~20%。此病是因

遺傳自母親的粒線體 DNA 基因突變所造成，是一種視網膜神經節細胞(retinal ganglion cell) 退化的疾病，影響範圍主要為視乳突黃斑部纖維束(papillomacular bundle)。

37. B 原發性隅角閉鎖性青光眼(PACG)多發生在 40 歲以上，患病的高峰在 55~75 歲之間，女性發病率大約比男性高 3~4 倍。

38. C 高度近視者因調視與集視不能保持平衡，看近方時僅用單眼，於是另一眼成外斜位或外斜視。另外因眼球的變化，常會導致上直肌往鼻側偏移而外直肌往下側偏移，此可以應用核磁共振掃描(MRI)影像來確定診斷。

39. D 原發性隅角閉鎖型青光眼(primary angle-closure glaucoma, PACG)多發生在 40 歲以上，患病的高峰在 55~75 歲之間，女性發病率大約比男性高 3~4 倍。高度遠視者因眼軸較正常人來得短，前房較淺，隅角相對較窄，故罹患隅角閉鎖性青光眼的機率較高。

40. B 高度遠視比高度近視容易發生弱視，遠視+3.0 D 以上、近視-6.0 D 以上、或散光 2.0 D 以上的幼兒，在兒童期或學齡前未得到矯正易發生屈光不正性弱視。

41. D 眼或皮膚局部使用類固醇，或全身系統性應用類固醇製劑後可能會引起的隅角開放性青光眼，臨床表現與原發性隅角開放性青光眼相似。高效價的類固醇眼藥製劑或眼球內注射類固醇製劑容易引起眼壓上升，使用類固醇的頻率與眼壓上升的程度亦呈正相關。

42. A 臨床表現眼壓等於或低於 21 mmHg 的青光眼病人稱為正常眼壓性青光眼或低眼壓性青光眼(low tension glaucoma)，發病較隅角開放性青光眼晚，常在 60 歲以後發病，無明顯性別差異。

43. D 隅角開放性青光眼常見相關危險因素，包括年紀、種族（黑人）、近視眼、糖尿病等內分泌疾病、心血管及血液系統疾病等，有家族病史或使用類固醇。

44. A 同第 14 題解析。

45. B 視網膜剝離是指視網膜神經上皮層與色素上皮層之間的分離。

46. B 色素性視網膜炎是一種桿狀－錐狀細胞失養症(rod-cone dystrophies)，早期侵犯桿細胞，晚期造成錐細胞退化，屬於視功能緩慢進行性損害的遺傳性視網膜疾病。

47. B 原發性視網膜裂孔好發的位置以顳上側及顳下側較常見，馬蹄狀裂孔比圓形裂孔更容易導致視網膜剝離，大於 90° 圓周範圍的視網膜裂孔，稱為巨大視網膜裂孔(giant retinal tear)，多見於高度近視眼，眼外傷及玻璃體切割術後。若病人有發現新的飛蚊症狀則應該散瞳檢查視網膜，如果有發現視網膜裂孔，應視情況做預防性的雷射光凝固治療。

48. A 糖尿病視網膜病變的早期黃斑部水腫可能只輕微影響視力，長期水腫則可能引起永久性囊樣變性，導致不可逆的視力喪失。水腫初期以雷射光凝術治療為主，嚴重者也可以考慮使用玻璃體內藥物注射治療。控制血糖對於延緩疾病的進展很有幫助，故應定期眼底檢查評估病變的進展程度。患有增生性糖尿病視網膜病變的病人，其中風和死亡率亦較健康人來的高。

49. A 高度近視者常見的合併症，包括隅角開放性青光眼、黃斑部病變、周邊視網膜較易形成晶格狀退化或裂孔甚至剝離、白內障、後鞏膜葡萄腫及外斜視等。

50. D 弱視的三個主要常見原因是斜視、不等視和視覺剝奪。屈光不等視性弱視者常發生在雙眼屈光參差 2.00 D 以上，例如一眼正視，另一眼遠視+2.00 D，因兩眼視網膜成像不等造成融像困難，屈光不正較重的一眼被抑制而形成弱視，進而影響立體感的發育。

51. D 高度近視併發的白內障形成時間提早，以核硬化型或後囊下型白內障較多，原因可能與提供給水晶體營養的新陳代謝功能減弱有關。

52. C 外傷性水晶體脫位(dislocation)、先天性小水晶體(microspherophakia)或水晶體過度腫脹(phacomorphic)等所引發的眼壓急性增高，屬於續發性隅角閉鎖性青光眼；過度成熟性白內障造成的晶體溶解性青光眼(phacolytic glaucoma)則屬於續發性隅角開放性青光眼。

53. D 寇氏病(Coats disease)多發生於年輕男性，通常單眼發作。臨床表現差異很大，從輕微的視網膜血管異常和少量滲出，到與大量滲漏和滲出性視網膜剝離相關的廣泛區域視網膜毛細血管擴張。

54. D 外傷性青光眼為外傷造成眼前腔組織受損及出血所引發的眼壓急性增高，屬於續發性隅角閉鎖性青光眼，常合併隅角退縮(angle recession)。通常只影響單眼，初期眼壓增高是因為血塊或紅血球塞住小樑網(trabeculum)，前房積血的量與之後引發的併發症具正相關。

55. D 類固醇誘發性青光眼(steroid-induced glaucoma)一旦發生，在停止使用類固醇後眼壓會逐漸改善。

56. C 青光眼之治療以點用藥物控制眼壓為主，藥物作用機轉可分為：抑制房水產生、促進房水排出、減少玻璃體的體積、縮瞳劑、散瞳劑及睫狀肌麻痺劑和其他降眼壓劑等四大類。

57. D 青光眼是由許多不同病因所造成，共同特徵是當眼壓超過眼球內視網膜視神經所能承受的限度，造成慢性進行性視神經病變、進行性視網膜神經節細胞(ganglion cells)凋亡及視網膜神經纖維層變薄，形成眼睛解剖學上視神經乳頭的萎縮或凹陷，更進一步引起視覺功能上視野的缺損或縮小。

58. B 視網膜母細胞瘤(retinoblastoma)是兒童最常見的原發性眼內惡性腫瘤，大多數單側發病，雙眼者僅占 18~40%。常會導致患童視力受損甚至失明，並進而造

成生命之威脅。90%發生於 3 歲前，但大多數要等到約 3 或 4 歲左右才會被發現。最主要也是最顯著的症狀是白色瞳孔的不正常外觀，俗稱貓眼症，故最簡單的篩檢方法就是觀察瞳孔有無正常紅反射。其他症狀包括視力下降、青光眼、紅眼以及發育遲緩，少數會產生斜視，包括內斜視和外斜視，早期發現治療非常重要。

59. D 弱視的三個主要常見原因是斜視、不等視和視覺剝奪。高度遠視比高度近視容易發生弱視，遠視+3.00 D 以上、近視-6.00 D 以上或散光 2.00 D 以上的幼兒，在兒童期或學齡前未得到矯正者易發生屈光不正性弱視。高度屈光不正所造成的弱視以配戴眼鏡矯正治療為主，且須整天配戴方可達到治療效果。

60. C 出生時阿普伽新生兒評分(Apgar score)分數越高表示越健康，測試通常在嬰兒出生後 1 分鐘及 5 分鐘進行。3 分以下表示情況危殆；4~6 分為偏低；7~10 分為健康情況正常。

61. A 滲出性視網膜剝離(exudative retinal detachment)的原因主要來自感覺視網膜下方液體之積聚，通常導因於視網膜色素上皮和脈絡膜之疾病所引起的變性、發炎和感染，包括中央漿液性視網膜剝離、脈絡膜腫瘤、視網膜下新生血管或全身性血管疾病及葡萄膜炎等發炎性疾病。

62. B 90~95%的視網膜剝離病人可以發現明確的視網膜裂孔。

63. A 糖尿病視網膜病變較易形成牽引性視網膜剝離。

64. A 同 63 題解析。

65. C 視覺剝奪性弱視是由於先天性白內障、上眼瞼下垂、角膜混濁等，使得視覺發育過程中，視網膜無法得到足夠的光刺激，視網膜黃斑部成像困難所造成的弱視。

66. A 根據統計，眼內轉移性惡性腫瘤的來源，男性以肺癌最多，女性則以乳癌的比率最高。

67. D 裂孔性視網膜剝離常發生的原因包括近視、家族史、對側眼視網膜撕裂或剝離、近期玻璃體脫離、外傷、周邊視網膜變性和玻璃體視網膜變性等。如果發現視網膜裂孔，需視情況做預防性的雷射光凝固治療；若發現已視網膜剝離，則須採取鞏膜環扣術、玻璃體切除術、氣體視網膜固定術等緊急手術，使視網膜復位，以免剝離範圍擴大。

68. C 高度近視者因眼軸拉長容易造成玻璃體與視網膜拉扯而形成裂孔；糖尿病造成視網膜剝離通常發生於增殖性視網膜病變；有急性飛蚊症出現一定要盡快至眼科檢查是否有視網膜裂孔。

69. D 青光眼臨床上種類繁多，若依病因學來分類可分為原發性、先天性、續發性及絕對性四大類。原發性又分為隅角閉鎖性青光眼和隅角開放性青光眼；也可依眼壓檢測值，分成正常眼壓性青光眼和高眼壓症。

70. A 雷射周邊虹膜造孔術(laser peripheral iridotomy)及雷射周邊虹膜成形術(argon laser peripheral iridoplasty)主要常運用在隔角閉鎖性青光眼。

71. D 色素性視網膜炎臨床表現主要是以夜盲症、周邊視野漸漸缺損視野逐漸縮小、暗適應缺失、眼底骨細胞樣色素沉著(bone-spicule pigmentation)和感光受器功能不良等為特徵，晚期視力可能嚴重受損。

72. B 因玻璃體退化而形成的飛蚊症很少會失明。

73. D 兒童先天性內斜視應儘早戴上度數完全矯正(full correction)的遠視眼鏡，看近物時甚至還可加配雙焦(bifocals)眼鏡矯正，若併有斜視性弱視，則最好再加上遮閉療法(occlusion therapy)。

74. D 漿液性或稱滲出性及出血性視網膜剝離的原因主要來自感覺視網膜下方液體之積聚，此通常導因於視網膜色素上皮，和脈絡膜之疾病所引起的變性、發炎和感染，包括中央漿液性視網膜剝離、脈絡膜腫瘤、原田氏病症(Harada disease)、視網膜下新生血管或全身性血管疾病及後鞏膜炎(posterior scleritis)、葡萄膜炎等發炎性疾病。

75. B 正常眼壓性青光眼或稱為低眼壓性青光眼，發病較隔角開放性青光眼晚，常在60歲後發病，無明顯性別差異。研究顯示可能與阻塞型睡眠呼吸中止症(obstructive sleep apnoea syndrome)有關。

76. D 增殖性視網膜病變者發生玻璃體出血或視網膜剝離的危險性，比非增殖性視網膜病變者高，且發生心臟病或中風的危險性和死亡率亦比非增殖性視網膜病變者高。

77. C 蜂窩性組織炎(Cellulitis)通常依發作部位分為眼眶隔前(preseptal)和眼窩(orbital)，兒童的病況通常比成年人進展更快且更嚴重。眼窩蜂窩性組織炎涉及眼眶隔膜後方的組織，常與篩竇炎或額竇炎相關，但也可能發生於眼眶的穿刺傷引起的感染，是幼童單側突眼症最常見之原因。

78. C 黃斑部裂孔(Macular hole)以光學同調斷層掃描(OCT)研究追蹤結果顯示，其病因可能是由眼球內玻璃體的皺縮凝聚，並對黃斑部中心凹周圍組織切線方向的牽引拉扯有關。

79. A 點散瞳劑或睫狀肌鬆弛劑如阿托平等，也可能造成有急性隔角閉鎖性青光眼的潛在患者眼壓急性升高，因為瞳孔散大易使週邊虹膜鬆弛，也較容易增加生理性瞳孔阻塞程度，導致後房壓力增加及週邊虹膜向前突出壓迫隔角，故應避免非必要之散瞳。

80. C 正常眼壓性青光眼或稱為低眼壓性青光眼(low tension glaucoma)，臨床表現為眼壓等於或低於21 mmHg，晝夜眼壓波動在正常範圍或超過上限。患者眼底有病理性視盤、視網膜神經纖維層和視野缺損等青光眼病變。

81. C 晶格狀(Lattice)退化是最常見的周邊視網膜退化，較常發生在近視眼且常與視網膜剝離有關。

82. A 放置保溫箱的早產兒因過度吸氧可能會造成正在發育的視網膜血管閉鎖造成視網膜的缺氧，甚至進而形成血管增殖性網膜病變(vasoproliferative retinopathy)稱為早產兒視網膜症。

83. C 中心視網膜動脈阻塞後，全視網膜均因缺血呈蒼白色，唯有黃斑區有一部分血液供應來自短後睫狀動脈及脈絡膜血管，因此呈櫻桃紅斑點(cherry-red spot)。

84. B 慢性隅角開放性青光眼常見的症狀包括：眼壓升高、隅角開放、視神經杯盤比(cup/disc ratio)變大及視野缺損，最後才影響到中心視力造成視力模糊。

85. C 隅角開放性青光眼常見相關危險因子包括：年齡較大，眼壓高，種族（黑人），近視眼患者。

86. D 高度近視者常見的合併症包括：隅角開放性青光眼、高度近視性黃斑部病變、周邊視網膜較易形成格子狀退化或裂孔甚至剝離、白內障、後鞏膜葡萄腫及外斜視等。黃斑部隱結是乾性老年性黃斑部病變的特徵。

87. B 中心性漿液性視網膜炎確切病理機轉尚不清楚，但一般認為應源自於與視網膜色素細胞的功能障礙有關的脈絡膜微細血管滲透性增加，導致視網膜層的漿液性剝離。可能與情緒波動，精神壓力過大有關，或因使用類固醇誘發有關，故類固醇為禁忌。

88. C 先天性青光眼導因於前房隅角構造分化異常，使得小樑網阻力增加造成房水排出困難，進一步造成眼壓上升。眼壓升高使得病患眼球體積被撐大，角膜直徑也較正常嬰兒大。

89. D 新生血管性青光眼(neovascular glaucoma)是一些視網膜或脈絡膜之慢性疾病所引起的合併症，例如脈絡膜黑色素瘤及大範圍視網膜缺血疾病如糖尿病性視網膜病變、視網膜靜脈阻塞等，因長期缺血缺氧產生新生血管，導致前房隅角角度閉合。

90. C 視交叉部位的腫瘤常會造成雙眼顳側視野缺損。

91. A 常用的立體感測試工具包括帝特摩斯(Titmus)、台大 300 亂點圖(NTU 300 random dot)、TNO 亂點圖、Randot E 亂點圖，顏氏（顏少明）亂點圖等。

92. B 中心性視網膜靜脈阻塞病人出現虹膜新生血管及新生血管性青光眼的機率比分支性視網膜靜脈阻塞要高得多。

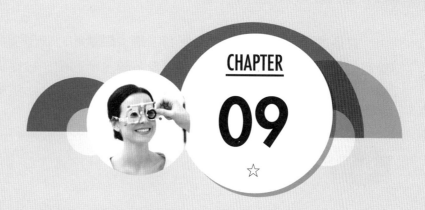

身體系統性疾病之眼病變

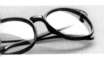重|點|彙|整

　　許多的全身性疾病均會侵犯到眼睛；眼睛的血管是全身血管中唯一可以被直接觀察到的，全身無一處的微細循環系統，能同眼底般提供如此精確的資訊，故學習眼疾病時，應同時對全身性疾病的相關性有一基本認識。

9-1　血管性疾病

　　眼睛的血液供應主要來自內頸動脈的第一分枝眼動脈，少部分來自外頸動脈系統。眼動脈在眼眶內的主要分枝為中心視網膜動脈和後睫狀動脈。網膜血管和脈絡膜血管共同供應眼球壁的血液循環，相當於全身性循環中的小動靜脈、終端動靜脈和微血管床。血管性疾病所造成的視網膜病變，其常見臨床表現為滲出、水腫、出血及血管的改變。

一、視網膜滲出

　　視網膜滲出是黃斑部病變的主要臨床特徵之一，通常是兩側性發作，原因可能是由於黃斑部的視網膜色素上皮細胞及布魯赫膜受到破壞異常所導致，目前分為軟性和硬性二種：

1. 軟性滲出(soft exudate)：又稱濕性，雖少見但卻會造成嚴重之視力喪失，為視網膜內型態不一、邊界不清的灰白棉花或絨毛狀斑塊，實質是微血管前小動脈阻塞後視神經纖維層的微小梗死，缺血缺氧引起神經纖維軸漿運輸阻滯而形成，若血管重新開放則可消退。多見於急性血壓增高、視網膜創傷等，例如**中央或分枝視網膜靜脈阻塞、高血壓視網膜病變**。

2. 硬性滲出(hard exudate)：又稱乾性，較軟性滲出常見，約佔視網膜滲出疾病的 90%，因視網膜微血管病變引起慢性水腫滲出，液體逐漸吸收後，在外網狀層遺留脂質和變性巨噬細胞等較難吸收物質所導致。呈邊界清晰的黃白色小點和斑塊，可融合成片，亦可呈環形或弧形排列。

二、視網膜水腫

分成細胞性和細胞外兩種。細胞性水腫是視網膜中央動脈或其分枝血流突然中斷，雙極細胞、神經節細胞及神經纖維發生急性缺血引起水腫，表現為視網膜相對應部位呈灰白混濁；細胞外水腫是視網膜微血管內皮細胞受損害，血漿滲漏於視神經纖維層或細胞間隙中引起的水腫，表現為視網膜失去光澤、模糊。**黃斑部水腫常見於**高血壓性視網膜病變、**視網膜靜脈阻塞**、糖尿病視網膜病變、**慢性葡萄膜炎、眼內手術或雷射治療後**的病人。

三、視網膜出血

依賴於出血部位的解剖學特徵而有不同表現，如出血沿視神經纖維層分布呈火焰狀或線狀；內界膜下出血呈半月形；內顆粒層的深層微血管出血呈斑點狀；玻璃體積血則是由大量的視網膜前出血，或是視網膜新生血管出血所導致。

常見造成視網膜出血的全身性疾病，包括：(1)**血管壁疾病**：如高血壓、糖尿病；(2)**血液疾病**：如血小板減少症、貧血、白血病等；(3)**血液灌注壓力降低**：如頸動脈－海綿狀竇瘻管、急性失血。

四、視網膜血管的改變

全身其他組織器官的疾病或眼部的部分疾病，常常影響視網膜的血管，破壞視網膜血管屏障與自動調節功能，可引起血管本身和其他續發病變，如血管壁型態的改變、血管硬化、滲漏、水腫及新生血管等。

1. 微動脈瘤(microaneurysm)：視網膜微血管內呈梭形或囊狀膨出，位於內顆粒層，可伴有出血和滲出。

2. 視網膜新生血管(retinal neovascularization)：因視網膜大面積微血管閉塞及慢性缺血所引起。新生血管可起自視盤表面及視網膜小靜脈，沿視網膜表面生長，在有玻璃體粘連部位可伸入玻璃體腔。由於新生血管易破裂，可引發玻璃體積血。

3. 常見眼睛的血管性疾病為高血壓性網膜病變、視網膜血管阻塞、動脈粥樣硬化和動脈硬化、慢性眼睛缺血、良性顱內壓升高和感染性心內膜炎。

（一）高血壓性視網膜病變

1. 高血壓性視網膜病變的分期：依 Wagener 及 Keith 於 1939 年的分類法，分為四期：

    (1) 第 I、II 期：侷限於小動脈變細及類似銅線或銀線之光反射增加等變化。

    (2) 第 III、IV 期：變化包括棉絮狀斑(cotton-wool spots)、硬性滲出物(hard exudates)、出血與廣泛的微細血管變化。

    (3) **第 IV 期：有視盤水腫。**

2. 視力減退主要與黃斑囊樣水腫有關，預後則主要取決於能否有效控制血壓。

3. 原發性高血壓性網膜病變：尤其是舒張壓持續升高時，視網膜動脈會發生平滑肌肥厚、變性等病理變化。早期血管痙攣後，漸進入動脈硬化及視網膜病變，甚至引起視盤水腫。

4. 妊娠高血壓性網膜病變

    (1) 病人短時間內血壓急劇增高，可引起視網膜血管痙攣及通透性增高，視網膜發生廣泛出血和水腫，以致出現棉絮狀斑和視盤水腫。

    (2) 視網膜及視盤病變與血壓升高程度及持續時間呈正相關係，病人多有明顯的視力下降。

    (3) 視網膜病變程度輕時，在嚴密觀察下可繼續妊娠，倘若併發嚴重的視網膜病變時，則應考慮終止妊娠以保護孕婦視力。

5. 其他各類高血壓性網膜病變：如嚴重的腎臟疾病引起的腎性高血壓性網膜病變、嗜鉻細胞瘤(pheochromocytoma)與子癲前症或子癲症(ecclampsia)等，所有此類病人皆應接受完整的內科檢查，以確定高血壓的性質。

（二）視網膜血管阻塞

1. 病因：主要為血壓增高時視網膜動脈發生血管痙攣，若伴有動脈硬化，更易引起完全或不全阻塞，或因視網膜動脈炎、中央動脈粥樣硬化致血栓形成，又或者動脈粥樣硬化斑碎屑、心臟瓣膜贅生物、長骨骨折時脂肪栓塞等，隨血流達視網膜致視網膜動脈阻塞。

2. 視網膜動脈阻塞(retinal artery occlusion)：較少見，但常引起嚴重的視功能損害；動脈阻塞後視網膜表現為水腫混濁，通常發生於鞏膜篩板或後部，少數可發生於篩板前。臨床上可分為：

(1) **中央視網膜動脈阻塞**(central retinal artery occlusion, CRAO)：會突然發生喪失視力之黑矇(amaurosisfugax)，瞳孔不同程度散大，直接對光反射消失，但間接對光反射存在。阻塞後首先出現視網膜水腫，由於視網膜缺血、缺氧，視細胞迅速死亡，內層視網膜出現細胞核皺縮，繼而視網膜動脈供應區出現變性、壞死，缺血性萎縮，致視神經纖維層、神經節細胞層、內網狀層及內顆粒層的網膜內 2/3 均呈缺失狀。眼底可見全視網膜除黃斑部外均呈灰白色水腫，失去光澤和透明性，尤其後極部更為明顯。黃斑部血液供應來自短後睫狀動脈及脈絡膜血管，因此呈櫻桃紅色。常見原因為**血糖過高、巨細胞動脈炎、外傷骨折、口服避孕藥**等。

(2) 分枝視網膜動脈阻塞(branch retinal artery occlusion, BRAO)。

3. 視網膜靜脈阻塞(retinal vein occlusion)

(1) 中央視網膜靜脈阻塞(central retinal vein occlusion, CRVO)：是老年人失明的重要原因之一，特別是患有高血壓或青光眼者。

A. 網膜靜脈阻塞後視網膜立即出現明顯水腫，表層出血位於視神經纖維層呈條紋或火焰狀，深層出血則呈圓形，大量的出血甚至可穿破內界膜，視網膜水腫間隙多位於視網膜內層。

B. 黃斑部出現囊樣水腫，水腫間隙可位於外網狀層、內顆粒層及神經節細胞層。病程長者可出現廣泛的視網膜缺血，導致視網膜下纖維化。

C. 視網膜新生血管引起玻璃體積血，出現牽扯性或孔源性視網膜剝離。

(2) **視網膜分枝靜脈阻塞**(branch retinal vein occlusion, BRVO)：發生率比中央視網膜靜脈阻塞更高，**常發生在動脈靜脈交叉處，尤其好發於上顳側分枝**。此病病人似乎更常患有動脈性疾病，**特別是高血壓**，有時會合併產生**黃斑部水腫**。

（三）動脈粥樣硬化和動脈硬化

1. 大動脈因血管內膜有斑狀脂肪浸潤伴有纖維化，故較常發生動脈粥樣硬化，而動脈硬化則較常侵犯較小的動脈。因此，視神經盤以外的網膜小動脈若受侵犯時，屬於動脈硬化，若侵犯到中心視網膜動脈，則屬於動脈粥樣硬化。

2. 動脈粥樣硬化(atherosclerosis)：病人通常於 10 幾歲時會先有大血管的脂肪紋(lipid streaks)，至 20 幾歲時逐漸演變成纖維斑塊(fibrous plaque)，大約再經

10 年後發生潰瘍、出血和栓塞，病變同時可能發生鈣化。大血管中層的彈性和肌肉成分受破壞會引起血管膨大和破裂，若是較小的血管則通常會形成阻塞。其臨床結果一般於發病後數十年才會表現出來，形成的因素包括高血脂症、高血壓及肥胖症等。

3. 動脈硬化(arteriosclerosis)：血管的光反射增強、局部變細與管徑變不規則，主要原因是小動脈的管壁被脂肪和膽固醇浸潤。動脈硬化程度達中度時，血管壁內之黃灰色脂肪產物混雜紅色的血液柱，形成典型的銅線(copper wire)外觀；更嚴重時，血液柱與血管壁之光反射變成類似銀線(silver wire)外觀。

（四）慢性眼睛缺血

常因頸動脈阻塞性疾病或頸動脈－海綿竇瘻管，使得網膜動靜脈壓逐漸減小所致。

1. 頸動脈阻塞性疾病(carotid occlusive disease)：通常出現於中老年病人，乃雙側的頸動脈及其較小之分枝因高血壓、高血脂及吸菸等，導致血管受到侵犯而阻塞。眼球前部缺血時會有虹彩炎、瞳孔異常及眼壓改變；視網膜缺血時會有網膜出血、棉絮狀斑、微血管阻塞及視神經盤新生血管等症狀。

2. 頸動脈－海綿竇瘻管(carotid-cavernous fistula)：源自頸動脈或其分枝與海綿竇之間有瘻管交通，而引起獨特的血管性徵候。病人容易有眼壓升高、結膜血管擴張、網膜血管擴張伴有出血及眼外肌麻痺(ophthalmoplegia)等症狀。

（五）良性顱內壓升高

係指有顱內壓升高的現象，但無腦脊髓液其他方面的異常，且病人之放射線檢查也都正常；病因不明，可能和靜脈竇引流障礙引起的腦脊髓液吸收減少有關，會出現頭痛、耳鳴、頭昏、視力模糊及複視的症狀。

（六）感染性心內膜炎

心瓣膜發炎變化常造成許多血管栓塞，侵犯至眼部血管則會造成網膜和脈絡膜之梗塞形成，乃至感染性玻璃體炎。栓子可能源自心臟瓣膜的贅生物，或是由血小板和纖維素原凝集而形成鈣化贅生物。

9-2 代謝性疾病

一、糖尿病視網膜病變

1. 糖尿病是一種影響全身（包括**眼睛小血管**）的複雜代謝性疾病，常會造成身體許多組織、神經及眼睛的廣泛性損傷，包括視網膜病變、白內障、眼外肌肉麻痺、神經病變和屈光度突然變化等，也有可能發生青光眼及非動脈炎性前缺血性視神經病變(nonarteritic anterior ischemic optic neuropathy)，罹病時間越久，病變機率越高。**糖尿病神經病變最常侵犯的腦神經，是第 3 對動眼神經**，容易造成**單一眼球無法內聚及上眼瞼下垂**，甚至形成**複視**，但此眼動功能通常會在發病後 3 個月內恢復。自主神經病變會導致瞳孔反應減少，某些動眼神經麻痺病人瞳孔的收縮並不受影響。眼睛最常見的併發症是糖尿病視網膜病變，盛行率隨著年齡和罹患糖尿病的時間而增加，此病症是**導致失明常見的原因**之一，目前西方國家失明的病因，幾乎有 1/4 是糖尿病所導致。

2. 糖尿病視網膜病變的主因是高血糖造成供應視網膜的微細血管產生病變，血液成分由受損的血管壁滲出，與血糖值高低成正相關，故應積極控制血糖。糖尿病一般分為兩型：
   (1) 第 1 型糖尿病：發病 10 年以上大約有 50%具視網膜病變，**發病 20 年以上則幾乎 90%有視網膜病變**，其中一半為增殖性視網膜病變。
   (2) 第 2 型糖尿病：常在發病多年後才被診斷出來，因此在確定診斷時已有 21%有視網膜病變。

3. 美國糖尿病協會(American Diabetes Association)建議，患有第 1 型糖尿病的病人，應在被診斷出有糖尿病後的五年內進行視網膜檢查，而第 2 型糖尿病人，應在診斷出有糖尿病後隨即進行完善的眼睛檢查。

4. **若黃斑部有滲出物、微血管瘤滲漏或出血，極容易併發黃斑部水腫**，影響中心視力。隨病程發展，微血管阻塞導致視網膜缺血和缺氧，引發新生血管沿著視網膜表面生長或延伸入玻璃體內，**新生血管組織纖維收縮易造成視網膜牽引、裂孔及剝離**，這些新生血管也較容易破裂，造成視網膜前和玻璃體的出血，甚至形成**新生血管性青光眼**。初期可考慮局部雷射光凝固治療，嚴重病人可考慮接受玻璃體內藥物注射。

5. 視網膜病變依嚴重程度可分成下列三類：

(1) 非增生性視網膜病變：也稱背基性糖尿病視網膜病變(background diabetic retinopathy, BDR)，初期無明顯症狀，是一種漸進性的微小血管病變(microangiopathy)，特徵是小血管的受損及閉塞。開始時微血管外被細胞(pericyte)數目減少，內皮細胞增生及基底膜增厚，之後微血管擴張、內皮細胞減少，繼而導致微血管萎縮；內皮細胞受損害，血管壁擴張、滲漏，引起視網膜水腫、出血和微血管瘤(microaneurysm)。早期黃斑部水腫可能只輕微影響視力，若長期水腫則可能引起永久性囊樣變性，導致不可逆的視力喪失。

(2) **前增生性糖尿病視網膜病變**：隨著病情發展而血管壁損傷擴大，微血管發生廣泛閉塞，出現多數棉絨狀斑點(cotton-wool spots)、網膜靜脈串珠狀(beading)外觀及網膜微血管床不規則的分段性擴張、異常。大面積視網膜缺血、缺氧導致新生血管膜增生，類脂質硬性滲出增多。此時期應考慮提早接受**全網膜雷射光凝固治療**(laser photocoagulation)，利用雷射光能量**減少視網膜新生血管，以預防眼底出血**；若拖延等到眼底出血，則常因玻璃體內有懸浮血液干擾，而不利於檢查及治療。

(3) **增生性視網膜病變**：進行性的網膜缺血，最終會刺激形成易破裂的新生血管，新生血管常可發生在視網膜缺血區周圍或視盤及其他部位，也可位於視網膜內或視網膜表面，也可能發生虹膜新生血管或虹膜發紅(rubeosis iridis)。視網膜前新生血管壁薄，內皮細胞間有間隙，故而容易產生滲漏。纖維膜增生形成，並沿著玻璃體後界膜向前生長，其中含神經膠質細胞、色素上皮細胞及纖維樣細胞。新生血管膜收縮和組織纖維細胞內肌動蛋白細胞收縮，導致對視網膜的牽引，可出現視網膜皺摺、黃斑異位、視網膜裂孔及牽引性視網膜剝離。症狀嚴重者可考慮接受玻璃體內藥物注射(intravitreal injection)或玻璃體切除手術(pars plana vitrectomy)治療，如果經確認有視網膜病變，應定期接受眼底照相和螢光眼底血管攝影檢查。增殖性視網膜病變若合併高危險性特徵，應立即施行全網膜雷射光凝固治療，若**玻璃體出血**持續 6 個月以上沒有吸收，則需接受玻璃體切除手術。

6. 糖尿病視網膜病變的危險因子，包括糖尿病的持續時間、不良的代謝控制、高血壓、懷孕和腎功能喪失，都會使視網膜病變惡化；其他危險因子還包括吸菸、肥胖及高血脂等。患有增生性糖尿病視網膜病變者，其中風和死亡率亦較健康人來的高。

7. 視網膜病變的治療：首重預防，要有良好的血糖、血脂肪和血壓控制，並應定期眼科篩檢追蹤。

二、代謝性白內障

因人體代謝障礙導致雙側水晶體混濁，稱為代謝性白內障，常見如下：

（一）糖尿病性白內障

糖尿病性白內障多見於第 1 型的青少年糖尿病病人，主因血糖增高，水晶體內葡萄糖亦異常增高，造成醣代謝障礙，葡萄糖轉化為山梨醇，山梨醇無法透過水晶體囊膜故造成大量聚積，使水晶體內滲透壓增高而吸收水分、纖維腫脹變性導致混濁，形成超常態的膨脹期白內障。當**血糖升高時，眼房水滲入水晶體使之變凸易產生近視**；而當血糖降低時，水晶體內水分滲出使其變扁平易產生遠視。

（二）半乳糖性白內障

為體染色體隱性遺傳病，患兒因先天缺乏半乳糖－1－磷酸尿苷轉移醇(galactose-1-phosphate uridyl transferase)和半乳糖激醇，使半乳糖不能轉化為葡萄糖，在體內聚積被醛醣還原酶還原為滲透性很強的半乳糖醇。水晶體內的半乳糖醇吸水腫脹使囊膜破裂，導致在大部分病人生病的最初幾天或幾週內出現油滴狀水晶體混濁，之後多發展為板層狀白內障。治療方法為禁止乳糖或半乳糖飲食的攝取，早期晶狀體變化可能會因排除半乳糖而逆轉，若拖延導致嚴重的全身併發症，最終會早逝。

（三）手足搐搦性白內障

病因是由於血清鈣過低引起，又稱低鈣性白內障，多見於先天性甲狀旁腺功能不足、甲狀旁腺功能減退症、手術中甲狀旁腺受損及摘除或營養障礙使血清鈣過低。低鈣使水晶體囊膜滲透性改變、電解質失衡；代謝障礙導致白內障。肌張

性失養症(myotonic dystrophy)是一種自體顯性遺傳疾病，病人甚至可能在 30 歲左右即呈現水晶體皮質型混濁。

（四）併發性白內障

因眼部發炎或退化性病變，使水晶體營養及代謝障礙而導致水晶體混濁，多見於葡萄膜炎、紅斑性狼瘡、異位性皮膚炎、視網膜色素退化、視網膜剝離、青光眼、高度近視、低眼壓、眼內腫瘤等。

葡萄膜發炎時，其滲出物常導致屈光物質混濁，復發性葡萄膜炎易造成併發性白內障，通常開始於後囊區域並經常合併有瞳孔後沾粘。**長期反覆發作的前葡萄膜炎，易形成虹膜與水晶體前囊粘連，後粘連延伸會形成瞳孔閉鎖，最終導致續發性隅角閉鎖性青光眼。**

重度異位性皮膚炎(atopic dermatitis)是一種特殊的遺傳體質，病人可能在 20~40 歲間即產生水晶體前囊下盾形混濁。

神經纖維瘤(neurofibromatosis)分為二型，以第一型較常見，第二型屬於體染色體顯性遺傳疾病，平均發病年齡約在 18~24 歲，通常 30 歲之前被發現有雙側前庭神經鞘瘤，進而造成聽力下降、耳鳴及平衡問題。第二型病人也可能在青少年時期就產生水晶體後囊下或皮質型白內障。

（五）藥物及中毒性白內障

因長期應用或接觸某些藥品或化學品導致水晶體混濁，稱為藥物及中毒性白內障。常見致病藥物有糖皮質素、氯丙嗪、縮瞳劑、避孕藥等；常見致病化學品有三硝基甲苯、萘、汞、苯、芥子氣等。

9-3 內分泌疾病

1. 內分泌的障礙有數個重要的眼部表徵，其中最重要的是因甲狀腺障礙所引起的甲狀腺疾病(thyroid gland disorders)，其他還有副甲狀腺及腦下垂體等。

2. 甲狀腺是人體的一種內分泌腺，位於氣管兩旁頸前基部 1/3 處，能分泌甲狀腺素，甲狀腺素合成和分泌的主要原料為碘。人體內細胞靠甲狀腺素的刺激

產生新陳代謝作用，分泌越多，細胞的新陳代謝便越旺盛。當甲狀腺分泌的功能失常時，就會出現甲狀腺疾病。

3. 常見的甲狀腺疾病如下：
   (1) 甲狀腺功能過高(hyperthyroidism)：又稱葛瑞夫茲氏病(Graves' disease)，是造成細胞的新陳代謝過程過速的不正常生理現象。
   (2) 甲狀腺功能過低(hypothyroidism)：甲狀腺素的分泌不足所導致。
   (3) 簡單性甲狀腺腫(simple goiter)：即俗稱大頸泡；整個甲狀腺是均勻地肥大但功能正常。若甲狀腺功能正常而眼部出現症狀者，稱眼型葛瑞夫茲氏病(ophthalmic Graves' disease)。

○ 甲狀腺凸眼症(thyroid eye disease, TED)

1. 甲狀腺凸眼症也稱為**葛瑞夫茲氏眼病**(Graves' ophthalmopathy)或甲狀腺相關眼眶病(thyroid-associated orbitopathy)，指的是與甲狀腺功能異常和自體免疫系統失調有關的眼眶發炎性疾病，**最常發生在 Graves 甲狀腺亢進病人身上**，約占 90%，但少數也可能發生在免疫性甲狀腺功能低下或無甲狀腺功能障礙的情況下，其眼病的病程不一定與甲狀腺活性或甲狀腺異常的治療成正比。

2. 美國一項研究統計，此病發生率每年約 19/100,000，女性好發率比起男性高達 6 倍；發病高峰在女性為 40~44 歲和 60~64 歲，男性則為 45~49 歲和 65~69 歲。與不吸菸者相比，**吸菸者患 TED 的比率高達 7 倍。**

3. 臨床主訴包括眼睛乾、眼睛不適。常見眼部症狀包括單側或雙側眼的眼瞼閉合不全(lagophthalmos)、眼瞼或結膜水腫、眼瞼攣縮(lid retraction)或眼睛突出(exophthalmus)，時有眼外肌麻痺、斜視、上輪部角膜結膜炎和視網膜及壓迫性視神經變化等。當病人往上注視時，上眼瞼會有痙攣性收縮現象，特別稱為科赫氏徵(Kocher sign)。

4. 臨床表現主要與糖胺聚醣大量製造及堆積於眼球後有關，這個過程主要是因為 T 淋巴球經由附著分子(adhesion molecules)浸潤到眼球，並釋放出許多促炎細胞因子，進而刺激纖維母細胞增生及大量合成糖胺聚醣所致。

5. 組織病理學表現為由淋巴球和漿細胞浸潤所組成的發炎細胞主要限制在眼外肌的腹部，同時伴有肥大細胞和纖維母細胞的浸潤，最常影響的為下直肌和

內直肌。眼眶纖維母細胞通過特殊的表面受體 CD40 在調節炎症過程中發揮積極作用，當纖維母細胞與 T 淋巴球綁定的 CD154 相結合後，會誘發幾種成纖維細胞促炎細胞因子(cytokines)，從而增加透明質酸(hyaluronan)和糖胺聚醣(glycosaminoglycan, GAG)的合成。

6. 糖胺聚醣可使眶內組織水腫、腫脹，引起眶壓增高、視力減退，嚴重者可發生視神經壓迫造成神經萎縮，此是甲狀腺眼症造成眼睛失明的最主要原因。

9-4 維生素與眼睛疾病

1. 維生素 A (Vitamin A)
   (1) 作用：包括視覺維護、骨骼生長、生育機能、細胞分化、細胞增生及基因調節，還可以強化免疫系統，預防感染。
   (2) 維生素 A 缺乏
      A. 主要族群是兒童與孕婦，最大的危害是導致孩童失明與感染死亡，以及孕婦夜盲症和產婦死亡。
      B. 症狀：一般人缺乏維生素 A 容易罹患夜盲症和乾眼症，淚腺上皮組織會角質化，淚水與黏液分泌減少，結膜因而乾澀、增厚、皺摺，伴隨引發角膜發炎和損傷，最終角膜與網膜都受破壞，導致失明。

2. 維生素 B (Vitamin B)
   (1) 作用：主要是促進人體代謝碳水化合物、脂肪、蛋白質，製造紅血球及執行許多氧化還原作用，有助神經與肌肉的運作功能。其中維生素 B_1、B_6 和 B_{12} 有助於保護神經組織細胞；維生素 B_2 則具有抗氧化作用，植物一般能合成維生素 B_2，動物則無法合成，必須由食物獲得。
   (2) 維生素 B 缺乏：有可能造成生長停頓或局部損害，攝取充足的維生素 B 可以保持眼睛的健康。

3. 維生素 C (Vitamin C)
   (1) 又稱為 L－抗壞血酸，是高等靈長類動物與其他少數生物的必需營養素。屬於水溶性維生素，人類眼睛主要存在於房水和玻璃體中。

(2) 維生素 C 缺乏：維生素 C 在大多的生物體可藉由新陳代謝製造出來，但人類是最顯著的例外。缺乏維生素 C 會造成壞血病，於身體許多部位可能造成出血，例如皮膚、黏膜、體腔、關節骨膜下方、眼窩、眼瞼、結膜下、前房、玻璃體腔及視網膜等。

9-5 肉芽腫性疾病

常見的肉芽腫性感染疾病包括結核病、布魯氏菌病(brucellosis)、痲瘋病、弓漿蟲病(toxoplasmosis)、小柳原田症候群(Vogt-Koyanagi-Harada syndrome, VKHS)和某些特殊致病菌感染，如梅毒螺旋體，尚有些不明病因，如類肉瘤病。其病程緩慢且常有惡化及緩解期，眼睛常受侵犯，特別是容易引起葡萄膜炎。

1. 結核病(tuberculosis)：普遍存在於全世界，尤其是未開發及開發中國家的慢性傳染病，是由結核桿菌感染所造成。初感染時，大約 95%會因自身的免疫力而未發病，只有 5%經由血行或淋巴液之散播，造成肺內或肺外結核，如結核性腦膜炎，感染到眼部者小於 1%。

2. 痲瘋病(leprosy)：是由痲瘋分枝桿菌(*Mycobacterium leprae*)引起的慢性肉芽腫性傳染病，**主要經由飛沫傳染但傳染力並不強，一般分成痲瘋型、類結核型和混合型三種**。感染初期並不會出現症狀，潛伏期可達 5~20 年。

   (1) 肉芽腫：該疾病會在神經系統、呼吸道、皮膚與眼部出現肉芽腫，導致失去痛覺感知的能力，造成四肢因反覆受傷而需部分截肢，也可能出現虛弱與視力變差的情形。

   (2) 眼部病變：因痲瘋分枝桿菌侵犯眼部組織或支配其附屬器官之神經而引起，若第 7 對腦神經麻痺會導致兔眼(lagophthalmos)，若第 3 對或第 5 對腦神經受到侵犯，導致眨眼動作減退，會引起神經營養性角膜炎。

   (3) 其他臨床徵候包括外側眉毛與睫毛脫落、結膜充血及表淺性角膜炎或伴有間質性角膜炎。間質性或曝露性角膜炎引起的角膜疤痕，會造成視力模糊及失明。

3. 弓漿蟲病(toxoplasmosis)：弓漿蟲是一種寄生在動物細胞內的單細胞原蟲寄生蟲，感染溫血動物及少數冷血動物，以貓科動物為最終宿主，中間宿主除了人，還包括豬、牛、羊、鳥類等。人類受感染主要是因誤食或接觸被貓排出的卵囊汙染之食物或器械而間接傳染，或母體經胎盤傳染給胎兒。

   (1) 先天性感染：常可見到後極部侷限性的脈絡膜炎，偶爾會發生全葡萄膜炎或逐漸變成視神經萎縮的視神經炎。

   (2) 後天性感染：較少見視網膜脈絡膜炎，主要為全身不適、淋巴病變、喉嚨痛及肝脾腫大。

   (3) 治療：大部分免疫功能正常的病人不需要特別治療，僅有少數視網膜脈絡炎或明顯器官傷害者，需要特別的抗微生物製劑，嚴重病人則可使用全身性皮質類固醇及抗生素來減少發炎反應。

4. 小柳原田症候群(Vogt-Koyanagi-Harada syndrome, VKHS)：或稱原田氏症，是一種多器官的自體免疫疾病，主要發生在西班牙裔、日本人和有色人種，研究顯示與不同種族群體的人類白血球抗原 DR1 和 DR4 (HLA-DR1 & HLA-DR4)相關。

   (1) 症狀：以雙側肉芽腫性後葡萄膜炎(posterior uveitis)並常伴隨滲出性視網膜剝離為特徵。發病器官包括眼睛（葡萄膜炎）、耳朵（耳鳴）、皮膚（色素喪失）、中樞神經（頭痛、頸部僵硬）；眼部發病症狀多為雙眼急性視力下降合併畏光眼痛。常有的前驅期為腦膜炎、耳鳴、眩暈及耳聾，恢復期有時可見局部禿頭、白髮症及白化症。

   (2) 有時細分為小柳(Vogt-Koyanagi)病以及原田(Harada)病。小柳病主要特徵是皮膚改變和前葡萄膜炎；原田病以神經系統特徵和滲出性視網膜脫離占主導地位。

   (3) VKHS 最新診斷標準：A.無穿透性眼外傷史；B.無其他眼部疾病實體；C.雙側葡萄膜炎；D.神經和聽覺表現；E.表皮發現，不是在中樞神經系統或眼部疾病發作之前，如脫髮、小兒麻痺症和白斑病。

5. **類肉瘤病**(sarcoidosis)：是一種病因不明的多系統肉芽腫性發炎疾病，具有多變的全身和眼部表現，但以肺部最常見，約占 90%。眼部以前葡萄膜炎為最常見的症狀，其他常見症狀還包括結膜肉芽腫及視網膜靜脈外膜炎等。

(1) **與種族、地域有關**，病人的兄弟姊妹患該病的風險增加五倍。目前患病率最高的是歐洲北部國家，約每 100,000 人中有 40 例；在美國，**非裔黑人中的流行率是白人的 20 倍**。

(2) 儘管女性占少數，但兩性都受到影響。發病年齡通常在 20~50 歲之間。此病也是老年病人的重要診斷考慮因素。

(3) 目前為止尚未明確鑑定出單一的病原體或基因位點，治療可考慮使用 NSAIDs、類固醇及低劑量細胞毒性藥物。

9-6 病毒性疾病與黴菌疾病

一、病毒性疾病

1. 病毒能在人體內寄生繁殖並能引起傳染病，主要表現為發熱、頭痛、全身不適等全身症狀，以及侵襲組織器官導致炎症損傷而引起的局部症狀。

2. 有些病毒如巨細胞病毒(cytomegalovirus, CMV)、風疹病毒(rubella virus)等，可通過胎盤造成胎兒先天性感染，引起死胎、流產、早產及先天性畸形。**巨細胞病毒**屬於疱疹病毒的一種，在一般人群中非常常見，除眼睛外，也可能侵犯肺臟、中樞神經系統和皮膚，但**大多數健康個體不會引起任何症狀**，或僅引起輕微的全身症狀。巨細胞病毒視網膜炎見於各種原因所導致的免疫功能低下病人，是愛滋病病人常見的伺機性眼部感染，初期可能無明顯症狀，但會隨時間病情漸漸嚴重，如果不進行治療，嚴重的視力喪失基本上是不可避免的。

3. 某些病毒感染與腫瘤的發生有關，如原發性肝癌與 B 型肝炎病毒感染有關，子宮頸癌與單純疱疹病毒感染有關。

4. 病毒性感染可以通過呼吸道、消化道、皮膚黏膜、眼及泌尿生殖器和胎盤傳播。侵犯眼睛的病毒性疾病，最常見的是流行性角膜結膜炎、濾泡性結膜炎和疱疹性角膜結膜炎等。

5. 較常見的眼部感染病毒為單純疱疹病毒(herpes simplex virus, HSV)及水痘－帶狀疱疹病毒(varicella-zoster virus, HZV)，其他病毒還有小兒麻痺病毒

(poliomyelitis)、德國麻疹(rubella)、麻疹(rubeola)、腮腺炎(mumps)和感染性單核球症(infectious mononucleosis)等。

二、黴菌疾病

1. 黴菌通常透過鼻孔吸入或皮膚著生的方式感染，因此，黴菌疾病通常開始於皮膚或肺部。

2. 長期服用抗生素者是感染黴菌病的高危險群，因為抗生素不僅殺死致病的菌種，也殺死正常存在於人體內的細菌，改變了口腔、腸胃道及陰道內的菌相平衡，造成黴菌的過度生長。

3. 愛滋病病人及接受化學藥物治療者等免疫系統較弱的個體，感染黴菌病的風險也較高；另外，糖尿病病人、年長者及嬰兒也是高風險群。

4. 全身系統性或深部感染遍及血液、肺、腦脊髓液、耳、眼、尿道等，系統性感染可分病原性(pathogenic)及伺機感染性(opportunistic)兩種。

5. 眼部黴菌感染較常見的是念珠菌病(candidiasis)及白黴病(mucormycosis)。

9-7 多重系統自體免疫性疾病

一、全身性紅斑性狼瘡(Systemic Lupus Erythematosus, SLE)

1. 全身性紅斑性狼瘡是一種**自體免疫疾病**，免疫系統會侵犯自身細胞和結締組織，導致慢性**多重器官發炎**和組織損害，通常發生於年輕女性。

2. 可能影響全身各種器官，包括心臟、關節、皮膚、肺、血管、肝、腎臟，以及神經系統。病人臉上常有蝴蝶樣癍和盤形疹、血管炎、微血管擴張、對光敏感、禿頭及口腔黏膜潰瘍等。病程常不可預期，疾病之嚴重變化程度及個體差別性極大。

3. 眼部常見症狀，包括上鞏膜炎、鞏膜炎、**乾性角膜結膜炎**、白內障等，葡萄膜炎較少見，若侵犯視網膜會有小動脈阻塞，**外觀類似糖尿病視網膜病變之圖像**。

4. 病人宜多休息並避免日曬，目前無特殊有效治療藥物，只能以**高劑量類固醇控制**。

二、皮肌炎(Dermatomyositis)

1. 皮肌炎屬自身免疫性結締組織疾病，是一種主要侵犯橫紋肌且以淋巴細胞浸潤為主的非化膿性炎症病變，有時平滑肌和心肌亦會受到波及。

2. 若侵犯到眼外肌，病人會有複視或斜視現象，眼底檢查有時會發現視網膜有滲出物、出血或視網膜脈絡膜炎等。

三、硬皮病(Scleroderma)

1. 硬皮病也稱系統性硬化症，是一種以局限性或瀰漫性皮膚增厚和纖維化為特徵的全身性自體免疫性疾病。

2. 病變可累及手指、手背、四肢、軀幹及面部，面部表現為具有特徵性的面具樣改變，缺乏表情、皺紋減少及眼瞼活動受限。

四、韋格納氏肉芽腫病(Wegener's Granulomatosis)

1. 韋格納氏肉芽腫又譯為華格納氏肉芽腫，也稱血管炎肉芽腫，是一種自體免疫性疾病，發生原因不明。

2. 眼睛受侵犯的最高比例可至 50%以上，其中約 15%為首發症狀，可表現為眼球突出、視神經及眼外肌損傷、結膜炎、角膜潰瘍、表層鞏膜炎、虹膜炎、視網膜血管炎、視力障礙等。

五、類風濕性關節炎(Rheumatoid Arthritis, RA)

1. 為主要影響關節的慢性疾病，通常會導致關節發熱、腫脹和疼痛，疼痛和僵硬往往於休息後更惡化。病因不明，但和基因及環境因素可能有關。

2. 受侵犯處多為對稱的周邊小關節之多發性關節炎，病人關節有疼痛、腫脹、以及壓痛，於清晨時常關節僵硬。

3. 較常受侵犯之關節，依序為掌指關節、腕關節及近端指間關節，慢性發炎可能產生關節變形，也可能導致紅血球過低、肺部炎症和心臟炎症。

4. 眼部表現為乾燥症、鞏膜表層炎及鞏膜軟化症，導致眼睛出現裂縫及滲漏。

六、修格連氏症候群(Sjögren's Syndrome)

1. 修格連氏症候群一般俗稱乾燥症候群，是一種病因尚未完全明瞭的外分泌腺自體免疫疾病。外分泌腺受到淋巴球浸潤後長期引起發炎，導致乾口症、乾燥性角膜結膜炎與唾液腺腫大，常發生於成年人，有眼部砂礫感及口乾之症狀。少數病人會併發腺體外**自體免疫症狀，可利用血漿自體抗體、Schirmer氏測試及小唾腺切片進行診斷。此外，服用特定藥物及接受過近視雷射手術後大約一個月的時間內，也可能造成淚液分泌不足。**

2. 乾眼症早期以眼睛乾澀、異物感及結膜紅腫為主，眼睛分泌物會變得較黏稠，淚腺腫大會造成眼睛向外突出等壓迫性症狀。晚期會因淚水分泌過少，引發角膜細胞受損而導致視力模糊，甚至失明。

3. 乾眼症病人的角膜因睡眠時眼瞼未完全覆蓋，常於角膜的下方 1/4 有上皮絲狀物(epithelial filaments)或大斑點狀上皮性角膜炎。

4. 依是否合併其他自體免疫疾病，分為原發性(primary)與續發性(secondary)：
   (1) 原發性修格連氏症候群：女性比男性多，無合併其他的自體免疫疾病，疾病進行緩慢且早期症狀不明顯也不具特異性，以乾口症、乾眼症、外分泌腺腫大、關節疼痛和關節炎等症狀開始。疾病後期發病頻繁，乾燥症狀變明顯也更具特異性，甚至侵犯內臟，尤其以肝、腎和肺臟居多。
   (2) 續發性修格連氏症候群：常見的病人自體免疫疾病有紅斑性狼瘡、類風濕性關節炎、多發性肌炎、結節性多發性動脈炎、進行性全身性硬皮症、原發性膽道硬化症等。

七、萊特氏病(Reiter's Disease)

1. 萊特氏病也稱做反應性關節炎(reactive arthritis)或反應性脊椎炎，其關節病變最大的特徵，是常會有局部肌腱附著點的病變，因此常造成腳後跟阿基里斯腱疼痛，典型症狀是關節炎、尿道炎和結膜炎。

2. 病因仍不是很清楚，但常發生在披衣菌屬、傷寒菌屬或志賀氏菌等腸內菌感染之後，此外，約有 60~80%的病人帶有人類白血球組織抗原 B27 之基因，因此也被歸類為血清陰性脊椎關節炎中的一種。

3. 若侵犯眼睛，會造成結膜炎、虹彩炎、葡萄膜炎、外鞏膜炎或角膜潰瘍，約有 3%會導致視力受損。

八、貝西氏病(Behçet's Disease)

1. 貝西氏病又稱為貝塞氏病或貝塞氏症候群，或者直接稱為「眼－口－生殖器症候群(ocular-oral-genital syndrome)」，是一種病因不明、以細小血管炎為病理基礎的疾病，**75%有眼部症狀**。發生的區域多在土耳其、中東及遠東地區（古代「絲路」路線）。

2. 病患特徵為慢性、反覆性發作的口腔潰瘍(oral ulcers)、生殖器潰瘍(genital ulceration)和雙眼葡萄膜炎(uveitis)，此外還有關節炎、中樞神經及血管病變、腸道散發性潰瘍等全身性疾病。**即使接受多重免疫製劑藥物治療，約25%視覺預後仍不佳。**

3. 研究顯示此病與人類白血球抗原 HLA-B51 有密切相關，發病高峰年齡為 30 歲，性別流行率因種族而異。5~10 年死亡率約 5%，通常是由於心血管或中樞神經系統的併發症所引起。

4. 眼部病變主要為虹膜睫狀體炎和視網膜血管病變等阻塞性血管炎，尤其是壞死性網膜炎。經反覆性的葡萄膜炎和血管炎發作後，引起嚴重的網膜剝離和眼球萎縮，同時也可能因發炎性青光眼的發生，引起視神經萎縮導致失明。

九、重症肌無力症(Myasthenia Gravis, MG)

1. 重症肌無力的特徵是隨意肌無力與易疲乏，目前被認為是自體免疫疾病所導致。病人會將自身乙醯膽鹼接受器視為外來物，進而產生不正常的抗體對抗了神經肌肉傳導，造成神經肌肉聯合處的接受器對乙醯膽鹼接收減少，導致神經衝動傳導產生障礙，使神經無法有效把訊號傳至肌肉。當大部分的傳導失敗時，便會產生肌肉收縮無力現象，屬於運動性疾病。

2. 在美國，每十萬人約有 12~14 例，大部分在成人才會發生，發病年齡呈雙峰分布，20~30 歲間以女性為主，50~60 歲間則以男性居多。隨著平均壽命延長，發病年齡和男性病人的數目也有增加趨勢。臺灣病人發病年齡較輕，臨床嚴重度也較輕。

3. 主要臨床表現為肌肉無力，又以眼外肌無力最為常見，有半數以上是以眼瞼下垂、複視或視力模糊為初發症狀，嚴重者會合併肢體、頸部、臉部，吞嚥甚至呼吸肌的無力，稱為全身性的肌無力症。故應該先治療疾病，眼瞼下垂及斜視會有改善。俗稱大力丸的乙醯膽鹼製劑，可抑制神經傳導物質乙醯膽鹼的分解，使神經末梢的乙醯膽鹼濃度上升，增加肌肉接收的訊號，提升對肌肉的控制。

4. 此症的特色是休息後肌肉力量會改善，**在任何眼球運動障礙的鑑別診斷中都應該要考慮**；患者可能因 β-受體阻斷劑而加重症狀，**冰敷眼瞼可以做為幫助診斷的工具。**

5. 此症不容易診斷，可以透過檢查特殊抗體的血液檢查或是神經傳導研究進行，包括 Tensilon (edrophonium)藥物測試、血漿乙醯膽鹼接受器抗體濃度及肌電圖。重症肌無力存在的相關抗體，包括**抗肌肉特異性激酶抗體**(anti-muscle-specific kinase antibody) 及**抗乙醯膽鹼受體抗體** (anti-acetylcholine receptors antibody)，可能同時存在抗促甲狀腺激素受體(anti-TSH-R)抗體。

6. 此病為神經肌肉傳導的異常，與感覺或自主神經系統無關，故病人很少以感覺異常為主訴。任何以疼痛、麻木、針刺感或自主神經症狀為主而伴隨肌肉無力的病人，必須先考慮其他診斷的可能性。約有 10%合併胸腺腫瘤(thymoma)，70%有良性的胸腺增生，**需要胸部掃描排除胸腺瘤。**

7. **蘭伯特－伊頓肌無力綜合徵**(Lambert-Eaton myasthenic syndrome)是一種罕見的自體免疫疾病，表現為軀幹及近端肌肉無力、深肌腱反射降低、自主神經功能失調等神經肌肉傳導異常。症狀和重症肌無力症有些相似，**但兩者抗體不同**，由肌電圖可提供兩者的區別。

十、後天性免疫缺乏症候群 (Acquired Immunodeficiency Syndrome, AIDS)

1. 後天性免疫缺乏症候群是由人類免疫缺乏病毒(human immunodeficiency virus, HIV)感染造成，大多由於性行為，偶爾藉由血液或針頭傳染。

2. 常見眼部併發的疾病，包括**巨大細胞病毒視網膜炎**(CMV retinitis)、**帶狀疱疹病毒眼症**(herpes zoster ophthalmicus)、**弓形蟲脈絡膜視網膜炎**(toxoplasma chorioretinitis)、肺囊蟲及隱球菌脈絡膜炎、前葡萄膜炎、眼眶及眼球內 B 細胞淋巴瘤、眼眶蜂窩性組織炎、眼瞼及結膜卡波西(Kaposi)氏肉瘤、角膜炎或乾性角結膜炎等。

3. 眼部最常見的症狀是視網膜微細血管病變伴隨棉絮狀斑、出血，以及有逗點狀血管、血液沉澱物與線狀出血特徵的結膜血管病變。視網膜的病毒性伺機感染最為常見，特別是巨細胞病毒(cytomegalovirus, CMV)。典型的變化為出血壞死性視網膜炎，由血管弓開始擴散開，並伴有小動脈阻塞。

4. 視神經若受侵犯會導致大範圍的視盤水腫，或者嚴重突發及不可逆的視力喪失；免疫缺乏也容易造成疱疹病毒、弓漿蟲、肺囊蟲等的伺機感染。

📖 歷屆試題

(　) 1. 糖尿病病人較少會併發下列哪種眼疾？(A)白內障　(B)視網膜病變　(C)凸眼症　(D)動眼神經麻痺　**（107 特生）**

(　) 2. 下列何者不是葛瑞夫氏病(Graves' disease)常見之眼部症狀？(A)眼瞼回縮(lid retraction)　(B)眼球突出 (exophthalmus)　(C)眼瞼閉合不全 (lagophthalmos) (D)前葡萄膜炎(anterior uveitis)　**（107 特生）**

(　) 3. 造成視網膜軟性滲出物(soft exudate)，何者最少見？(A)視網膜剝離　(B)中央視網膜靜脈阻塞　(C)分枝視網膜靜脈阻塞　(D)高血壓視網膜病變 **（107 專高）**

(　) 4. 下列有關 Sjögren 氏症候群之敘述，何者正確？(A)原發性 Sjögren 氏症候群男性比女性多　(B)屬結締組織疾病，為多器官侵犯，最常續發於紅斑性狼瘡 (C)常發生於青少年，有眼部砂礫感及口乾之症狀　(D)可利用血漿自體抗體、Schirmer 氏測試及小唾腺切片進行診斷　**（107 專高）**

(　) 5. 甲狀腺眼症造成眼睛失明的最主要原因為何？(A)斜視　(B)視神經壓迫 (C)眼皮發炎水腫　(D)中度乾眼症　**（107 特師）**

(　) 6. 下列何者不是併發中央視網膜動脈阻塞的常見原因？(A)巨細胞動脈炎　(B)外傷骨折　(C)口服避孕藥　(D)血糖過低　**（107 特師）**

(　) 7. 有關分枝視網膜靜脈阻塞(branch retinal vein occlusion)，下列何者錯誤？(A)發生率比中央視網膜靜脈阻塞(central retinal vein occlusion)為低　(B)常發生在動脈靜脈交叉處　(C)有可能產生黃斑部水腫　(D)好發於上顳側分枝 **（107 特師）**

(　) 8. 有關重症肌無力(myasthenia gravis, MG)，下列何者正確？(1)應在任何眼球運動障礙的鑑別診斷中考慮 (2)病人皆會雙眼眼瞼下垂 (3)抗生素和 β－阻斷劑會減輕 MG 的症狀 (4)冰敷眼瞼可以作為診斷工具 (5)需要胸部掃瞄排除胸腺瘤 (thymoma)。(A)(1)(2)(3)　(B)(2)(3)(4)　(C)(2)(4)(5)　(D)(1)(4)(5)　**（108 特師）**

(　) 9. 有關高血壓視網膜病變的敘述，何者錯誤？(A)腎病變病人易有高血壓視網膜病變　(B)早期變化是血管變細　(C)易表現出視網膜血管反光增加　(D)早期變化是視乳突水腫　**（108 特師）**

(　) 10. 有關痲瘋之敘述，下列何者錯誤？(A)一種慢性肉芽腫性感染　(B)感染途徑不明，致病原在高溫環境下比低溫容易生長　(C)第七對腦神經麻痺將會導致兔眼　(D)第三對腦神經一旦受到侵犯，將會引起神經營養性角膜炎 **（108 專高）**

(　) 11. 下列何者不是造成糖尿病黃斑部水腫的常見原因？(A)黃斑部出血　(B)硬滲出物　(C)微血管瘤滲漏　(D)玻璃體出血　**（108 專高）**

( ) 12. 下列哪些是全身系統血管疾病造成的視網膜病變？(1)糖尿病非增殖性視網膜病變 (2)中心性視網膜動脈阻塞(central retinal artery occlusion) (3)高血壓視網膜病變 (4)老年性黃斑部病變。(A)僅(1)(2)　(B)僅(1)(2)(3)　(C)僅(1)(3)(4)　(D)(1)(2)(3)(4)　　　　　　　　　　　　　　　　　　**（108 專高）**

( ) 13. 下列何者不屬於末期糖尿病視網膜病變之變化？(A)玻璃體出血　(B)裂孔性及牽引性視網膜剝離　(C)黑色素瘤　(D)新生血管性青光眼　　**（109 特生一）**

( ) 14. 下列何者不是引起眼睛病變常見原因之一？(A)高血壓　(B)胃潰瘍　(C)糖尿病　(D)甲狀腺機能亢進　　　　　　　　　　　　　　**（109 特生一）**

( ) 15. 下列何者之成分具抗壞血酸(ascorbic acid)成分？(1)虹膜 (2)角膜 (3)玻璃體 (4)鞏膜 (5)房水。(A)(1)(3)　(B)(2)(4)　(C)(2)(5)　(D)(3)(5)　　**（109 特師）**

( ) 16. 有關貝賽特氏症(Behçet's disease)之敘述，下列何者錯誤？(A)常併有口腔及生殖器潰瘍病灶　(B) 75%的個案會有眼部症狀　(C)常見葡萄膜炎合併急性視網膜壞死　(D)接受多重免疫製劑藥物治療後，約 25%個案之視覺預後仍不佳

　　　　　　　　　　　　　　　　　　　　　　　　　　　　　　　（109 專普）

( ) 17. 下列有關全身性紅斑性狼瘡之敘述，何者錯誤？(A)屬自體免疫疾病，為多重器官侵犯　(B) 2/3 的個案會有乾角結膜炎　(C)其視網膜侵犯之外觀類似糖尿病視網膜病變之圖像　(D)以高劑量類固醇之治療效果良好　　**（109 專高）**

( ) 18. 對於重症肌無力(myasthenia gravis)的相關抗體，下列敘述何者錯誤？(A)存在抗肌肉特異性激酶(MuSK)抗體 anti-muscle-specific kinase (MuSK) antibody　(B)存在抗乙醯膽鹼受體(Ach-R)抗體(anti-acetylcholine receptors (Ach-R) antibody)　(C)蘭伯特－伊頓肌無力綜合徵(Lambert–Eaton myasthenic syndrome)和重症肌無力的抗體相同　(D)可能同時存在抗促甲狀腺激素受體(TSH-R)抗體　　　　　　　　　　　　　　　　　　　　　**（109 專高）**

( ) 19. 下列何者全身性疾病會造成視網膜出血？(1)血管壁疾病（如高血壓、糖尿病） (2)血液疾病（如血小板減少症、貧血、白血病） (3)結締組織疾病（如馬凡氏症候群） (4)降低血液灌注壓力（如頸動脈－海綿狀竇瘻管、急性失血。(A)(1)(2)(3)　(B)(1)(2)(4)　(C)(1)(3)(4)　(D)(2)(3)(4)　　**（109 專高）**

( ) 20. 下列何者非後天免疫功能不全症候群(AIDS)病人常見的眼部疾病？(A)原田氏症候群(Vogt-Koyanagi-Harada syndrome)　(B)巨大細胞病毒視網膜炎(CMV retinitis)　(C)帶狀疱疹病毒眼症(herpes zoster ophthalmicus)　(D)弓形蟲脈絡膜視網膜炎(toxoplasma chorioretinitis)　　　　　　　　　**（109 特師二）**

( ) 21. 糖尿病可能造成下列何種症狀？(1)視網膜病變 (2)白內障 (3)眼外肌肉麻痺 (4)視神經病變 (5)屈光不正突然變化。(A)僅(1)(2)(3)(4) (B)僅(2)(3)(4)(5) (C)僅(1)(2)(4)(5) (D)(1)(2)(3)(4)(5) **（109 特師一）**

( ) 22. 下列哪些表現有助於診斷甲狀腺眼病(thyroid eye disease)？(1)眼瞼水腫(lid swelling) (2)眼瞼下垂(lid ptosis) (3)凸眼(axial proptosis)。(A)僅(1)(2) (B) 僅(2)(3) (C)僅(1)(3) (D)(1)(2)(3) **（109 特師一）**

( ) 23. 下列有關高血壓造成視網膜血管阻塞之種類，下列何者發生比例最高？(A)中 央視網膜動脈阻塞(CRAO) (B)中央視網膜靜脈阻塞(CRVO) (C)分枝視網膜 動脈阻塞(BRAO) (D)分枝視網膜靜脈阻塞(BRVO) **（109 特師二）**

( ) 24. 有關甲狀腺眼疾(thyroid eye disease)之敘述，下列何者正確？(A)為甲狀腺功能 亢進所引起、為 IgM 與甲狀腺受體結合所致 (B)好發於 60 歲以上的婦女 (C)吸菸是甲狀腺眼疾的風險因子 (D)病人往下注視時，上眼瞼會有遲緩下降 的現象，稱為 Kocher 現象(Kocher sign) **（110 專高）**

( ) 25. 淚液分泌不足的原因，不包括：(A)自體免疫疾病 (B)服用特定藥物 (C)接 受過眼科手術 (D)配戴隱形眼鏡 **（110 專高）**

( ) 26. 有關巨細胞病毒視網膜炎(cytomegalovirus retinitis)之敘述，下列何者錯誤？ (A)正常人一旦被巨細胞病毒感染，就會發生巨細胞病毒視網膜炎 (B)巨細胞 病毒視網膜炎若沒有治療，嚴重的視力喪失是不可避免的 (C)巨細胞病毒除 眼睛外，也有可能會侵犯肺臟、中樞神經系統以及皮膚 (D)發生巨細胞病毒 視網膜炎，初期可能無明顯症狀，但會隨時間病情漸漸嚴重 **（111 專普）**

( ) 27. 有關糖尿病視網膜病變的敘述，下列何者錯誤？(A)可能造成黃斑部水腫 (B)非增殖性糖尿病視網膜病變原則上先打全眼雷射治療，預防變成增殖性糖 尿病視網膜病變 (C)黃斑部水腫若影響視力可以用抗血管新生因子製劑治療 (D)若出現玻璃體出血，嚴重者可能需要手術治療 **（111 專高）**

( ) 28. 眼底鏡所見之糖尿病視網膜病變，觀察到下列那一種病變，顯示其病況較嚴 重？(A)視網膜點狀出血 (B)玻璃體出血 (C)視網膜靜脈擴張 (D)棉絮狀滲 出物 **（111 專高）**

( ) 29. 有關糖尿病神經病變之敘述，下列何者錯誤？(A)第三對腦神經麻痺的眼動功 能，通常在發病後 3 個月會恢復 (B)自主神經病變會導致瞳孔反應減少 (C)造成的第三對腦神經麻痺會導致瞳孔放大 (D)有可能發生非動脈炎性前缺 血性視神經病變(nonarteritic anterior ischemic optic neuropathy) **（111 專高）**

( ) 30. 有關甲狀腺眼疾的葛瑞夫茲氏眼病變(Graves' ophthalmopathy)之敘述，下列何 者錯誤？(A)是屬於一種自體免疫性疾病 (B)所有病人皆會有甲狀腺亢進的現

象　(C)眼外肌因為發炎與水腫而造成肥大的現象　(D)眼球會向外突出，造成眼瞼閉合不全 **（111 專高）**

（　）31. 下列何者不是造成黃斑部水腫常見的病因？(A)眼內手術或雷射治療後　(B)甲狀腺凸眼症　(C)視網膜靜脈阻塞　(D)慢性葡萄膜炎 **（111 專高）**

（　）32. 有關白內障與系統性疾病之關聯，下列敘述何者錯誤？(A)高血糖因為糖分代謝，會使糖尿病病人的水晶體滲透壓改變，進而呈現遠視趨向　(B)肌張性失養症(myotonic dystrophy)病人可能在 30 歲左右呈現水晶體皮質型混濁　(C)重度異位性皮膚炎(atopic dermatitis)病人可能在 20 至 40 歲間產生水晶體前囊下盾形混濁　(D)第二型神經纖維瘤(neurofibromatosis type 2)病人在青少年時期可能產生水晶體後囊下或皮質型白內障 **（111 專高）**

（　）33. 有關併發性白內障之敘述，下列何者錯誤？(A)復發性葡萄膜炎易造成併發性白內障　(B)通常開始於後囊區域　(C)隅角開放性青光眼易造成併發性白內障　(D)經常合併有瞳孔後沾黏 **（111 專高）**

（　）34. 有關類肉瘤病之敘述，下列何者錯誤？(A)原因不明，為多系統性肉芽腫性發炎疾病　(B)與種族、地域有關，白人的發生率為黑人的十倍　(C)眼部常見結膜肉芽腫、前葡萄膜炎及視網膜靜脈外膜炎　(D)治療可使用 NSAID、類固醇及低劑量細胞毒性藥物 **（111 專高）**

（　）35. 有關重症肌無力(Myasthenia Gravis)之敘述，下列何者錯誤？(A)可能同時存在甲狀腺疾病　(B)不會有單眼眼球運動障礙，表現皆為雙眼眼瞼下垂　(C)可能因 β-受體阻斷劑加重症狀　(D)可以只有複視症狀 **（112 專普）**

（　）36. 系統性疾病將會導致白內障提早發生，但下列何者除外？(A)糖尿病　(B)高血壓　(C)肌張性失養症　(D)異位性皮膚炎 **（112 專普）**

（　）37. 下列何者不是產生白內障的原因？(A)老化　(B)糖尿病　(C)使用類固醇　(D)高血壓 **（112 專高）**

（　）38. 下列有關全身性疾病相關之白內障敘述，何者錯誤？(A)常為雙側性白內障　(B)糖尿病患者高血糖常導致遠視　(C)可見於特異性皮膚炎與半乳糖血症患者　(D)可見於低鈣血症與唐氏症患者 **（112 專高）**

（　）39. 有關糖尿病所造成的眼部病變，下列何者最為常見？(A)視網膜病變(retinopathy)　(B)加速老年性白內障(accelerated senile cataract)　(C)角膜敏感度下降(reduced corneal sensitivity)　(D)新生血管性青光眼(neovascular glaucoma) **（112 專高）**

（　）40. 甲狀腺患者凸眼主要是因為下列何種反應？(A)顱內壓上升　(B)自體免疫反應　(C)病毒感染　(D)神經亢進 **（113 專普）**

（　）41. 關於貝賽特氏症(Behcet's disease)之敘述，下列何者錯誤？(A)特徵為反覆性口腔潰瘍、生殖器潰瘍和葡萄膜炎　(B)發生的區域多在土耳其、中東及遠東地區（古代「絲路」路線）　(C)與 HLA-B51 密切相關　(D)通常是單側性的葡萄膜炎　**（113 專高）**

（　）42. 下列何者為第二型糖尿病視網膜病變的正確敘述？(A)第二型糖尿病病人患病 20 年後一定會有黃斑部水腫　(B)不需要擔心合併青光眼　(C)只有第一型糖尿病病人需定期檢查　(D)糖尿病病人出現飛蚊症有可能是玻璃體出血　**（113 專高）**

（　）43. 有關重症肌無力之敘述，下列何者錯誤？(A)重症肌無力是感覺性疾病，會引起眼瞼下垂及斜視　(B)大部分在成人才會發生　(C)是不正常的抗體對抗了神經肌肉傳導　(D)應該先治療疾病，眼瞼下垂及斜視會有改善　**（113 專高）**

（　）44. 下列何者是類肉瘤病(sarcoidosis)最常見的眼部表現？(A)前葡萄膜炎(anterior uveitis)　(B)多病灶脈絡膜炎(multifocal choroiditis)　(C)視神經炎(optic neuritis)　(D)鼻淚管阻塞(nasolacrimal duct obstruction)　**（113 專高）**

📖 解答及解析

1. C　凸眼症最常見的原因是甲狀腺功能異常。

2. D　葛瑞夫氏病常見眼部症狀，包括眼瞼閉合不全、眼瞼拉縮或眼睛突出，有時會有眼外肌麻痺、上輪部角膜結膜炎和網膜及視神經變化等症狀。

3. A　軟性滲出多見於急性血壓增高、視網膜創傷等，例如中央或分枝視網膜靜脈阻塞、高血壓視網膜病變。

4. D　修格連氏症候群是一種病因尚未完全明瞭的外分泌腺自體免疫疾病，外分泌腺受到淋巴球浸潤後長期引起發炎，導致乾口症、乾燥性角膜結膜炎與唾液腺腫大。常發生於成年人，有眼部砂礫感及口乾之症狀。

5. B　格雷夫斯氏病是與甲狀腺功能異常和免疫系統失調有關的眼眶發炎性疾病。視神經壓迫是甲狀腺眼症造成眼睛失明的最主要原因。

6. D　中央視網膜動脈阻塞的常見原因為血糖過高、巨細胞動脈炎、外傷骨折、口服避孕藥等。

7. A　網膜分枝靜脈阻塞的發生率比中央視網膜靜脈阻塞高，常發生在動脈靜脈交叉處，尤其好發於上顳側分枝。

8. D　重症肌無力有半數以上的病人是以眼瞼下垂、複視或視力模糊為初發症狀，乙醯膽鹼製劑可抑制神經傳導物質乙醯膽鹼的分解，使神經末梢的乙醯膽鹼濃度上升增加肌肉接收的訊號，提升對肌肉的控制。

9. D　視乳突水腫是高血壓性視網膜病變第 4 期，也就是末期的變化。

10. B 痲瘋病是由痲瘋分枝桿菌引起的一種慢性肉芽腫性傳染病,主要經由飛沫傳染但傳染力並不強。

11. D 高血糖造成供應視網膜的微細血管產生病變,血液成分由受損的血管壁滲出。若黃斑部有滲出物、微血管瘤滲漏或出血,極容易併發黃斑部水腫影響中心視力。

12. B 老年性黃斑部病變是一種隨年齡增長出現視網膜中央部位退化的疾病。

13. C 隨病程發展新生血管沿著視網膜表面生長或延伸入玻璃體內,造成視網膜牽引、裂孔及剝離,新生血管易破裂造成視網膜前和玻璃體出血,甚至形成新生血管性青光眼。

14. B 引起眼睛病變常見的身體系統性疾病包括血管性疾病、代謝性疾病、內分泌疾病等原因。

15. D 維生素 C 又稱為 L－抗壞血酸,人類眼睛主要存在於房水和玻璃體中。

16. C 貝賽特氏症病人以口腔潰瘍、生殖器潰瘍和眼葡萄膜炎的慢性、反覆性發作為其特徵。

17. B 全身性紅斑性狼瘡可能影響各種器官,病人臉上常有蝴蝶樣癬和盤形疹、血管炎、微血管擴張、對光敏感、禿頭及口腔黏膜潰瘍等。

18. C 蘭伯特－伊頓肌無力綜合徵症狀和重症肌無力症有些相似,但兩者抗體不同,由肌電圖亦可提供兩者的區別。

19. B 人體全身上下都有彈性纖維,其中又以主動脈、韌帶以及眼睛的睫狀體懸韌帶最多,所以馬凡氏症候群產生最多臨床症狀的也以這些部位為主,在眼睛常見水晶體脫位或半脫位,通常移向上鼻側。

20. A AIDS 病人常見眼部併發的疾病,包括巨大細胞病毒視網膜炎帶狀疱疹病毒眼症、弓形蟲脈絡膜視網膜炎、肺囊蟲及隱球菌脈絡膜炎、前葡萄膜炎、眼眶及眼球內 B 細胞淋巴瘤、眼眶蜂窩性組織炎、眼瞼及結膜卡波西氏肉瘤、角膜炎或乾性角結膜炎等。

21. D 糖尿病是一種影響全身包括眼睛小血管的複雜代謝性疾病,常會造成身體許多組織及眼睛的廣泛性損傷,罹病時間越久病變機率越高。

22. C 甲狀腺眼病常見眼部症狀:眼瞼閉合不全、眼瞼水腫、眼瞼拉縮或眼睛突出,時有眼外肌麻痺、上輪部角膜結膜炎和網膜及視神經變化等。

23. D 視網膜分枝靜脈阻塞(BRVO)病人常患有動脈性疾病,特別是高血壓,有時會合併產生黃斑部水腫。

24. C 甲狀腺眼疾最女性好發率比起男性高達 6 倍。發病高峰在女性為 40~44 歲和 60~64 歲。當病人往上注視時,上眼瞼會有痙攣性收縮的現象特別稱為科赫氏徵(Kocher sign)。

25. CD 造成淚液分泌不足的原因包括修格連氏症候群、服用特定藥物及接受過近視雷射手術後的大約一個月的時間內。

26. A 巨細胞病毒屬於疱疹病毒的一種，在一般人群中非常常見，除眼睛外也有可能會侵犯肺臟、中樞神經系統以及皮膚，但大多數健康個體不會引起任何症狀或僅引起輕微的全身症狀。

27. B 前增生性糖尿病視網膜病變時應考慮提早接受全網膜雷射光凝固治療(laser photocoagulation)，利用雷射光能量減少視網膜新生血管以預防眼底出血。

28. B 糖尿病視網膜病變依照嚴重程度可分成：(1)非增生性視網膜病變：是一種漸進性的微小血管病變(microangiopathy)，其特徵是視網膜點狀出血和微血管瘤(microaneurysm)；(2)前增生性糖尿病視網膜病變：隨著病情發展而血管壁損傷擴大，微血管發生廣泛閉塞，出現多數棉絨狀斑點(cotton-wool spots)、網膜靜脈擴張成串珠狀(beading)；(3)增生性視網膜病變：進行性的網膜缺血最終會刺激形成易破裂的新生血管，新生血管壁薄，內皮細胞間有間隙，故而容易產生滲漏和破裂出血。

29. C 糖尿病神經病變最常侵犯的腦神經是第 3 對動眼神經，容易造成單一眼球無法內聚及上眼瞼下垂，甚至複視，但此眼動功能通常會在發病後 3 個月內恢復。自主神經病變會導致瞳孔反應減少，某些動眼神經麻痺病人瞳孔的收縮不受影響。

30. B 葛瑞夫茲氏眼病(Graves ophthalmopathy)是指與甲狀腺功能異常和自體免疫系統失調有關的眼眶發炎性疾病。最常發生在甲狀腺亢進病人身上，約占 90%，但少數也可能發生在免疫性甲狀腺功能低下或沒有甲狀腺功能障礙的情況下，其眼病的病程不一定與甲狀腺的活性或甲狀腺異常的治療成正比。

31. B 黃斑部水腫常見於高血壓性視網膜病變、視網膜靜脈阻塞、糖尿病視網膜病變、慢性葡萄膜炎、眼內手術或雷射治療後的病人。

32. A 糖尿病性白內障多見於第 1 型的青少年糖尿病病人，當血糖升高時，眼房水滲入水晶體使之變凸易產生近視；而當血糖降低時，水晶體內水分滲出使其變扁平易產生遠視。

33. C 葡萄膜發炎時，其滲出物常導致屈光物質混濁，復發性葡萄膜炎易造成併發性白內障，通常開始於後囊區域並經常合併有瞳孔後沾粘。長期反覆發作的前葡萄膜炎易形成虹膜與水晶體前囊粘連，後粘連延伸會形成瞳孔閉鎖，最終導致續發性隔角閉鎖性青光眼。

34. B 類肉瘤病與種族、地域有關，病人的兄弟姊妹患該病的風險增加五倍。目前患病率最高的是歐洲北部國家，約每 100,000 人中有 40 例；在美國，非裔黑人中的流行率是白人的 20 倍。

35. B 重症肌無力(Myasthenia Gravis)主要臨床表現為肌肉無力，又以眼外肌無力最為常見，有半數以上是以眼瞼下垂、複視或視力模糊為初發症狀，嚴重者會合併肢體、頸部、臉部，吞嚥甚至呼吸肌的無力，稱為全身性的肌無力症。

36. B 高血壓引起的系統性疾病大多屬於血管性疾病，常見臨床表現為視網膜的滲出、水腫、出血及血管的改變。水晶體沒有血管，故高血壓不太會導致白內障提早發生。

37. D 同 36 題解析。

38. B 糖尿病患者當血糖升高時，眼房水滲入水晶體使之變凸易產生近視。

39. A 糖尿病患者眼睛最常見的併發症是糖尿病視網膜病變，盛行率隨著年齡和罹患糖尿病的時間而增加。

40. B 甲狀腺凸眼症也稱為葛瑞夫茲氏眼病(Graves' ophthalmopathy)或甲狀腺相關眼眶病(thyroid-associated orbitopathy)，指的是與甲狀腺功能異常和自體免疫系統失調有關的眼眶發炎性疾病。

41. D 貝賽特氏症(Behcet's disease)患者特徵為慢性、反覆性發作的口腔潰瘍(oral ulcers)、生殖器潰瘍(genital ulceration)和雙眼葡萄膜炎(uveitis)。

42. D 糖尿病常會造成身體許多組織、神經及眼睛的廣泛性損傷，包括視網膜病變、白內障、眼外肌肉麻痺、神經病變和屈光度突然變化等，也有可能發生青光眼及非動脈炎性前缺血性視神經病變。糖尿病患者一般分為兩型：第 1 型糖尿病發病 10 年以上大約有 50%患者有視網膜病變。發病 20 年以上則幾乎 90%有視網膜病變，其中一半為增殖性視網膜病變。第 2 型糖尿病患者常發病多年後才被診斷出來，因此在確定診斷時已有 21%有視網膜病變。

43. A 重症肌無力目前被認為是自體免疫疾病所導致，患者會將自身乙醯膽鹼接受器視為外來物進而產生不正常的抗體對抗了神經肌肉傳導，造成神經肌肉聯合處的接受器對乙醯膽鹼之接收減少，導致神經衝動的傳導產生障礙，使神經無法有效把訊號傳至肌肉。當大部份的傳導失敗時，便會產生肌肉收縮無力現象，屬於運動性疾病。

44. A 類肉瘤病(sarcoidosis)是一種病因不明的多系統肉芽腫性發炎疾病，具有多變的全身和眼部表現，但以肺部最常見約佔 90%，眼部以前葡萄膜炎為最常見的症狀。

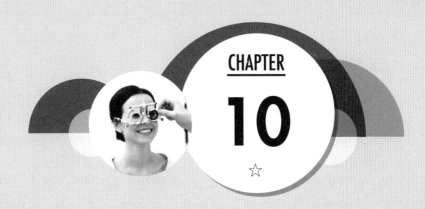

眼遺傳性疾病及退化疾病

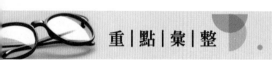

重｜點｜彙｜整

10-1 眼遺傳疾病

一、色視覺缺陷

1. 人類視網膜有三種不同的視錐細胞，其中任一種或二種，甚至三種錐細胞功能變差或失去功能，便會產生不同的色盲(achromatopsia)。對某些顏色的辨別能力較差者，就叫做異常三色覺者(anomalous trichromats)，或稱為色弱。

2. 人口比率：最常見的色盲型式為紅綠色盲，占全球男性人口約 8%、女性人口約 0.5%；異常三色視覺（色弱）約占全球 6%人口、二色視覺約 2%人口，單色視覺為極少數。

3. 色盲：亦稱為色覺辨認障礙，無法正確感知部分或全部顏色間區別的缺陷。
    (1) 紅綠色盲：是因為缺少感受相應顏色的錐狀細胞，包括：
        A. 紅色盲(protanopia)：又稱甲型色盲、第一色盲。
        B. 綠色盲(deuteranopia)：又稱乙型色盲、第二色盲。
        C. 紅色弱(protanomaly)：又稱紅色覺變常、甲型色弱、第一色弱。
        D. 綠色弱(deuteranomaly)：又稱乙型色弱，第二色弱。
    (2) 藍黃色盲：病人難以辨認藍色和黃色，包括藍色盲（tritanopia，第三色盲）和藍色弱（tritanomaly，第三色弱）。
    (3) **全色盲(achromatopsia)：為錐狀細胞缺陷的遺傳性眼疾**，病人完全沒有區別顏色的能力，僅能依靠眼球中桿狀細胞來感受視覺影像光線的強弱。其視覺所見的景像只有黑、灰的色階分布，**眼睛對於亮度非常敏感**，且通常伴隨著其他眼部問題，如弱視、**眼球震顫**、光敏感反應及極度視力不良。

4. 可分為先天性和後天性兩種：

    (1) 與遺傳有關的先天性色視覺缺陷幾乎都為紅綠辨色異常，是由於人類辨識顏色的遺傳基因來自 X 染色體，並遵循性聯遺傳隱性規律，故影響的男性(XY)明顯高於女性(XX)。

    (2) **後天性色視覺缺陷常為藍黃辨色異常**，且男女機率相等，色盲發生的原因可能與視網膜黃斑部病變、視神經病變或腦部損傷有關，例如後天性黃斑部病變、外傷、青光眼、維生素 A 缺乏等；也可能是因接觸特定化學物質而引起。

    (3) 後天性較常影響單側眼睛，而先天性則兩眼均會受影響。

二、遺傳性視網膜病變

視網膜上廣布著神經和血管，所以視網膜的病變絕大部分與此兩者有關。

⊃ 色素性視網膜失養症(Retinal Pigmentary Degeneration)

又稱**色素性視網膜炎(retinitis pigmentosa, RP)或夜盲症，為最常見的遺傳性、漸進性的視網膜病變，主要是視網膜桿狀細胞(rod cell)的視紫質(rhodopsin)基因突變**，盛行率約 1：5,000。遺傳形式多變，可為單獨的、偶發的、體顯性、體隱性或性聯遺傳方式。典型臨床表現為 20 歲左右開始夜盲，症狀隨年紀增長而緩慢加重，最終會因視網膜中央凹或黃斑部病變而失去中心視力。

1. 病徵：以夜盲、視野縮小、眼底骨細胞樣色素沉著和感光受器功能不良為特徵。疾病早期周邊視野易缺損，晚期黃斑部受侵犯視力會隨之變差，末期會導致嚴重的視力障礙甚至失明。病人對暗適應檢查異常，對比敏感度易受影響，故白天行動正常而夜間行動困難，外出時若配戴包覆式濾光眼鏡有幫助。常見的併發症為後囊下白內障(posterior subcapsular cataract)、隅角開放性青光眼、近視、圓錐角膜及玻璃體後剝離等。若能在疾病早期每天服用維生素 A 則可延緩病程進展。

2. 診斷以散瞳作間接眼底鏡檢查，一般也常安排作視網膜電圖(electroretinogram, ERG)檢查。診斷要項有雙側侵犯、周邊視力喪失及漸進性桿狀感光接受器功能喪失，故 RP 臨床三要素為：視網膜小動脈變細、視網膜骨刺樣色素沉著(bone-spicule pigmentation)和視神經盤蒼白(pale disc)。

3. 病理學變化
   (1) 感光受器細胞喪失：感光細胞的外節退化性病變並逐漸波及內節，到了疾病晚期，除黃斑部剩餘少數錐狀細胞外，其餘視網膜的感光細胞都大量消失。
   (2) 視網膜色素上皮細胞增生並移行，巨噬細胞吞噬釋出的色素，進入視網膜圍繞網膜血管生長，後期出現網膜血管壁增厚、變窄及微血管退行性變化，視神經可顯示瀰漫或扇形的萎縮及神經膠質的增生。

◐ 青少年 X 染色體串聯視網膜劈裂症(Juvenile X-linked Retinoschisis)

先天性視網膜劈裂是一群罕見的視網膜玻璃體變性疾病，其中以青少年 X 染色體串聯視網膜劈裂症為最常見，是一種與 X 染色體上 RS1 基因有關的隱性遺傳性疾病，患病率為 1/25,000～1/5,000，是男性青少年黃斑部變性的常見原因之一，**女性帶原者通常表現為正常**。臨床表現常見雙側黃斑部車輻狀圖樣病變，黃斑部有視網膜層間劈裂囊腔，可發生於不同的視網膜層，其中多為內顆粒層或視網膜神經纖維層與其餘神經視網膜之間劈裂，內網狀層、外網狀層和顆粒層較少見。患者多於學齡期因視力下降就診，同時可伴有眼球震顫、斜視、白內障、玻璃體積血或者視網膜脫離等，視力預後通常不好。

三、遺傳性結締組織疾病

1. 結締組織疾病是以疏鬆結締組織黏液樣水腫及纖維蛋白樣變性為病理基礎的一組疾病，最早認為是膠原纖維發生纖維蛋白樣變性所致，故稱為瀰漫性膠原病或膠原血管病，後來發現病變不僅限於膠原纖維，改稱為結締組織病。

2. 病因不十分清楚，一般認為與遺傳、免疫及病毒感染等有一定關係，是多因性的疾病。

3. 結締組織病包括紅斑性狼瘡、硬皮病、皮肌炎、類風濕性關節炎、結節性多動脈炎、韋格納氏肉芽腫、巨細胞動脈炎及乾燥症候群等。廣義的結締組織病還包括一組遺傳性的結締組織病，即由於先天性的缺陷使結締組織中某種成分如膠原、彈性蛋白或糖胺聚糖的生物合成或降解發生異常而引起的疾病，例如馬凡氏症候群、骨發生不全等。

○ 馬凡氏症候群(Marfan's Syndrome)

1. 為一種第 15 對染色體長臂上的纖維基因發生異常的體染色體顯性遺傳結締組織疾病，患病特徵為身高明顯超出常人，四肢、手指和腳趾細長不勻稱，常伴有心血管系統異常，特別是心臟瓣膜異常和主動脈瘤。

2. 病徵從輕微到嚴重都有，最嚴重的情況下可能同時影響其他器官，包括骨骼、關節、眼、肺、硬脊膜、硬腭等。

3. 人體全身上下都有彈性纖維，其中又以主動脈、韌帶以及眼睛的睫狀體懸韌帶(ciliary zonules)最多，所以產生最多臨床症狀的也以上述部位為主。在眼睛，有 80%會出現症狀，常見雙側且對稱性之**水晶體脫位**或半脫位，可能造成高度散光等**屈光異常**，有些會有姿勢性的視覺變化及誘發青光眼的可能。**水晶體脫位通常會脫落位移到玻璃體中**，半脫位通常向上偏移(dislocates superiorly)。

4. 較少見的眼部異常，包括巨角膜(megalocornea)、**圓錐角膜**、白內障、葡萄膜裂開及續發性青光眼等。

四、遺傳性代謝疾病

1. 代謝疾病又稱為新陳代謝失調症，大部分是遺傳性疾病，但有少部分是從飲食、毒素、感染等引起。

2. 遺傳性代謝疾病一般稱為先天性代謝缺憾，大多是先天性缺少細胞代謝過程中重要的酶，較常見的主要有三個類別，包括影響醣類代謝障礙的肝醣儲積症、影響脂肪代謝障礙的脂肪酸氧化作用缺陷，以及影響細胞內中央發電廠粒線體障礙的粒線體疾病。

3. 與眼睛有關的遺傳性代謝疾病中，常見的包括威爾森氏病(Wilson's disease)、胱胺酸症(cystinosis)、白化症(albinism)、半乳糖血症(galactosemia)等。

4. 威爾森氏病是過多的銅在肝、腦、角膜、心臟等處沉澱，造成全身性組織的毒性與破壞症狀；胱胺酸症是一種體染色體隱性遺傳的胺基酸代謝異常疾病，是溶小體儲積症的一種，主因第 17 對染色體基因發生缺損，導致將胱胺酸攜出溶小體的運輸酶功能異常，胱胺酸堆積在溶小體上造成器官的病變。

5. 半乳糖血症是一種醣類代謝異常的體染色體隱性遺傳疾病，主要原因是病人缺乏半乳糖分解酶，不能正常地將半乳糖代謝，產生包括腹部腫脹、肝腫大、黃疸、腹水、腎衰竭、白內障、腦損傷以及卵巢衰竭等半乳糖血症的典型症狀，血中與尿中半乳糖濃度升高，白內障的特徵是水晶體皮質中有液泡(vacuoles)。

⊃ 白化症(Albinism)

1. 白化症是由於體內控制酪胺酸酶(tyrosinase)的基因異常所導致，人體酪胺酸酶能將酪胺酸(tyrosin)轉化為黑色素(melanin)，故其是一種黑色素生成過程有缺陷的先天性代謝疾病，屬於體染色體隱性遺傳，常發生於近親結婚的族群中。可能只表現在眼睛，也可能同時表現在眼睛、皮膚及毛髮。

2. 白化症又可以酪胺酸酵素分成陽性與陰性兩種亞型，陽性者體內仍有酪胺酸酵素只是活性降低，比起陰性者較不會有眼球震顫的現象。

3. 白化症依據臨床特徵可分為三大類別：
   (1) 眼白化症(ocular albinism)：僅有眼睛受到侵犯，眼睛色素減少或缺乏，視網膜中心窩被血管占據且沒有中心窩凹陷，病人常有不同程度的視力低下及畏光等症狀。
   (2) 眼皮膚白化症(oculocutaneous albinism)：由於體內黑色素缺乏，病人除了眼睛之外，皮膚與毛髮也明顯色素減少或缺乏。視網膜中心窩被血管占據且沒有中心窩凹陷，普遍有黃斑部發育不良，導致視覺品質不佳的現象。因虹膜及眼底脈絡膜血管更明顯，導致瞳孔和眼珠呈現紅色的現象。臨床症狀主要為高度屈光不正、內斜視、畏光、眼球震顫及黃斑部增生血管，常伴有遠視或散光等，及不同程度的視覺功能不佳等症狀。
   (3) 白化症相關症候群：除上述表現外，病人還有其他免疫功能低下等罕見的特定異常。

4. 黑色素的生成過程頗為複雜，往往會牽連其他器官系統的病變，例如視神經纖維走向的異常、出血傾向、免疫異常及脂肪病變的蠟樣脂質堆積等現象。

5. 由於缺乏黑色素的防護，病人的皮膚及眼睛極容易曬傷，日久可能導致皮膚癌或視神經傷害，增加皮膚基底細胞癌或鱗狀細胞癌的發生率。

10-2 眼睛退化疾病

一、近視性黃斑部萎縮(myopic macular degeneration)

1. 所謂高度近視通常指的是近視度數大於 600 度，伴有眼球軸長前後徑逐漸伸長、眼底視網膜和脈絡膜有局部萎縮(focal chorioretinal atrophy)等退行性病變特點的屈光不正。**脈絡膜萎縮通常是瀰漫性，界線清楚的分布，其上方常合併視網膜變薄，有時會合併發生視網膜裂孔，導致視網膜剝離。**

2. 高度近視的病因、發病機制及其治療和預防與一般近視不同，有染色體隱性遺傳的統計趨勢，**發病比例亞洲人較歐美人士為高。**表現為兒童學齡前出現近視且度數進行性增加，眼底視網膜脈絡膜病變逐年加重，從而產生許多嚴重的併發症，因此，高度近視又稱為病理性近視、惡性近視、變性近視、進行性近視和遺傳近視等。

3. **高度近視的併發症常很嚴重且大部分會致盲，是國人常見的致盲重要原因之一。**主要併發症有**後極部葡萄腫(posterior staphyloma)**、周邊視網膜萎縮變性、**黃斑部漆裂樣紋路(lacquer cracks)**、**黃斑部變性萎縮以及裂孔(macular hole)**、**脈絡膜新生血管(choroidal neovascularization)**、玻璃體變性、核性白內障、視網膜分層(retinoschisis)、格子狀變性、裂孔及**視網膜剝離**、青光眼等。**黃斑部變性萎縮及裂孔是視力喪失的最常見原因，光學同調斷層掃描(OCT)可以檢查量化高度近視的後極部視網膜病變。**

4. 近視性黃斑部萎縮主要表現為眼球後極部向後擴張呈後鞏膜葡萄腫，視神經和黃斑部及周圍視網膜脈絡膜變性萎縮，尤其是後極部外層感光細胞更為顯著。黃斑部的布魯赫(Bruch)膜可出現小的破裂導致視網膜下的新生血管形成，出現出血、有機化、色素上皮變化，形成小的類似於黃斑盤狀變性，也就是眼底所見的傅氏(Fuchs)斑。但近視型黃斑部出血不一定可以找到相關的脈絡膜新生血管。

5. 由於黃斑區視網膜萎縮變性常合併有周邊部視網膜格子樣退化(peripheral retinal lattice degeneration)，因此易於形成視網膜裂孔，同時有玻璃體變性、液化、後剝離形成，故易形成視網膜裂孔，導致視網膜剝離機率增高。

二、老年性黃斑部病變(age-related macular degeneration, ARMD)

1. 又稱為年齡相關性黃斑部退化，是一種隨著年齡增長逐漸出現視網膜中央部位退化的疾病，**吸菸是主要危險因子**，其他常見危險因子包括高血壓、攝取高脂肪及肥胖。

2. **視覺上漸次出現視物變形**(metamorphopsia)、**變大或變小**，最終造成視力喪失，通常是兩側性發作。多認為與視網膜色素上皮長時間吞噬從視細胞脫位的外節盤膜、消化排泄脂褐質，使之形成為黃斑部隱結(drusen)堆積有關。隱結會引起網膜色素上皮、布魯赫膜和脈絡膜微血管萎縮以及新生血管生長，臨床上依是否產生脈絡膜新生血管分為乾性和濕性：
   (1) 乾性：年齡偏低，視力緩慢下降。黃斑區出現多數黃白色、大小不一、界限不清的隱結(drusen)，或出現地圖狀色素上皮萎縮區和色素紊亂等。
   (2) 濕性：年齡偏高，除乾性者特徵外會有由新生血管產生黃斑部水腫、出血等現象，造成視力嚴重減退，黃斑區可見暗紅色深層出血和鮮紅色淺層出血；後期出血會形成瘢痕，視力難以恢復。

3. 目前常用來幫助診斷老年性黃斑部病變的設備，包括**彩色眼底攝影**(color photography)、**視網膜螢光血管攝影**(FAG)、**循血綠攝影**(ICG)和**視網膜同調斷層掃描**(OCT)。

三、黃斑部視網膜上膜增生(macular epiretinal membrane)

眼睛玻璃體退化時，若玻璃體與黃斑部之間完全分離就會形成後玻璃體剝離(posterior vitreous detachment, PVD)。在玻璃體與視網膜黃斑部交界處常有視網膜膠質細胞增生，若玻璃體與黃斑部之間尚未完全分離就會形成拉扯，此即稱之為玻璃體黃斑部牽扯症候群(vitreomacular traction syndrome)，為引起老年人口視力模糊或視覺影像扭曲之重要成因之一，極少數的患者甚至會因牽扯力量太大進而引發牽扯性視網膜剝離(tractional retinal detachment)。增生的視網膜膠質細胞經由此拉扯所造成的視網膜內界膜破孔進入視網膜表面，所形成的增生膜稱之為黃斑部視網膜上膜增生。最重要的診斷工具為光學同調斷層掃描(OCT)，可清楚顯示視網膜前部的高反射率、中央凹增厚和玻璃體黃斑部牽扯。

一般依病症外觀密度及血管扭曲情形，分為玻璃紙狀病變(cellophane maculopathy)和黃斑部皺褶(macular pucker)兩類。

1. 玻璃紙狀病變：因一層薄而透明像玻璃紙狀的視網膜膠質細胞增生所致，一般不需特別治療。

2. **黃斑部皺褶**：增生膜較厚及收縮，易引起中心視力模糊及視物變形。**可採用玻璃體切除手術治療**，將增生膜自視網膜表面剝下而改善。

四、全層黃斑部裂孔(full-thickness macular hole)

1. 黃斑部裂孔是中央視力喪失相對常見的原因，患病率約為 3‰，常見於 60~70 歲女性，5 年內另一眼受牽累的風險約 10%。病因不明，目前研究顯示可能與玻璃體與黃斑部的牽扯有關，其他可能原因包括可導致黃斑部視網膜脫離的高度近視和鈍性眼外傷等。

2. 臨床表現：疾病初期可能沒有症狀或只是輕微中心影像扭曲變形，裂孔形成後會出現患眼的中央視力受損，但除非遮住好眼，否則病人常沒特別感覺。

五、斯達格氏病(Stargardt's disease)

1. **又稱為幼年型黃斑部失養症，屬體染色體隱性遺傳**，多由近親婚配引起。常在 10 歲前後開始發病，且多波及雙眼。

2. 臨床表現：中心視力緩慢下降，眼底病變多侷限於黃斑部。
   (1) 疾病早期僅有黃斑部色素上皮萎縮，眼底檢查常未能發現異常，但視力開始下降，易被誤診為弱視。
   (2) 隨病情發展，黃斑部漸出現橫橢圓形萎縮區，並出現細小黃白色點狀沉著物，外觀呈現被斑點包圍的「蝸牛黏液(snail slime)」或「敲碎銅像(beaten-bronze)形」黃斑病變。
   (3) 晚期脈絡膜微血管萎縮，部分病例伴有周邊部多量黃色斑點，呈現地圖形萎縮或後極部斑點，稱為黃斑點症，此是色素上皮細胞內大量脂褐質沉著所導致。
   (4) 螢光眼底血管攝影在疾病早期即可顯現黃斑部視網膜色素上皮呈橫橢圓形萎縮透見螢光。

📖 歷屆試題

( ) 1. 先天性色盲的遺傳型式是：(A)體染色體隱性　(B)體染色體顯性　(C)性聯遺傳隱性　(D)性聯遺傳顯性

( ) 2. 對某些顏色的辨別能力較差的人叫做：(A)夜盲症(retinitis pigmentosa)　(B)二色覺者(dichromats)　(C)青光眼(glaucoma)　(D)異常三色覺者(anomalous trichromats)

( ) 3. 與眼前房變淺有關的疾病，以下何者為非？(A)小眼球症　(B)遠視　(C)隅角閉鎖性青光眼　(D)近視

( ) 4. 最常見色盲型式為：(A)後天性色盲　(B)藍黃色盲　(C)全色盲　(D)紅綠色盲

( ) 5. 又稱為幼年型黃斑部病變的是：(A)老年性黃斑部病變　(B)近視性黃斑部病變　(C)斯達格氏病(Stargardt's disease)　(D)中心性漿液性視網膜脈絡膜病變

( ) 6. 有關老年性黃斑部病變可能發生之症狀，下列何者最罕見？(A)影像扭曲(metamorphopsia)　(B)水波樣視覺(wavy vision)　(C)閃光幻視(photopsia)　(D)中心暗點(central scotoma)　　　　　　　　　　　　　　（106 特生）

( ) 7. 有關色素性視網膜病變之敘述，何者錯誤？(A)一種非遺傳性的退化性疾病，青春期開始發病　(B)又稱為夜盲症，白天行動正常，夜間行動困難　(C)此類病人暗適應檢查異常　(D)鼓勵病人外出時配戴包覆式濾光眼鏡　　（106 特生）

( ) 8. 後天性黃斑部病變，產生之色覺障礙一般以影響何種色覺為主？(A)紅色　(B)橙色　(C)綠色　(D)藍色　　　　　　　　　　　　　　（107 特生）

( ) 9. 有關眼皮膚白化症，何者錯誤？(A)又可以酪胺酸酵素陽性與陰性分成兩種亞型　(B)酪胺酸酵素陰性者，比較不會有眼球震顫的現象　(C)眼皮膚白化症的病人視力通常不好　(D)眼皮膚白化症的病人眼珠呈紅色，會懼光　（107 特師）

( ) 10. 高度近視可能產生之視網膜相關併發症，下列何者錯誤？(A)黃斑部隱結(drusen)之堆積　(B)周邊視網膜裂孔　(C)後極部葡萄腫　(D)黃斑部脈絡膜新生血管　　　　　　　　　　　　　　　　　　　　　　（107 特師）

( ) 11. 下列有關 Stargardt 氏病，何者錯誤？(A)又稱為幼年型黃斑部失養症　(B)為隱性遺傳疾病，在 20 歲前會發生雙側漸進的中心視力不良　(C)黃斑部外觀呈敲碎銅像(beaten-bronze)　(D)補充維生素 A 可以緩解疾病進展　　（108 特師）

( ) 12. 下列有關近視的敘述，何者正確？(A)高度近視比例亞洲人較歐美人士為高　(B)近視的病人較不會得青光眼　(C)近視相關的黃斑部病變，其發生率隨著年齡下降　(D)高度近視是一個穩定的疾病，通常不會再有病情變化　（108 特師）

（　）13. 下列何者不是高度近視之常見併發症？(A)角膜混濁結痂　(B)水晶體核性白內障　(C)玻璃體變性　(D)黃斑部變性萎縮及後極部葡萄腫　　　　　**（108 特師）**

（　）14. 有關高度近視的併發症敘述中，下列何者錯誤？(A)高度近視可能造成視網膜分層(retinoschisis)　(B)高度近視病人周邊視網膜發生裂孔機率會增加，可能因此導致視網膜剝離　(C)高度近視病人發生脈絡膜新生血管機率增加，會造成視力下降　(D)脈絡膜新生血管目前沒有治療方法　　　　　**（108 專高）**

（　）15. 有關白化症(albinism)之敘述，下列何者錯誤？(A)可能只表現在眼睛　(B)可能同時表現在眼睛、皮膚及毛髮　(C)是黑色素(melanin)合成障礙造成的　(D)並不會增加皮膚基底細胞癌或鱗狀細胞癌的發生率　　　　　**（108 專普）**

（　）16. 馬凡氏症(Marfan syndrome)在眼睛比較不可能出現的症狀為下列何者？(A)圓錐角膜　(B)視神經水腫　(C)水晶體脫位　(D)高度近視　　　　　**（108 專高）**

（　）17. 黃斑部水腫可以經由何種檢查證實？(1)彩色眼底攝影 (2)視網膜螢光血管攝影 (3)視網膜同調斷層掃描 (4)全視野視網膜電生理檢查(full-field ERG) (5)角膜地形圖。(A)(1)(2)(4)　(B)(1)(2)(3)　(C)(2)(3)(5)　(D)(1)(4)(5)　　　　　**（108 專高）**

（　）18. 有關近視性脈絡膜萎縮，下列何者錯誤？(A)這種變化通常是瀰漫性，界線清楚的分布　(B)常常合併上方的視網膜變薄　(C)由於脈絡膜萎縮，因此造成深色色素沉澱　(D)可能會合併發生視網膜裂孔而導致視網膜剝離　　　　　**（108 專高）**

（　）19. 下列有關眼球皮膚白化症之敘述，何者錯誤？(A)疾病分類可區分為酪胺酸酶陽性和陰性等二類　(B)可能影響眼睛、皮膚和頭髮的顏色　(C)普遍有黃斑部發育不良，導致視覺品質不佳　(D)酪胺酸酶陰性個案的眼球震顫為擺動型及垂直型的，在亮光照明下增加，隨著年齡增加而嚴重度下降　　　　　**（108 專高）**

（　）20. 有關先天性全色盲(achromatopsia)病人的敘述，下列何者正確？(A)為桿細胞缺陷遺傳性眼疾　(B)少見有眼球震顫　(C)必為雙眼無光覺病人　(D)視網膜外觀有可能正常　　　　　**（109 特師一）**

（　）21. 高度近視視網膜病變，下列何者最少見？(A)視網膜剝離　(B)脈絡膜新生血管(choroidal neovascularization)　(C)沉積物隱結(drusen)　(D)後極部葡萄腫(posterior staphyloma)　　　　　**（109 專高）**

（　）22. 有關黃斑部皺褶(macular pucker)主要治療，下列敘述何者正確？(A)玻璃體切除手術　(B)眼內注射藥物治療　(C)雷射治療　(D)口服藥物治療　**（109 專高）**

（　）23. 下列何者不是裂孔性視網膜剝離的常見成因？(A)視網膜裂孔　(B)視網膜上膜(epiretinal membrane)生成　(C)玻璃體嚴重液化　(D)玻璃體視網膜沾粘

　　　　　（109 專高）

（　）24. 下列何種眼底表現較少出現在退化性近視的病人？(A)黃斑部裂孔(macular hole)　(B)局部視網膜脈絡膜萎縮(focal chorioretinal atrophy)　(C)黃斑部漆裂樣紋路(lacquer cracks)　(D)達仁－傅氏節結(Dalen-Fuchs nodule)　（109 專高）

（　）25. 有關白化症(albinism)，下列何者正確？(A)通常是後天性，散發型(sporadic)的發病方式　(B)眼睛的虹膜呈現深棕性的顏色　(C)通常是黑色素細胞內的酪胺酸酶缺乏所引起的　(D)通常視力正常，也沒有畏光問題。　（109 專高）

（　）26. 白化症是人類一種先天的缺陷，下列敘述何者正確？(A)屬於體染色體顯性遺傳性疾病　(B)很少發生於近親結婚的族群中　(C)與酪胺酸酶的活性缺乏或降低有關　(D)應常曬太陽讓皮膚曬黑　（109 特師一）

（　）27. 有關 Marfan 氏症候群之水晶體異位，下列敘述何者錯誤？(A)呈現雙側且對稱性　(B) 80%病人會出現　(C)半脫位多是上顳側　(D)水晶體經常位移到前房或玻璃體　（109 特師二）

（　）28. 下列何者檢查方法較少用來診斷老年性黃斑部病變？(A)循血綠攝影(ICG)　(B)二維超音波掃描(B-scan)　(C)光學同調斷層掃描(OCT)　(D)螢光眼底攝影(FAG)　（110 專高）

（　）29. 有關高度近視的敘述，下列何者錯誤？(A)可能源自眼球軸長前後徑逐漸伸長　(B)是國人失明的一個重要原因　(C)光學同調斷層掃描(OCT)可以檢查量化高度近視的後極部視網膜病變　(D)周邊視網膜格子狀退化(lattice degeneration)是其視力喪失的最常見原因　（110 專高）

（　）30. 下列何者不是老年性黃斑部病變(age-related macular degeneration)的危險因子？(A)抽菸　(B)高血壓　(C)糖尿病　(D)高脂肪攝取及肥胖　（111 專高）

（　）31. 有關色素性視網膜病變(retinitis pigmentosa)，下列何者錯誤？(A)周邊視網膜呈現像骨針(bone-spicule)一樣的色素叢結塊　(B)為最常見的遺傳性眼底失養症　(C)大多數病人主要是錐狀細胞(cone cell)功能受影響而有夜盲現象　(D)視野通常逐漸縮小　（111 專高）

（　）32. 下列有關高度近視容易發生的併發症何者錯誤？(A)視網膜黃斑部退化　(B)視網膜剝離　(C)周邊視網膜格子狀退化(lattice degeneration)而引起視網膜裂孔　(D)外斜視(exotropia)　（112 專普）

（　）33. 有關青少年 X 染色體串聯視網膜劈裂症(juvenile X-linked retinoschisis)的敘述，下列何者錯誤？(A)通常雙眼皆會受到影響　(B)發病者大多為女性　(C)視網膜劈裂的位置是在視網膜神經纖維層與其餘神經視網膜之間　(D)視力預後通常不好　（112 專普）

( ) 34. 下列有關水晶體移位之敘述，何者錯誤？(A)遺傳性結締組織疾病相關水晶體移位通常是單側　(B)可能造成高度散光　(C)會有姿勢性的視覺變化　(D)可能誘發青光眼 **（112 專高）**

( ) 35. 有關白化症之敘述，下列何者錯誤？(A)屬於顯性遺傳疾病，常發生於近親通婚的後代　(B)由於黑色素細胞的酪胺酸酶缺乏，導致皮膚、毛髮、眼睛缺乏黑色素　(C)有視覺功能不佳、高度屈光不正、內斜視及眼球震顫等症狀　(D)目前藥物治療無效，可採用太陽眼鏡或包覆式濾光眼鏡遮光以減少畏光症狀 **（113 專高）**

( ) 36. 有關色素性視網膜病變(retinitis pigmentosa)之敘述，下列何者錯誤？(A)是遺傳性、漸進性的視網膜病變　(B)常伴隨後囊型白內障(posterior subcapsular cataract)　(C)對比敏感度通常較不受影響　(D)視野從周邊向中心逐漸縮小 **（113 專高）**

( ) 37. 下列何者是診斷玻璃體黃斑部牽扯症候群(Vitreomacular traction syndrome)最重要的診斷工具？(A)光學驗光儀　(B)眼底螢光攝影　(C)視網膜電氣生理檢查　(D)光學共軛掃描儀 **（113 專高）**

📖 解答及解析

1. C　與遺傳有關的先天性色視覺缺陷幾乎都為紅綠辨色異常，是由於人類辨識顏色的遺傳基因來自 X 染色體並遵循性聯遺傳隱性規律，故影響的男性(XY)明顯高於女性(XX)。

2. D　人類視網膜中有三種不同的視錐細胞，其中任何一種或二種，甚至三種錐細胞功能變差或失去功能，便會產生不同的色盲。若是對某些顏色的辨別能力較差者，就叫做異常三色覺者或稱為色弱。

3. D　近視者眼軸較長，眼前房亦較正常人深。

4. D　最常見的色盲型式為紅綠色盲，占全球男性約 8%、女性約 0.5%。異常三色視覺（色弱）約占全球 6%人口、二色視覺約 2%人口，單色視覺為極少數。

5. C　斯達格氏病又稱幼年型黃斑部失養症，屬體染色體隱性遺傳，多由於近親婚配。

6. C　閃光幻視(photopsia)較易發生在高度近視者玻璃體對周邊視網膜的拉扯。

7. A　色素性視網膜病變是一種遺傳性的退化性疾病。

8. D　後天性色視覺缺陷常為藍黃辨色異常，且男女機率相等。

9. B　白化症以酪胺酸酵素分成陽性與陰性兩種亞型，陽性者體內仍有酪胺酸酵素只是活性降低，比起陰性者較不會有眼球震顫的現象。

10. A 黃斑部隱結(drusen)堆積為老年性黃斑部病變(ARMD)之特徵。

11. D 補充維生素 A 主要是用來緩解色素性視網膜炎，也就是夜盲症的進展。

12. A 高度近視有染色體隱性遺傳的統計趨勢，發病比例亞洲人較歐美人士為高。眼底視網膜脈絡膜病變逐年加重，從而產生許多嚴重的併發症。

13. A 併發症有後極部葡萄腫、玻璃體變性、周邊視網膜萎縮變性、格子狀變性、裂孔及視網膜剝離、黃斑部變性萎縮、青光眼、核性白內障等。

14. D 脈絡膜新生血管目前可以眼球內注射新生血管抑制劑治療。

15. D 白化症病人容易增加皮膚基底細胞癌或鱗狀細胞癌的發生率。

16. B 馬凡氏症在眼睛常見水晶體脫位或半脫位。較少見的眼部異常包括嚴重屈光異常、巨角膜、圓錐角膜、白內障、葡萄膜裂開及續發性青光眼。

17. B 目前常用來檢查黃斑部水腫的設備，包括彩色眼底攝影、視網膜螢光血管攝影(FAG)和視網膜同調斷層掃描(OCT)。

18. C 脈絡膜萎縮通常是瀰漫性，界線清楚的分布，其上方常合併視網膜變薄，有時會合併發生視網膜裂孔而導致視網膜的剝離。

19. D 眼皮膚白化症病人視網膜中心窩被血管占據且沒有中心窩凹陷，普遍有黃斑部發育不良，導致視覺品質不佳的現象。因虹膜及眼底脈絡膜血管更明顯，導致瞳孔和眼珠呈現紅色的現象。

20. D 全色盲為椎狀細胞缺陷的遺傳性眼疾，病人完全沒有區別顏色的能力，僅能依靠眼球中桿狀細胞來感受視覺影像光線的強弱。

21. C 沉積物隱結常見於老年性黃斑部病變。

22. A 黃斑部皺褶的增生膜較厚及收縮，易引起中心視力模糊及視物變形。可採用玻璃體切除手術治療，將增生膜自視網膜表面剝下而改善。

23. B 視網膜上膜增生是在玻璃體與視網膜黃斑部交界處有視網膜膠質細胞增生，並經由後玻璃體剝離(PVD)時所造成視網膜的內界膜破孔，進入視網膜表面，形成增生膜。

24. D 達仁－傅氏結節是肉芽腫性葡萄膜炎的特徵，病變部可見慢性發炎細胞浸潤，並有聚集性的上皮細胞增生灶或可見有巨噬細胞。

25. C 白化症是一種黑色素生成過程有缺陷的先天性代謝疾病。因虹膜及眼底脈絡膜血管更明顯，導致瞳孔和眼珠呈現紅色的現象。症狀為畏光、眼球震顫及黃斑部增生血管，常伴有遠視或散光及不同程度的視力低下。

26. C 白化症屬於體染色體隱性遺傳，常發生於近親結婚的族群中。由於缺乏黑色素的防護，病人的皮膚及眼睛極容易曬傷，日久可能導致皮膚癌或視神經傷害，增加皮膚基底細胞癌或鱗狀細胞癌的發生率。

27. D 馬凡氏症候群水晶體脫位或半脫位通常脫落位移到玻璃體中，半脫位通常向上偏移。水晶體脫落位移到前房的是小球狀水晶體症。

28. B 診斷老年性黃斑部病變的設備，包括彩色眼底攝影、視網膜螢光血管攝影(FAG)、循血綠攝影(ICG)和視網膜同調斷層掃描(OCT)。

29. D 黃斑部變性萎縮以及裂孔是高度近視者視力喪失的最常見原因，光學同調斷層掃描(OCT)可以檢查量化高度近視的後極部視網膜病變。

30. C 老年性黃斑部病變又稱年齡相關性黃斑部退化，是一種隨年齡增長逐漸出現視網膜中央部位退化的疾病，吸菸是主要危險因子，其他常見危險因子包括高血壓、攝取高脂肪及肥胖。

31. C 色素性視網膜炎(retinitis pigmentosa, RP)或稱夜盲症，為最常見的遺傳性眼底失養症，是一種視功能進行性損害的遺傳性視網膜疾病，主要是視網膜桿狀細胞(rod cell)的視紫質(rhodopsin)基因突變。

32. D 對高度近視者用點光源照射角膜時，反光點常位於瞳孔中線鼻側，給人外斜視的假象，此為正 κ 角。

33. B 青少年 X 染色體串聯視網膜劈裂症(juvenile X-linked retinoschisis)以男性較常見，女性帶原者通常表現為正常。

34. A 遺傳性結締組織疾病常見雙側且對稱性之水晶體脫位或半脫位。

35. A 白化症屬於體染色體隱性遺傳，常發生於近親結婚的族群中。

36. C 色素性視網膜病變(retinitis pigmentosa)病人對暗適應檢查異常，對比敏感度易受影響，故白天行動正常而夜間行動困難，外出時若配戴包覆式濾光眼鏡有幫助。

37. D 眼睛玻璃體退化時，若玻璃體與黃斑部之間完全分離就會形成後玻璃體剝離(PVD)。在玻璃體與視網膜黃斑部交界處常有視網膜膠質細胞增生，若玻璃體與黃斑部之間尚未完全分離就會形成拉扯，此即稱之為玻璃體黃斑部牽扯症候群(Vitreomacular traction syndrome)，最重要的診斷工具為光學同調斷層掃描(OCT)，可清楚顯示視網膜前部的高反射率、中央凹增厚和玻璃體黃斑部牽扯。

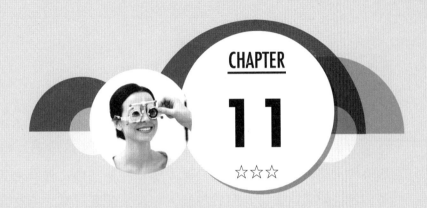

隱形眼鏡常見併發症及造成低視力之常見疾病

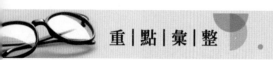

重｜點｜彙｜整

11-1　隱形眼鏡常見併發症

　　隱形眼鏡屬於醫療器材，「醫療器材管理辦法」依據風險程度，將醫療器材分成三級：(1)第一等級：低風險性；(2)第二等級：中風險性；(3)第三等級：高風險性。隱形眼鏡保存盒屬於第一等級，清潔液、保存液等產品屬於第二等級、僅作每日配戴之器材為第二等級，可延長配戴日期之器材為第三等級。

1. 隱形眼鏡因直接接觸角膜及結膜，會對這兩種細胞組織造成傷害，原因包括細胞新陳代謝的改變、隱形眼鏡藥水的化學毒性、過敏反應、鏡片本身的機械傷害、感染等。

2. 臨床上常見併發症可分為結膜及角膜兩部分，但厲害的反應是兩者皆受侵犯。隱形眼鏡也會導致角膜內皮細胞的型態變不規則，推論原因可能與角膜缺氧，造成代謝產物堆積有關。

3. 角膜併發症主要為上皮層水腫(epithelium edema)、新生血管化(vascularization)、無菌性浸潤(sterile infiltrates)、微生物性感染(microbial infection)潰瘍及變形(warping)。

一、角膜上皮缺損

1. 長期配戴隱形眼鏡可能造成細微的角膜上皮損傷，因隱形眼鏡與角膜摩擦、用手取戴隱形眼鏡、各種原因引起的角膜濕潤度不夠，或是長時間暴露而引起角膜乾燥，以及隱形眼鏡上殘留清洗藥劑所造成。

2. 若鏡片破損、鏡片表面粗糙、鏡片過陡、鏡片偏位、鏡片下異物、鏡片後表面沉著物以及護理不當時，容易對角膜造成機械性損傷，引起上皮缺損。

3. 軟式隱形眼鏡配戴者出現的暴露性角膜炎，常表現為角膜下方有一條微笑般弧形的上皮缺損，特別是鏡片偏上位、眨眼又不夠頻繁時。

4. 硬性隱形眼鏡配戴者出現的暴露性角膜炎，多表現在 3 點及 9 點鐘位置，甚至涉及結膜，主因也是由於不完全眨眼加上鏡片突起的邊緣，導致 3 點與 9 點位置的角膜不能被完全濕潤。另外，順規散光的角膜水平方向上曲率較平坦，3 點與 9 點鐘位置上鏡片對角膜壓力最大，容易造成角膜上皮損害。

5. 護理液成分中的防腐劑和一些表面活性劑，在達到一定濃度時就可能對角膜上皮造成損傷，防腐劑成分能與沉澱在鏡片上的蛋白結合，聚集濃度達到一定程度時，會導致角膜的化學毒性損傷。

二、角膜上皮缺氧

1. **長期配戴隱形眼鏡容易造成角膜上皮缺氧**，臨床症狀包括角膜上皮層水腫 (epithelial oedema)、無菌性浸潤(sterile infiltrates)、角膜上皮點狀破損、角膜周邊血管入侵及**新生血管**、角膜表皮變薄、角膜敏感性降低等。

2. 過度長時間配戴隱形眼鏡者，尤其是隔夜配戴，會造成急性角膜缺氧水腫，即使目前許多隱形眼鏡的透氧率極高，但在閉眼時，淚液中的氧含量依然會降低，故仍會造成角膜缺氧狀態下無氧代謝的增加，導致乳酸聚積，產生水腫。

3. 乳酸堆積亦可誘使新生血管生成，角膜基質的水腫使原來排列緻密的板層間隙變得疏鬆、基質膠原纖維出現崩潰，從而降低角膜的物理屏障作用，為血管的伸入提供條件。

4. 慢性的角膜新生血管、角膜變薄、角膜敏感性降低等症候，一般人比較沒有明顯的感覺。

三、角膜炎及角膜潰瘍

1. 許多細菌，尤其是葡萄球菌，能夠在隱形眼鏡上滋生，而細菌毒素會引發眼睛免疫反應，造成角膜發炎，**此稱無菌性角膜炎**。

2. 淚液中具有抗菌與殺菌成分，但由於配戴隱形眼鏡使得淚液置換速度減緩、角膜缺氧、角膜敏感度降低及角膜上皮受損等，所以細菌造成角膜發炎的機會增加，尤其是配戴過夜的發生率是正常配戴者的十幾倍。

3. 隱形眼鏡對角膜的傷害，主要是角膜缺氧造成上皮細胞水腫且易剝落缺損；角膜上皮一旦被破壞就容易導致角膜感染，使得角膜潰瘍甚至穿孔。

4. 感染性角膜炎中，**阿米巴原蟲及綠膿桿菌的感染率隨著戴隱形眼鏡的流行而逐漸增高**。角膜感染阿米巴原蟲早期症狀是沿著三叉神經形成直線形角膜神經束膜炎(corneal perineuritis)，除了角膜極度疼痛外，由於症狀不明顯，故不易診斷。較晚期的症狀與細菌性角膜炎類似，有角膜潰瘍及浸潤，嚴重時需要角膜移植手術治療。綠膿桿菌所導致的角膜潰瘍症狀發展非常迅猛且嚴重，主因是由於綠膿桿菌會產生蛋白分解酶，使角膜出現迅速擴展的浸潤及黏液性壞死。

四、乾眼症

1. 乾眼症是困擾現代人的文明病，成因雖多，但基本上可分為兩大類：
   (1) 第一類：因淚液分泌不足造成的乾眼症，包含原發性和次發性，原發性的原因不明；次發性則常見於風濕免疫性疾病，例如類風濕性關節炎、史蒂文斯-約翰遜症候群(Stevens-Johnson syndrome)、修格蘭氏症候群(Sjögren syndrome)等所引發之乾躁症，或是因顏面神經麻痺(facial nerve palsy)、維生素 A 缺乏、長期配戴隱形眼鏡降低角膜敏感度所導致。
   (2) 第二類：因淚液揮發量過高所引起。這部分的乾眼症病人包含長期的眼瞼發炎、正常但較大表面積的眼裂、甲狀腺眼疾等。

2. 病人因淚液少易使角膜受傷，故不宜配戴隱形眼鏡。隱形眼鏡改變了淚膜(tear film)在角膜前的分布，使淚膜完整性受到破壞，造成淚膜更容易裂解。

3. 隱形眼鏡的配戴也增加了淚液的蒸發速率，尤其是軟式隱形眼鏡，但蒸發速率增加的原因主要還是淚膜變得不穩定，破裂的淚膜增加了蒸發面積，使得更多淚液從鏡片表面蒸發。

4. 由於鏡片厚度遠大於淚膜厚度，隱形眼鏡會將原有淚膜重新分成鏡前淚膜層和鏡後淚膜層。鏡前淚膜的型態和穩定性與鏡片材質及設計有關，高含水量鏡片、鏡片較厚、直徑較大、邊緣設計良好的鏡片，鏡前淚膜相對較穩定。

五、結膜炎

1. 配戴隱形眼鏡，結膜的主要反應是乳突狀結膜炎(papillary conjunctivitis)，其成因包括結膜與鏡片接觸、張閉眼時反覆摩擦刺激、對鏡片本身或消毒藥水的**過敏反應**。通常軟式隱形眼鏡比硬式隱形眼鏡較早發生且發生率較高，而軟式隱形眼鏡中，長期配戴型又比日戴拋棄型發生的比率高。

2. 臨床症狀：癢、分泌物增加、不適應隱形眼鏡、視力模糊、隱形眼鏡移位、結膜發紅等。

3. 有些高含水性軟式隱形眼鏡有吸水特性，使眼睛乾燥而加重結膜炎症狀，對於較乾澀的眼睛，應改配戴低含水性軟式隱形眼鏡或硬式透氣隱形眼鏡。

4. 隱形眼鏡之清潔劑如果清洗不足，則眼藥水或是汙漬會造成眼睛的過敏反應，引起過敏性結膜炎(allergic conjunctivitis)，尤其是軟式隱形眼鏡會使眼淚的置換速度減低，使得淚液中蛋白質含量增高，更容易造成過敏原存留。

5. 眼藥水中的保存劑或是隱形眼鏡，因眨眼時在角膜、結膜上移動摩擦，容易造成上眼皮覆蓋處較嚴重的上輪部角結膜炎。

11-2 造成低視力常見之疾病

1. 據世界衛生組織統計報告，全球視覺障礙人口數預計在未來 20 年將大為增加，但此類視覺障礙的成因大多是可以避免的。低視力是指視力的低弱或視野異常乃是由於視覺系統的病變所引起者，這種視力減退無法藉由現代醫療方式，如眼科手術、藥物治療和普通的屈光矯正等來回復其原有的視力。

2. 低視力尚存在利用剩餘視力做某項視覺活動的潛能，透過對低視力病人殘餘視力的有效利用，可以提高其活動能力，改善生活品質。總體來說，屈光異常未矯正是造成中度或重度視覺障礙的主因，而白內障所造成的視盲是中低收入國家的主要原因。

3. 若透過盡可能的醫療方式治療後，仍存在視覺功能損害，依據衛生福利部視覺障礙或視覺功能缺損之鑑定標準，**兩眼之優眼矯正視力低於 0.3** 或視野小**於 20 度者**，即可定義為低視力。

4. 臺灣視覺障礙的主要疾病，大致上與世界衛生組織發布的全球報告相似。目前低視力的復健方法，主要包括使用光學和非光學助視器兩種；而造成低視力常見之疾病，則包括屈光不正、**白內障、青光眼**、角膜相關疾病、**黃斑部退化症**、色素性視網膜病變、糖尿病視網膜病變、視網膜剝離、視神經萎縮、白化症(albinism)及先天性眼球震顫(congenital nystagmus)等。

一、屈光不正

造成低視力者的屈光不正大致來自以下幾種原因：

1. 角膜變性：高度近視者因眼結構異常或營養障礙亦有可能引起。

2. 水晶體功能退化：由於近視眼（尤其高度數者）的眼內血液循環障礙及組織變性等異常，造成水晶體功能退化而導致。

3. 黃斑部病變：近視性黃斑部萎縮為臺灣老年人最常見且無法治療之低視力原因，通常發生在高度近視的病人，因眼軸延長、鞏膜伸長所致的黃斑部視網膜、脈絡膜變性萎縮及後極部葡萄膜變性；後鞏膜明顯變薄甚至向後擴張，呈後鞏膜葡萄腫，此與近視型黃斑部中央小凹剝離(foveal detachment)的形成有關。

4. 視網膜的變化：包括豹紋狀的眼底、格子狀退化(lattice degeneration)，同時併有玻璃體的變性、液化及後剝離形成，故容易導致視網膜裂孔(retinal breaks)而造成視網膜剝離(retinal detachment, RD)發生機率增高。

5. 視神經盤變化：高度近視的視盤凹陷通常比一般人大。

二、白內障

白內障是全球第一位致盲性眼病，任何造成影響視力的水晶體混濁，即稱為白內障。其原因除了老化之外，其他包括例如高度近視、眼球外傷等患者之水晶體囊膜損傷使其滲透性增加，或糖尿病患者之水晶體代謝紊亂及維生素改變使其蛋白質受到自由基的攻擊而產生結構變性或生化上的改變，或異位性皮膚炎、慢性虹彩炎等患者長期使用類固醇治療，均容易造成白內障提早發生。

白內障常見分類，依據病因可分為先天性、發育性、老年性、外傷性、併發性、代謝性、藥物毒性、後發性。先天性白內障是指出生後第一年內發生的水晶體部分或完全混濁；併發性白內障是指眼局部病變，造成水晶體局部上皮或內部新陳代謝異常。若依據水晶體混濁型態，可分為點狀、冠狀、板層狀、全內障等；依據水晶體混濁部位，可分為核性、皮質性、囊性、聖誕樹型。

1. **核性白內障**：是最常見的老年性白內障類型，其混濁的區域在視軸區，剛開始呈黃色，嚴重時變深棕色。因著年齡的增長，水晶體纖維不斷地新生，使水晶體核體積增大並出現硬化現象，造成水晶體老化致使彈性降低。常伴隨近視屈光度增加而抵消部分老花度數，此稱為**二次視力**（視力第二春）。

2. **皮質性白內障**：包含前、後與赤道的皮質。在皮質纖維之間因為水化，進而出現裂縫或空泡。

3. **囊性白內障**：有前囊下與後囊下的區分。前囊下白內障位在水晶體前囊的後方，與上皮纖維異生有關；後囊下白內障位在水晶體後囊的前方，外形像空泡，顆粒狀及斑塊狀。由於後囊的位置在節點附近，故對視力的影響比核性或皮質性白內障還大，尤其瞳孔縮小時更加明顯，在陽光下或夜間會車時燈光照射，近視力也比遠視力易受影響。

4. **聖誕樹型白內障**：較少見；在皮層深部及核部有單一或多個多色針狀的沉積物。

三、青光眼

1. 青光眼是當眼壓超過眼球內視網膜視神經所能承受的限度，造成視功能損害的一種眼病，是可治療及控制的視神經病變。臨床表現以眼壓升高、視神經盤凹陷性萎縮及視野缺損和縮小為特徵。**多數的視神經萎縮及視野缺損是不可逆的，故控制眼壓是極重要的治療。**

2. 青光眼的危險因素：
   (1) 解剖因素：前房淺、眼軸短、晶體較厚、角膜直徑短或房水排出障礙。
   (2) 年齡與性別：**各個年齡層皆可能發生**，如隅角開放性青光眼多發生於 30 歲左右，無明顯性別差異；隅角閉鎖性青光眼多發生於 45 歲以上，女性多於男性。
   (3) 遺傳與種族：青光眼屬多基因遺傳，有家族史者發病率高於無家族史者達 6 倍。亞洲人罹患隅角閉鎖性青光眼的比例高於白人，而日本人最常見的是正常眼壓性青光眼(normal tension glaucoma)；此外，**白人最常見的是隅角開放性青光眼**，而黑人罹患隅角開放性青光眼的比例較白人高。
   (4) 屈光因素：屈光不正者（近視、遠視、老花）發病率較高。

(5) 生活習慣：吸菸、酗酒、飲食起居不規律、喜怒無常等發病率較高。

(6) 其他疾病續發：如白內障。

(7) 用藥不當：如長期使用類固醇。

3. 急性隅角閉鎖性青光眼發作時，由於眼壓急速上升，常會有眼睛疼痛及紅眼的症狀，也因角膜水腫導致病人視力減低，以及看燈光時會有光暈的情形。

4. 臨床上常用來輔助青光眼診斷的儀器有眼壓計、視野計、眼底視神經盤照相、眼前房隅角檢查、視網膜神經纖維層光學同調斷層掃描(OCT)等。

5. 依疾病嚴重程度，可分為輕微傷害、中度傷害、重度傷害及末期疾病。

(1) 輕微傷害：特徵是早期視野缺損及視神經盤輕微凹陷。

(2) 中度傷害：特徵是明顯的弓形視野缺損及視神經杯盤比擴大、神經視網膜環中度變細。

(3) 重度傷害：特徵是廣泛的視野缺損及視神經盤明顯凹陷、視神經杯盤比持續擴大。

(4) 末期疾病：特徵是視野缺損縮小到只剩中央 10 度範圍以內的殘餘視野，視神經杯盤比擴大到只剩很細的神經視網膜環。但青光眼病人不管其嚴重程度為何，在最後失明前，中心視力都可能還是維持正常而不自覺。

四、角膜相關疾病

（一）角膜白斑

1. 角膜白斑是任何傷害角膜組織的感染性角膜疾病，或是外傷所造成的角膜併發症。角膜潰瘍癒合後會形成瘢痕，瘢痕的大小和厚薄按潰瘍輕重而有所不同，薄者混濁淺在，名角膜雲翳，稍厚者名角膜斑翳，最厚而緻密者名角膜白斑，角膜白斑嚴重會影響視力，目前只能通過角膜移植治療。

2. 先天性角膜白斑為胎兒時發育異常所致，可單眼或雙眼發病。多發於角膜中央，常同時合併小眼球、虹膜缺損及前後粘連。50%伴有青光眼和白內障。

（二）角膜病變

常見的有大疱性角膜病變與帶狀角膜病變。

1. **大疱性角膜病變**(bullous keratopathy)：指角膜上皮層因**角膜內皮細胞失去代償功能**，不能維持角膜正常的脫水狀態而形成的水腫。最常見的病因是傅氏(Fuchs)角膜內皮細胞失養或角膜內皮細胞損傷，內皮細胞損傷的原因也可能是眼內手術（如白內障摘除）或人工水晶體植入設計不良或位置不正。

2. 帶狀角膜病變(band shape keratopathy)：常發生於瞼裂部位的角膜暴露區，表現在角膜上皮層下及前彈力層的鈣質沉著白色斑，侵犯角膜基質層和出現新生血管。常為絕對期青光眼、葡萄膜炎和角膜炎的併發症，也發生在已萎縮的眼球上。

（三）角膜失養症

　　角膜失養症通常是雙眼，為一群不明原因且罕見的角膜遺傳性疾病，特徵為兩側性有異常物質的沉積，以及伴有正常角膜的結構改變，通常於 10~20 歲開始發病。可根據受波及角膜層，次分為上皮性、基質性及後限膜性三大類。

1. 上皮性：也稱為地圖－點狀－指紋狀失養症，是最常見的前部角膜失養症。顯性遺傳，常為雙側且多見於女性。病人會反覆出現上皮剝脫，有疼痛、畏光、流淚及視物模糊的症狀。

2. 基質性：常見的有顆粒狀、格子狀和斑塊狀三種原始類型。

3. 後限膜性：屬角膜後部營養不良，雙眼的角膜內皮細胞數量會有明顯減損。多為體染色體顯性遺傳，易發於 50~60 歲女性，且病程緩慢。

（四）圓錐角膜

1. 圓錐角膜是一種先天性角膜發育異常，為體染色體隱性遺傳，多於青春期發病且進展緩慢。大多為雙側性發病，角膜中央部或旁中央部變薄並有錐狀向前突起。易併發於唐氏症(Down syndrome)、馬凡氏症(Marfan's syndrome)及埃勒斯－當洛二氏症候群(Ehlers-Danlos syndrome)等眼疾。

2. 組織病理學變化早期為鮑曼氏膜(Bowman's membrane)斷裂伴有角膜上皮細胞水腫、變薄；後彈力膜(Descemet's membrane)破裂，圓錐形尖端有不規則的表淺線狀結疤。隨著病情發展，基質層細胞數減少及變薄擴張，後彈力膜出現條紋及內皮層破裂，導致角膜基質層及上皮層嚴重水腫，角膜迅速變混濁，視力急劇下降。

五、黃斑部退化症

黃斑部退化症又稱黃斑部病變，會造成中心視力受損、視物變形、對比敏感度下降、視野改變、色覺異常及面部辨識困難，最終造成視力喪失。

1. **老年性黃斑部病變**又稱年齡相關性黃斑部病變(age-related macular degeneration, ARMD)，按照病程發展和預後不同，通常將之分成二種：

   (1) 非滲出性(non-exudative)：又稱為乾性(dry type)，較濕性常見，約占90%，臨床特徵是邊緣清晰的圖形，**往往是視網膜感光細胞與色素上皮的萎縮及脈絡膜微細血管喪失**，視力惡化較緩慢。

   (2) 滲出性(exudative)：又稱為**濕性**(wet type)，雖少見卻會造成嚴重視力喪失，黃斑部易水腫、出血，使視力極速惡化甚至全盲。

2. 臨床特徵為玻璃膜疣隱結(drusen)、視網膜色素上皮剝離(detachment of retinal pigment epithelium)和脈絡膜新生血管(choroidal neovascularization, CNV)。

3. 疾病早期會有視力模糊、**影像扭曲變形或雙眼影像不等大**等情形，**視覺的精確距離感喪失，常使得閱讀文字困難。中央視野的不正常可用阿姆斯勒方格表(Amsler grid test)檢查是否有大小不同的暗點**。中期時黃斑部由於新生血管滲漏，形成色素上皮層或神經上皮層漿液和出血性脫離，視力急劇下降；晚期滲出和出血逐漸收並為瘢痕組織所替代。

4. 病人常因中心視力受損而行動不便，使跌倒、骨折等意外風險增加，且工作及活動、獨立性都明顯受威脅，建議外出時配戴濾色鏡片。近距離的視野盲點、模糊範圍增加，對低照度及顏色強度敏感性下降，皆會影響病人的近距離閱讀工作，**故大多數病人需要明亮的光線直接投照在目標物上**。對比敏感度降低及視野缺損也會對病人生活有明顯影響，例如夜間駕駛或辨識物件的困難等。

5. 50 歲以上、吸菸、高度近視與白內障手術、心血管疾病、高血壓、家族病史與遺傳基因、眼睛曾受傷或發炎者為高危險群。

六、視網膜色素病變

1. 視網膜色素病變**又稱為夜盲症，是一種眼部遺傳性的退化性疾病**，通常於青春期開始發病，大部分病例是視網膜桿狀細胞的視紫質(rhodopsin)基因突變所致，盛行率約 1：5,000。

2. 疾病早期周邊視野易缺損，晚期黃斑部受侵犯視力會隨之變差。眼部特點包括蒼白的視神經乳頭，變薄的視網膜血管層與黃斑部水腫等。後極性白內障是常見的併發症，少數病例會併發青光眼。

3. 疾病末期會導致嚴重的視力障礙甚至失明。病人**對暗適應檢查異常**，故白天**行動正常而夜間行動困難，外出時若配戴包覆式濾光眼鏡會有幫助。**

七、糖尿病視網膜病變

1. 視網膜病變依照嚴重程度，可分成非增殖性和增殖性視網膜病變，非增殖性可再細分為輕度、中度、重度和極重度，或者按照病程發展、預後和治療方式的不同，將之分成非增殖性、前增殖性及增殖性三種。

2. 如果經確認有視網膜病變，應定期接受眼底照相和螢光眼底血管攝影檢查。非增殖性糖尿病視網膜病變通常有微血管瘤與斑狀出血點；增殖性糖尿病視網膜病變約占 5~10%，是較嚴重的糖尿病視網膜病變。

八、視網膜剝離

1. 裂孔性視網膜剝離：乃因玻璃體與周邊視網膜拉扯，或是其他因素造成視網膜裂孔，液體由裂孔滲入視網膜下所致，通常有閃光幻視及飛蚊症現象。

2. 牽引性視網膜剝離：視網膜無裂孔但被牽引剝離，通常有閃光幻視及飛蚊症現象。

3. 滲出性視網膜剝離：滲出性亦無視網膜裂孔，是視網膜底下積液體鼓起而剝離，視網膜呈平滑的凸面狀。

九、視神經萎縮

1. 視神經萎縮為視神經纖維變性、壞死，髓鞘脫失導致視神經傳導功能喪失，是末期視神經疾病的徵候，病人的視力會逐漸減退，對光的敏感度及對比敏感度也會減弱，視野依萎縮部位不同而有不同缺損。

2. 可分成原發性和次發性，原發性在視交叉前的病灶可造成單側視神經萎縮，而侵犯視交叉及其後的視徑則會造成雙側萎縮；次發性是之前有缺血性視神經病變、視神經乳頭腫大或視乳頭炎等而引起，其徵候依病因而不同。

十、白化症(Albinism)

1. 眼皮膚白化症為體染色體隱性遺傳疾病，病人缺少在色素細胞(melanocytes)中製造出來的黑色素(melanin)，其皮膚與毛髮極白而眼珠呈紅色，會懼光、眼球震顫及黃斑部增生，常伴有遠視或散光，視力通常不好。

2. 白化症又可以酪胺酸酵素(tyrosinase)分成陽性與陰性兩種亞型，陽性者體內仍有酪胺酸酵素只是活性降低，比起陰性者較不會有眼球震顫的現象。

3. 由於黑色素生成過程頗為複雜，往往牽連其他器官系統的病變，例如視神經纖維走向的異常、出血傾向、免疫異常及脂肪病變的蠟樣脂質堆積等現象。

十一、先天性眼球震顫(Congenital Nystagmus)

眼球震顫是指眼球重複性及非自主性地來回振動，分為生理性和病理性；而先天性眼球震顫又稱為嬰兒型眼球震顫，簡稱眼震，是一種眼球不自主的節律性或少數非節律性的往返運動，其特徵為兩眼球對稱性（振幅相同）及協同性（移動方向一致）的規律震動。

多現於眼、耳和中樞神經系統疾病，如眼皮膚白化症(oculocutaneous albinism)，但也可能是正常的生理現象，或由實驗方法及某些臨床檢查所誘發。

1. 從出生 2~3 個月幼年時期就開始發生且持續終身，多半會導致視力發育受損。震顫的波型、振幅、頻率常會隨著視線方向、物體距離及用單眼或雙眼注視而改變。病人長大後一般會有眼睛容易疲勞、頭痛、流淚、視力模糊及近距離工作困難等症狀，但不太會有視覺震動感(oscillopsia)。

2. 一般震顫多發生在水平方向，其他如垂直、旋轉或合併型式也可能發生。震顫強度（振幅乘以頻率）可以因為注視物體或是焦慮而增加，也可以隨著睡眠、物體接近或是兩眼向內聚合(convergence)而減少。

3. 在幼兒出生兩個月之內發生的先天性眼球震顫，大多為不明原因型或是神經異常型。不明原因型眼球震顫的震顫強度，會受到視線方向影響，因此往往具有特殊的斜頸現象；神經異常型眼球震顫則是因為神經異常所導致的眼球震顫，此類嬰兒往往有發育不良的現象，必須接受詳細的神經檢查。

4. **感覺剝奪性眼球震顫**(sensory deprivation nystagmus)多為水平擺動，可由會聚而加重，**主因早年中心視覺損害所引起**。一般而言，2 歲前有雙側中心視覺喪失者極可能會出現此症狀。

5. 眼球震顫可藉屈光矯正或濾鏡片提升其視力值，或者調整光線進入眼球的入光量，以降低眼球震顫頻率與幅度。**隱形眼鏡亦有協助緩解震顫頻率及幅度的功效**，抑或將閱讀材料放大、以閱讀規協助定位亦是非常有效的方法。

6. 由於先天性眼球震顫發生的可能原因極多且複雜，目前為止仍無任何治療藥物，**只能矯正屈光或以稜鏡幫助矯正斜頸現象**。

歷屆試題

(　　) 1. 下列有關棘狀阿米巴角膜炎(acanthamoeba keratitis)的敘述，何者正確？(1)配
戴隱形眼鏡為主要危險因子　(2)用自來水洗隱形眼鏡片容易感染　(3)早期角膜
症狀和疱疹病毒感染很相似　(4)及時藥物治療，約 3~5 天可痊癒而停藥。
(A)(1)(2)(3)　(B)(1)(4)　(C)(1)(2)(4)　(D)(1)(3)(4)　　　（106 特生）

(　　) 2. 病人出現視物扭曲變形、雙眼影像不等大之症狀，最可能為何種疾病？(A)老
年性白內障　(B)慢性青光眼　(C)玻璃體退化　(D)黃斑部病變　　（106 特生）

(　　) 3. 關於老年性黃斑部病變(age-related macular degeneration)，下列何者正確？
(A)濕性(wet type)老年性黃斑部病變較為常見　(B)乾性(dry type)老年性黃斑部
病變造成中央視力喪失的機會比濕性大　(C)黃斑部瘢痕只會在乾性老年性黃斑
部病變出現　(D)脈絡膜血管增生出現在濕性老年性黃斑部病變　　（106 特生）

(　　) 4. 有關色素性視網膜病變，何者錯誤？(A)是一種非遺傳性的退化性疾病，青春
期開始發病　(B)又稱為夜盲症，白天行動正常，夜間行動困難　(C)此類病人
暗適應檢查異常　(D)鼓勵病人外出時配戴包覆式濾光眼鏡　　（106 特生）

(　　) 5. 高度近視病人好發下列哪一種視網膜剝離？(A)牽引性視網膜剝離　(B)滲出性
視網膜剝離　(C)漿液性視網膜剝離　(D)裂孔性視網膜剝離　　（106 特生）

(　　) 6. 何者是濕性老年性黃斑部病變的特徵？(1)占整體老年性黃斑病變九成以上
(2)常有活躍的脈絡膜新生血管(choroidal neovascularization, CNV) (3)常合併角
膜內皮細胞病變 (4)會造成視網膜色素上皮剝離(detachment of retinal pigment
epithelium)。(A)(2)(3)　(B)(2)(4)　(C)(1)(3)(4)　(D)(1)(2)(3)　　（106 特生）

(　　) 7. 一位男童因右眼有白色的瞳孔(white pupil)外觀，被帶來醫院檢查，經確認是
先天性白內障，其最佳第一步治療方式為：(A)口服藥物治療　(B)局部點眼藥
治療　(C)配戴眼鏡　(D)手術治療　　　　　　　　　　　　　　（106 特生）

(　　) 8. 下列哪一種眼病不能配戴治療性隱形眼鏡：(A)大疱性角膜症(bullous
keratopathy)　(B)反覆性角膜糜爛(recurrent corneal erosion)　(C)角膜潰瘍
(corneal ulcer)　(D)眼球乾燥症候(dry eye)　　　　　　　　　　（107 特師）

(　　) 9. 有關臺灣視覺障礙盛行率與疾病調查，下列何者錯誤？(A)臺灣視覺障礙的主
要疾病，大致上與世界衛生組織發布的全球報告相似　(B)根據臺北市與馬祖
的調查比較發現，在都市化程度不同的城鄉之間有著相同的視障盛行率
(C)白內障與翳狀贅片是東部山地部落最常見的眼科疾病，與原住民戶外活動
及東部地區紫外線量偏高有關　(D)白內障為國內社區性調查研究最常見的老
人視力障礙主要原因　　　　　　　　　　　　　　　　　　　　（107 專高）

( ) 10. 長戴型隱形眼鏡之併發症，下列敘述何者不正確？(A)微生物感染　(B)角膜新生血管　(C)鏡片上有沉積點　(D)翼狀贅片

( ) 11. 下列何者不是長期配戴軟式隱形眼鏡後眼角膜所產生之變化？(A)眼角膜對觸覺變得更敏感　(B)眼角膜表皮變薄　(C)眼角膜內皮細胞形狀變不規則　(D)眼角膜周邊血管入侵　　　　　　　　　　　　　　　（109 專普二）

( ) 12. 下列何者不是目前臺灣老年人低視力常見的病因？(A)砂眼　(B)白內障　(C)青光眼　(D)黃斑部病變　　　　　　　　　　　　　　（109 特師二）

( ) 13. 下列何者比較不可能出現在末期慢性青光眼病人？(A)視力 1.0　(B)視神經杯盤比擴大　(C)視野缺損縮小到只剩中央 10 度範圍　(D)雙眼顳側半邊視野缺損　　　　　　　　　　　　　　　　　　　　　　　　　（109 特師一）

( ) 14. 有關青光眼的敘述，下列何者錯誤？(A)是可治療及控制的視神經病變　(B)多數的視野缺陷是可逆的　(C)控制眼壓是極重要的治療　(D)各個年齡層皆可能發生　　　　　　　　　　　　　　　　　　　　　　　　　　（109 專高）

( ) 15. 先天性眼球震顫(congenital nystagmus)的敘述，下列何者正確？(A)常會有視覺震動感(oscillopsia)　(B)眼球聚合(convergence)時震顫仍持續　(C)眼球震顫在睡眠期間仍持續　(D)感覺性眼球震顫(sensory nystagmus)為中心視覺損害引起　　　　　　　　　　　　　　　　　　　　　　　　　　　（109 專高）

( ) 16. 隱形眼鏡配戴者，於角膜上出現類樹枝狀病灶，最不可能是下列何種情況所造成？(A)隱形眼鏡過度配戴導致缺氧　(B)角膜上皮缺損癒合中　(C)阿米巴角膜炎　(D)單純疱疹角膜炎　　　　　　　　　　　　　　（109 特師二）

( ) 17. 下列何者為臺灣老年人最常見且無法治療之低視力原因？(A)近視黃斑病變　(B)白內障　(C)視網膜色素細胞失養症　(D)圓錐角膜　　　（110 專高）

( ) 18. 有關老年性黃斑部病變的低視力處理，下列何者錯誤？(A)視覺的精確距離感喪失，使得閱讀文字困難　(B)中央視野不正常，可用阿姆斯勒方格檢查(Amsler grid test)查出不同大小的中心暗點　(C)照明與視力緊密結合，大多數病人需要明亮的光線直接投照在目標上　(D)外出時不建議配戴濾色鏡片　　（110 專高）

( ) 19. 隱形眼鏡引起之問題，不包括下列何者？(A)圓錐角膜　(B)角膜新生血管　(C)無菌角膜潰瘍　(D)綠膿桿菌角膜潰瘍　　　　　　　　（110 專高）

( ) 20. 有關青光眼與人種的關係，下列何者錯誤？(A)亞洲人罹患隅角閉鎖性青光眼的比例比白人高　(B)黑人罹患隅角開放性青光眼的比例比白人高　(C)日本人的青光眼最常見的是正常眼壓性青光眼（normal tension glaucoma）　(D)白人最常見的青光眼是隅角閉鎖性青光眼　　　　　　　　　　　　（111 專普）

（　）21. 國內身心障礙者視覺障礙標準定義為兩眼視野各為幾度以內者？(A) 10
(B) 20　(C) 30　(D) 50 　　　　　　　　　　　　　　　　**（111 專高）**

（　）22. 長期配戴隱形眼鏡可能的併發症包括那些？(1)角膜缺氧　(2)眼表面過敏反應
(3)眼壓升高。(A)僅(1)(2)　(B)僅(2)(3)　(C)僅(1)(3)　(D)(1)(2)(3)　**（111 專高）**

（　）23. 有關乾性老年性黃斑部退化(dry age-related macular degeneration)，下列敘述何
者正確？(A)往往是一個急性的變化　(B)往往會造成黃斑部水腫　(C)往往是
視網膜感光細胞與色素上皮細胞的萎縮　(D)早期常會造成視力的嚴重惡化
（111 專高）

（　）24. 下列何種疾病不會產生視野的變化？(A)視神經萎縮　(B)色素性視網膜失養症
(retinitis pigmentosa)　(C)白化症　(D)青光眼 　　　　　　**（111 專高）**

（　）25. 大疱性角膜病變(bullous keratopathy)主要是何種角膜結構發生病變？(A)角膜
上皮細胞　(B)角膜內皮細胞　(C)角膜基質　(D)前彈力層(Bowman's
membrane) 　　　　　　　　　　　　　　　　　　　　　　　**（111 專高）**

（　）26. 下列何者較不會合併有角膜乾燥症狀？(A)修格蘭氏症候群(Sjögren syndrome)
(B) vitamin B 缺乏　(C)史蒂文斯-約翰遜症候群(Stevens-Johnson syndrome)
(D)顏面神經麻痺(facial nerve palsy) 　　　　　　　　　　　**（112 專普）**

（　）27. 一位中年女性主訴最近幾日雙眼紅癢並有分泌物，平時使用長戴型軟式隱形
眼鏡但常常會忘記清洗，檢查時發現在上瞼結膜有許多巨大乳突，最有可能
的診斷為何？(A)史蒂芬斯－強森症候群(Steven-Johnson syndrome)　(B)隱形
眼鏡引起的結膜炎　(C)異位性角膜結膜炎(atopic keratoconjunctivitis)　(D)眼
睛的瘢痕性類天疱瘡(ocular cicatricial pemphigoid) 　　　　**（112 專高）**

（　）28. 下列何者不是造成老年性黃斑部病變相關的危險因子？(A)年齡增加　(B)抽菸
(C)高血壓　(D)糖尿病 　　　　　　　　　　　　　　　　　**（112 專高）**

（　）29. 一位 40 歲男性視力模糊，檢查發現已有明顯白內障，下列哪些疾病是可能的
因素？(1)異位性皮膚炎　(2)甲狀腺功能亢進　(3)第一型糖尿病　(4)慢性虹彩
炎。(A)(3)(4)　(B)(1)(3)(4)　(C)(2)(3)(4)　(D)(1)(2)(3)(4) 　　**（113 專高）**

📖 解答及解析

1. A　棘狀阿米巴角膜炎目前治療方法是在感染部位使用局部抗生素，除此之外為了
可以有效根除棘阿米巴原蟲囊體，常常會合併使用不同的抗生素防止抗藥性的
產生。最常使用的抗生素有 Polyhexamethylene biguanide (PHMB) 和
Chlorhexidine (CHG)，局部給藥抗生素在前 3 天急性期強化治療時，晝夜每小
時一次局部點藥，連續 48~72 小時，第 4~7 天，白天每 2 小時、夜間每 4 小

時用藥一次。在維持期治療時，每 4 小時用藥一次；3 週後結合臨床情況逐漸減少用藥次數。2 個月後，2~4 次／天，療程應超過 6 個月。

2. D 黃斑部退化症又稱黃斑部病變，造成中心視力受損、視物變形、對比敏感度下降、視野改變、色覺異常及面部辨識困難，最終造成視力喪失。

3. D 乾性較濕性常見，濕性會造成黃斑部易水腫、出血使視力極速惡化甚至全盲。年齡 50 歲以上、高度近視、眼睛曾受傷或發炎者為高危險群。

4. A 視網膜色素變性又稱為夜盲症，是一種眼部遺傳性的退化性疾病。

5. D 高度近視病人因眼軸較長，玻璃體基部與周邊視網膜容易拉扯造成視網膜裂孔，液體由裂孔滲入視網膜下導致剝離。

6. B 濕性會造成嚴重之視力喪失，黃斑部易水腫、出血使視力極速惡化甚至全盲。

7. D 手術目前是白內障最快速有效的治療方式。

8. C 角膜潰瘍後若配戴治療性隱形眼鏡將形成細菌溫床，對治療更加不利。

9. B 在都市化程度不同的城鄉之間有顯著不同的視障盛行率。

10. D 翼狀贅片的成因與配戴隱形眼鏡無關。

11. A 長期配戴隱形眼鏡容易造成角膜上皮缺氧，角膜敏感性降低。

12. A 臺灣造成低視力常見之疾病，包括屈光不正、白內障、青光眼、角膜相關疾病、黃斑部病變、色素性視網膜病變、糖尿病視網膜病變、視網膜剝離、視神經萎縮、白化症及先天性眼球震顫等。

13. D 青光眼病人不管嚴重程度為何，在最後失明前中心視力可能維持正常而不自覺。

14. B 多數視神經萎縮及視野缺陷是不可逆的，故控制眼壓是極重要的治療。

15. D 先天性眼球震顫不太會有視覺震動感。震顫強度可以隨著睡眠、物體接近或是兩眼向內聚合而減少。

16. A 隱形眼鏡過度配戴導致角膜上皮缺氧之臨床症狀，包括角膜上皮層水腫、無菌性浸潤、角膜上皮點狀破損、角膜周邊血管入侵及新生血管、角膜表皮變薄、角膜敏感性降低等。

17. A 近視性黃斑部萎縮為臺灣老年人最常見且無法治療之低視力原因，通常發生在高度近視的病人。

18. D 老年性黃斑部病變者外出時建議配戴濾色鏡片。

19. A 隱形眼鏡引起角膜的併發症，主要為上皮層水腫、新生血管化、無菌性浸潤、微生物性感染潰瘍及變形。

20. D 亞洲人罹患隅角閉鎖性青光眼的比例比白人高，但日本人的青光眼最常見的是正常眼壓性青光眼(normal tension glaucoma)。白人最常見的青光眼是隅角開放性青光眼，而黑人罹患隅角開放性青光眼的比例比白人高。

21. B 依據衛生福利部視覺障礙或視覺功能缺損之鑑定標準，兩眼之優眼矯正視力低於 0.3 或視野小於 20 度者，即可定義為低視力。

22. A 隱形眼鏡因直接接觸角膜及結膜，會對這兩種細胞組織造成傷害，原因包括細胞新陳代謝的改變、隱形眼鏡藥水的化學毒性、過敏反應、鏡片本身的機械傷害、感染等。臨床上常見的併發症會導致角膜內皮細胞的型態變不規則，推論原因可能與角膜缺氧造成代謝產物堆積有關。

23. C 老年性黃斑部病變(age-related macular degener-ation, ARMD)按照病程發展和預後的不同，通常將之分成二種：(1)非滲出性(non-exudative)：又稱為乾性(dry type)，較濕性常見，約占 90%，臨床特徵是邊緣清晰的圖形，往往是視網膜感光細胞與色素上皮的萎縮及脈絡膜微細血管喪失，視力惡化較緩慢；(2)滲出性(exudative)：又稱為濕性(wet type)，雖少見但卻會造成嚴重之視力喪失，黃斑部易水腫、出血使視力極速惡化甚至全盲。

24. C 白化症為體染色體隱性遺傳疾病，病人缺少在色素細胞(melanocytes)中製造出來的黑色素(melanin)，皮膚與毛髮極白而眼珠呈紅色，會懼光、眼球震顫及黃斑部增生，常伴有遠視或散光，視力通常不好。

25. B 大疱性角膜病變(bullous keratopathy)是指角膜上皮層因角膜內皮細胞失去代償功能，不能維持角膜正常脫水狀態而形成的水腫。

26. B 因淚液分泌不足造成的乾眼症包含原發性和次發性，原發性的原因不明；次發性則常見於風濕免疫性疾病，例如類風濕性關節炎、史蒂文斯-約翰遜症候群(Stevens-Johnson syndrome)、修格蘭氏症候群(Sjögren syndrome)等所引發之乾躁症，或是因顏面神經麻痺(facial nerve palsy)、維他命 A 缺乏、長期配戴隱形眼鏡降低角膜敏感度所導致。

27. B 配戴隱形眼鏡，結膜的主要反應是乳突狀結膜炎(papillary conjunctivitis)，其成因包括結膜與鏡片接觸、張閉眼時反覆摩擦刺激、對鏡片本身或消毒藥水的過敏反應。臨床症狀：癢、分泌物增加、不適應隱形眼鏡、視力模糊、隱形眼鏡移位、結膜發紅等。

28. D 五十歲以上、吸菸、高度近視與白內障手術、心血管疾病、高血壓、家族病史與遺傳基因、眼睛曾受傷或發炎者為老年性黃斑部病變的高危險群。

29. B 白內障的原因除了老化之外，其他包括例如高度近視、眼球外傷等患者之水晶體囊膜損傷使其滲透性增加，或糖尿病患者之水晶體代謝紊亂及維生素改變使其蛋白質受到自由基的攻擊而產生結構變性或生化上的改變，或異位性皮膚炎、慢性虹彩炎等患者長期使用類固醇治療，均容易造成白內障提早發生。

MEMO

MEMO

國家圖書館出版品預行編目資料

全方位驗光人員應考祕笈. 2025：眼球解剖生理
學及眼睛疾病／蘇俊峰編著.－八版.－新北
市：新文京開發出版股份有限公司，2024.11
　　面；　公分

ISBN 978-626-392-081-1（平裝）

1.CST：眼科　2.CST：眼部疾病

416.7　　　　　　　　　　　113016344

2025 全方位驗光人員應考祕笈：
眼球解剖生理學及眼睛疾病（八版）　　　（書號：B421e8）

編 著 者	蘇俊峰
出 版 者	新文京開發出版股份有限公司
地　　址	新北市中和區中山路二段 362 號 9 樓
電　　話	(02) 2244-8188（代表號）
Ｆ Ａ Ｘ	(02) 2244-8189
郵　　撥	1958730-2
三　　版	2020 年 01 月 10 日
四　　版	2021 年 03 月 12 日
五　　版	2022 年 02 月 02 日
六　　版	2022 年 11 月 20 日
七　　版	2024 年 01 月 02 日
八　　版	2024 年 11 月 15 日

New Wun Ching Developmental Publishing Co., Ltd.

New Age · New Choice · The Best Selected Educational Publications — NEW WCDP